CT冠動脈造影実践学

〈編著〉

木原康樹
［広島大学循環器内科学教授］

栗林幸夫
［慶應義塾大学放射線診断科教授］

中外医学社

●執筆者 (執筆順)

栗林 幸夫	慶應義塾大学医学部放射線診断科教授
佐々木公祐	GEヘルスケアジャパン (株) 画像応用技術センター
山田　稔	慶應義塾大学医学部リサーチパーク
吉岡 邦浩	岩手医科大学附属病院循環器放射線科准教授
田中 良一	岩手医科大学附属病院循環器放射線科講師
東　将浩	国立循環器病研究センター放射線部医長
伊藤 俊英	シーメンス旭メディテック
陣崎 雅弘	慶應義塾大学医学部放射線科准教授
木口 雅夫	広島大学病院診療支援部
堀口　純	広島共立病院放射線科医長
藤岡知加子	広島大学病院診療支援部
田中　功	東京女子医科大学東医療センター放射線科
山本 秀也	広島大学大学院医歯薬学総合研究科循環器内科学講師
島田 健永	大阪市立大学大学院医学研究科循環器病態内科学講師
藤井　隆	JA広島総合病院循環器内科主任部長
山口 裕之	JA広島総合病院中央放射線科
奥村 雅徳	藤田保健衛生大学医学部循環器内科講師
皿井 正義	藤田保健衛生大学医学部循環器内科講師
尾崎 行男	藤田保健衛生大学医学部循環器内科教授
川崎 友裕	新古賀病院心臓血管センター循環器科
古賀 伸彦	新古賀病院心臓血管センター循環器科
辻生真由美	新古賀病院診療放射線部
橋爪 一明	新古賀病院診療放射線部

表紙図説明

糖尿病と内臓肥満を有する 68 歳男性．2008 年 5 月の CT 冠動脈造影 (左図) では右冠動脈近位部に血管リモデリングと微小石灰化を伴うプラークが認められた．糖尿病や内臓肥満に対する自己管理は不良で，さらなる体重増加とともに狭心症を訴え始めた．2009 年 11 月に再検査 (右図) を施行したところ，病変が進行しており，血管内腔狭窄やプラーク CT 値低下が明確に示された．

横井宏佳	小倉記念病院循環器内科部長
山地杏平	小倉記念病院循環器内科
代田浩之	順天堂大学医学部循環器内科教授
松永江律子	順天堂大学医学部循環器内科
北川知郎	スタンフォード大学医学部循環器内科
土井　修	静岡県立総合病院副院長兼循環器診療部長
三宅章公	横須賀市立うわまち病院救急総合診療部
大橋紀彦	広島大学大学院医歯薬学総合研究科循環器内科学
木原康樹	広島大学大学院医歯薬学総合研究科循環器内科学教授
小山靖史	桜橋渡辺病院心臓血管センター画像診断科長兼放射線科部長
宇都宮裕人	広島大学大学院医歯薬学総合研究科循環器内科学
國田英司	広島大学大学院医歯薬学総合研究科循環器内科学
近藤　武	高瀬クリニック循環器科
高瀬真一	高瀬クリニック院長
平野雅春	東京医科大学循環器内科
山科　章	東京医科大学循環器内科教授
東野　博	愛媛大学医学部附属病院放射線科病院教授
望月輝一	愛媛大学大学院医学系研究科生体画像応用医学教授
佐藤裕一	黒沢病院附属ヘルスパーククリニック院長, 画像センター長
黒澤　功	黒沢病院附属ヘルスパーククリニック

序

　昨年の秋，慶應義塾大学放射線医学栗林幸夫教授にご相談申し上げ，本書「CT 冠動脈造影実践学」の執筆作成に動きはじめたのであるが，その背景には 3 つの事項があった．1 つは，神戸市立中央市民病院での自験を世に問うた拙著「冠動脈疾患と MDCT: 64 列 MDCT による新たな診断の幕開け」（文光堂）から足かけ 5 年が経過したことである．その間の進展は目覚ましく，CT 装置の国内への普及や国民への認知が想像をはるかに凌ぐ勢いで高まった．新たな知見も多数加わり，前著の内容を改める必要を感じていた．おりしも前著が在庫を余すことなく絶版となった経緯もある．2 つには，64 列 CT 以降の装置改良において，ベンダー間に分散化の傾向がみられるようになり，それぞれの新しい装置の特徴や問題点を今一度見極めることが必要になってきたことがあげられる．4 列から 16 列，さらには 64 列へと検出器の多列化による高速撮影性能の向上を目指す方向性は一段落し，従来の技術開発手法では解決することができなかった CT 装置のネガティブな側面を克服しようとする最近の動向では，ベンダー毎に特色が示されてきた．そこには憶測や期待や誤解に基づく様々な情報が流布されているようにも見受けられ，客観的かつ整理されたものを利用者である医療関係者に提供することが求められていると感じた．そして最後には，自分が神戸の時代から多列 CT 冠動脈造影に強く期待している冠動脈「壁」の情報，とりわけプラークの形成や退縮について，さまざまな成果が蓄積されてきたことである．

　循環器内科医が今後なさなければならない最も重要な責務は，虚血性心疾患リスク保因者の管理と疾患発症予防であるとの思いは少しも変わっていない．そして幸いなことに本邦若手研究者たちを中心とした臨床研究により，CT 冠動脈造影法が急性冠症候群発症予測に役立つ可能性が示唆されはじめている．本邦三十数施設の参加による前向きレジストリー「PREDICT 研究」〔Plaque Registration and Event Detection In Computed Tomography（PREDICT2009, *ClinicalTrials.gov/archive/NCT00991835*）〕も昨年よりスタートし，症例の蓄積が進んでいる．

　本書を通して単に CT による冠動脈造影法のノウハウだけではなく，この時代にあって「我々がしなければならないこと」についての信念を一人でも多くの医療関係者と共有することができたら誠に幸いだと思う．

　　2010 年盛夏，広島にて

　　　　　　　　　　　　　　　　　　　　　　　　　　　　　　　　　　　　　木　原　康　樹

目　次

§1　はじめに：CT冠動脈造影の発展と冠動脈疾患の診断における意議　〈栗林幸夫〉

　　A. CT冠動脈造影の歴史と新世代CT ……………………………………………………… 1
　　B. CT冠動脈造影による冠動脈狭窄の評価 ……………………………………………… 3
　　C. CT冠動脈造影による冠動脈プラークの評価 ………………………………………… 4
　　D. CTの臨床的適応 ………………………………………………………………………… 7

§2　多列CTによる冠動脈造影の現況：ハードウェアの到達点

1 64列MDCTの基本構造と撮像に影響する物理因子　〈佐々木公祐〉 11
　　A. X線CTの基本構造と心臓撮影への適用 ……………………………………………… 11
　　B. 心電図同期撮影と心位相の選択 ……………………………………………………… 12
　　C. 時間分解能 ……………………………………………………………………………… 12
　　D. 空間分解能 ……………………………………………………………………………… 14
　　E. 画像ノイズと被曝線量 ………………………………………………………………… 15
　　F. CT値計測 ………………………………………………………………………………… 16
　　G. 撮影時間 ………………………………………………………………………………… 17

2 画像解析workstationの到達点　〈山田　稔〉 18
　　A. 画像解析 ………………………………………………………………………………… 18
　　B. ワークフロー …………………………………………………………………………… 22
　　C. Advantage Workstationのスペック ………………………………………………… 26

3 320列CTによるsingle beat angiography　〈吉岡邦浩　田中良一〉 28
　　A. 装置の特徴 ……………………………………………………………………………… 28
　　B. 撮影法 …………………………………………………………………………………… 28
　　C. single beat angiographyの特徴 ……………………………………………………… 29
　　D. 狭窄性病変の診断能 …………………………………………………………………… 32

4 Dual source CTによる時間分解能改善　〈東　将浩　伊藤俊英〉 33
　　A. 冠動脈CTでの画像再構成法 …………………………………………………………… 34

B. 時間分解能の向上がもたらすもの ………………………………………………… 35
　　C. 新しい DSCT ……………………………………………………………………… 36

5 | Garnet detector による空間分解能への挑戦 〈陣崎雅弘　栗林幸夫〉 39
　　A. Discovery CT 750HD ……………………………………………………………… 39
　　B. 空間分解能と画質 ………………………………………………………………… 40
　　C. 新しい再構成法 …………………………………………………………………… 40
　　D. ステントファントムを用いた検討 ……………………………………………… 41
　　E. 症例提示 …………………………………………………………………………… 42

§3 多列 CT による冠動脈造影の現況：撮影環境とコンディショニング

1 | 64 列 MDCT 撮像プロトコルの実際 〈木口雅夫　堀口　純〉 45
　　A. 造影検査におけるインフォームドコンセント ………………………………… 45
　　B. 検査前の注意事項 ………………………………………………………………… 45
　　C. 前処置，前投薬 …………………………………………………………………… 46
　　D. 撮影前準備（ポジショニングと息止め） ……………………………………… 48
　　E. 単純 CT ……………………………………………………………………………… 48
　　F. 冠動脈 CT angiography …………………………………………………………… 49
　　G. triple rule out ……………………………………………………………………… 53
　　H. 画像ノイズと被曝線量 …………………………………………………………… 54

2 | CT 冠動脈造影検査における造影方法と撮像タイミング 〈藤岡知加子　堀口　純〉 56
　　A. 造影理論の基礎：時間-造影濃度曲線 …………………………………………… 56
　　B. 造影剤注入方法 …………………………………………………………………… 58
　　C. 撮像タイミング …………………………………………………………………… 61
　　D. 冠動脈 CT に必要とされる CT 値 ……………………………………………… 64

3 | 前向きおよび後ろ向き心電同期法と被曝線量 〈堀口　純〉 67
　　A. 撮像法 ……………………………………………………………………………… 67
　　B. 放射線被曝 ………………………………………………………………………… 69
　　C. 前向き心電同期法の診断能 ……………………………………………………… 71
　　D. 前向き心電同期法の適応 ………………………………………………………… 73

4 | Post image processing の実際 〈田中　功〉 77
　　A. 最適心位相の選択方法 …………………………………………………………… 77

  B．画像再構成関数の選択 ·· 80
  C．不整脈出現時の心電図編集（edit）方法 ···················· 81
  D．冠動脈画像表示法 ·· 83

§4 CT 冠動脈造影画像が示すもの

1 Plain 撮像とカルシウムスコア 〈山本秀也〉 91
  A．はじめに―心臓 CT における単純撮影 ···················· 91
  B．冠動脈石灰化定量評価法の病理組織学的根拠 ·············· 91
  C．冠動脈カルシウムスコア化の意義 ··························· 92
  D．カルシウムスコアの撮影方法と計測方法 ···················· 93
  E．カルシウムスコアの臨床意義 ································ 94
  F．わが国でのカルシウムスコアの成績（有病率と予後） ······ 97
  G．今後の展望 ·· 98

2 CT 冠動脈造影による狭窄度評価：カテーテル法との比較 〈島田健永〉 102
  A．CT 冠動脈造影による冠動脈狭窄の評価 ···················· 102
  B．プラーク性状診断と冠動脈造影の限界 ······················ 103
  C．CT 冠動脈造影の弱点 ·· 105
  D．今後の展開 ·· 110

3 CT 冠動脈造影におけるプラーク解析の基礎 〈藤井 隆　山口裕之〉 112
  A．MDCT によるプラーク描出法 ································ 112
  B．プラーク性状評価 ·· 112
  C．CT 値を用いたプラーク評価の注意点 ······················· 114
  D．color code を利用したプラークの性状評価 ·················· 116
  E．今後の展望：dual energy を利用したプラーク評価 ········· 118

4 冠動脈壁性状評価：CT 冠動脈造影，IVUS，血管内視鏡 〈奥村雅徳　皿井正義　尾崎行男〉 122
  A．冠動脈内超音波（gray-scale IVUS；GS-IVUS） ············ 123
  B．冠動脈内超音波（RF-signal IVUS；IB-IVUS，VH-IVUS, iMAP-IVUS）
   ·· 123
  C．血管内視鏡 angioscopy ·· 124
  D．MDCT（64-slice, 256-slice, 320-slice MDCT） ·············· 125
  E．急性冠症候群および安定狭心症に対するイメージングモダリティーの比較
   ·· 127

5 PCIのストラテジーを決める 〈川崎友裕　古賀伸彦　辻生真由美　橋爪一明〉130
- A. 病変形態の把握 130
- B. slow flowの予測 130
- C. 分岐部病変の評価 132
- D. 高度石灰化病変の同定 136
- E. CTO病変への応用 137

6 ステント再狭窄に迫る 〈横井宏佳　山地杏平〉141
- A. ステント再狭窄評価におけるMDCT 141
- B. 左主幹部病変 143
- C. 石灰化病変 143
- D. ステント留置手技 144
- E. 薬物溶出性ステント 144
- F. ステントの材質 145

7 バイパスグラフトを評価する 〈代田浩之　松永江律子〉149
- A. 術前に必要な画像情報 149
- B. バイパスに使用する血管の種類 151
- C. 使用するグラフト血管に関する術前の情報 152
- D. 術後の冠動脈バイパスグラフトの開存評価 154
- E. 今後の冠動脈バイパス手術における心臓CTの可能性 156

§5 循環器内科診療におけるCT冠動脈造影の活用

1 CT冠動脈造影における急性冠症候群の特徴 〈北川知郎〉159
- A. 冠動脈MDCTによる不安定プラークの特徴 159
- B. ACS予知に向けた冠動脈MDCTの課題と展望 163

2 胸痛症候群とCT冠動脈造影 〈土井 修　三宅章公〉168
- A. CT冠動脈造影の現状の理解 168
- B. 胸痛症候群 169
- C. 救急外来での胸痛症候群の診断におけるCT冠動脈造影 169
- D. 外来診療での胸痛症候群の診断におけるCT冠動脈造影 173

| 3 | メタボリック症候群・糖尿病患者へのCT冠動脈造影 ……〈大橋紀彦　木原康樹〉178
　　A. CT冠動脈造影による早期動脈硬化性病変検出の意義 ………………… 178
　　B. メタボリック症候群患者へのCT冠動脈造影 ……………………………… 178
　　C. 糖尿病患者へのCT冠動脈造影 …………………………………………… 181

| 4 | 壁運動・心筋虚血評価法としての造影CT …………………………〈小山靖史〉185
　　A. 壁運動評価 ………………………………………………………………… 185
　　B. 心筋虚血評価 ……………………………………………………………… 189

| 5 | 大動脈弁評価は可能か ……………………………………………〈宇都宮裕人〉194
　　A. はじめに：大動脈弁疾患におけるMDCTの役割 ………………………… 194
　　B. 大動脈弁狭窄症の重症度評価（弁口面積測定）………………………… 195
　　C. 至適な心時相はどこか？ ………………………………………………… 198
　　D. 大動脈弁石灰化定量の有用性：血行動態関連，狭窄進行因子，予後因子
　　　 ……………………………………………………………………………… 200
　　E. 大動脈弁狭窄症に合併する冠動脈疾患 ………………………………… 201
　　F. 冠動脈硬化のサロゲートマーカーとしての大動脈弁硬化症 …………… 202
　　G. 経皮的大動脈弁挿入術への展開 ………………………………………… 202

| 6 | 大動脈病変と造影CT ………………………………………………〈國田英司〉205
　　A. 各大血管疾患領域における臨床的有用性 ……………………………… 205
　　B. MDCTによるAdamkiewicz動脈の描出 ………………………………… 213

§6　CT冠動脈造影の未来

| 1 | Vulnerable plaque画像診断法としてのCT冠動脈造影 ………〈近藤　武　高瀬真一〉217
　　A. プラーク解析の病理学的定義 …………………………………………… 217
　　B. CTからみたvulnerable plaqueの定義とその問題点 …………………… 218
　　C. CTからみたvulnerable plaqueをもつ患者の予後 ……………………… 218
　　D. CTからみたvulnerable plaqueの分布 …………………………………… 219
　　E. CTからみたvulnerable plaqueと冠動脈カルシウムスコアの関係 ……… 221
　　F. CTからみたvulnerable plaqueの将来展望 ……………………………… 222

| 2 | 非侵襲的冠動脈造影におけるCTA vs MRA …………………〈平野雅春　山科　章〉225
　　A. MDCTを用いた冠動脈形態評価 ………………………………………… 225

B. 心臓 MRI ･･ 225
　　　C. whole heart coronary MRA（WHCMRA）････････････････････････ 226
　　　D. 32 チャンネル心臓用コイル ･････････････････････････････････････ 227
　　　E. 3T MRI whole heart coronary MRA ･･･････････････････････････ 227
　　　F. coronary imaging は MDCT と MRI の使い分け ･･･････････････ 227
　　　G. MDCT を用いたステント内腔評価の現状 ･･････････････････････ 228
　　　H. 石灰化病変の評価 ･･ 228
　　　I. スクリーニング検査 ･･ 230
　　　J. 心臓 MRI 検査の最大の武器は遅延造影を用いた心筋バイアビリティー評価
　　　　　　 ･･ 232

　3 SPECT との併用がもたらすもの ･･････････････〈東野 博　望月輝一〉234
　　　A. SPECT-MPI ･･･ 234
　　　B. CCTA と MRCA ･･ 234
　　　C. CCTA と SPECT-MPI の被曝 ･････････････････････････････････････ 235
　　　D. CCTA と SPECT-MPI の関係 ･････････････････････････････････････ 235
　　　E. CCTA と SPECT-MPI の fusion ･･･････････････････････････････････ 241

　4 健診部門における冠動脈 MDCT の位置づけ ･･････〈佐藤裕一　黒澤 功〉245
　　　A. 当クリニックにおける心血管ドックの流れ ････････････････････ 245

§7　あとがきにかえて　　　　　　　　　　　　　　　　〈木原康樹〉

　　　A. 公表された ACC/AHA ポジションペーパー ････････････････････ 249
　　　B. 本山論文と北川論文の地平 ････････････････････････････････････ 250
　　　C. 前向き多施設研究「PREDICT」････････････････････････････････ 251

索　引 ･･ 253

§1 はじめに：
CT冠動脈造影の発展と冠動脈疾患の診断における意義

　冠動脈の画像診断法としては，従来ではカテーテルを用いた冠動脈造影 coronary angiography（CAG）が gold standard とされてきたが，侵襲的方法であるとともに，画像としても造影剤の投影像であることから2次元的な内腔の情報しか得られず，おのずと限界があった．これに比してCTは，冠動脈の内腔の情報だけでなく，冠動脈壁やプラークに関する3次元的な情報が得られること，さらにこれらの情報が非侵襲的に得られることから注目を集め，虚血性心疾患の診断において重要な位置を占めるようになっている．

　この進歩をもたらしたのが，1998年における多列CT（MDCT: multidetector-row CT）の登場である．体軸（Z軸）方向に多数の検出器列を有し，心電図同期下に1mm以下の薄いスライス厚で高速かつ多スライスの同時収集が可能となり，冠動脈の画像化が現実のものとなった．特に，2004年における64列CTの導入は，撮影時間の短縮，時間分解能の向上による画質改善，心電図同期下の広範囲な撮影，造影剤の減量，そして冠動脈狭窄の診断精度の向上など，それまでのCTに比べて様々な利点をもたらし，急速に普及した．

　本書は，多列CTによる冠動脈造影の現況と新世代CTによる新しい展開，64列CTによる撮像法と画像解析法の実際，CTにより得られる情報と様々な病態におけるCTの活用，そしてCT冠動脈造影の今後の展望などを up-to-date な情報として解説し，診療に役立てていただくことを趣旨として企画されたものである．

　各論は，それぞれの章に詳述されているので，ここではまずCT冠動脈造影の歴史をひもとき新世代CTに到るまでの経緯を紹介するとともに，さらにCTの特徴といえる非侵襲的な冠動脈の内腔狭窄，プラーク診断の精度に関して，総論的に述べてみたい．

A　CT冠動脈造影の歴史と新世代CT

1. CTの誕生とヘリカルCT技術の開発

　CTは，1972年に英国EMI社のHounsfieldらによって開発され，その歴史が始まり，さらに1989年に開発されたヘリカルCT技術により，大きな変革がもたらされた．それまでは，検出器の対向に位置するX線管球への高電圧の供給にケーブルが必要であり，そのためにX線管球の体軸周りの回転は制限されていたが，スリップリングによってX線管球に電圧を供給するヘリカルCTが登場した．これによって，体軸の周りをX線管球と検出器が連続回転し，テーブルを連続移動しながらスキャンすることにより，体軸方向に連続したボリュームデータを得ることができるよ

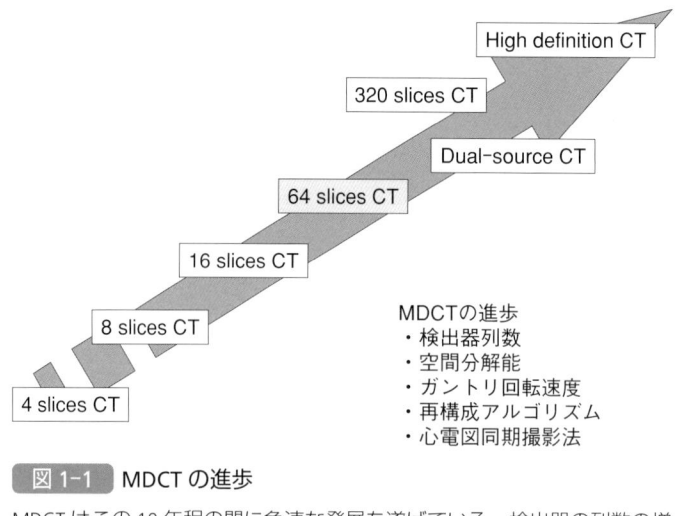

図 1-1 MDCT の進歩

MDCT はこの 10 年程の間に急速な発展を遂げている．検出器の列数の増加ばかりでなく，空間分解能やガントリ回転速度の向上，再構成アルゴリズムや心電図同期撮影法の進歩など，多くの点で進歩している．

うになった．これによって，任意の位置での断面の再構成と 3 次元画像の作成が可能となり，CT 診断に進歩をもたらした．

2. MDCT の登場と心臓・冠動脈領域への応用

CT のさらなる変革は，1998 年に多数の検出器列を有する MDCT の登場によってもたらされた．体軸（Z 軸）方向に多数の列を有する検出器が開発され，多スライスの同時収集が可能となった．高い S/N 比（signal to noise ratio 信号対ノイズ比）を保ちつつ 1 mm 以下の薄いスライス厚で高速かつ広範囲の撮像が可能となり，心電図同期撮影法の開発と相まって心臓・冠動脈の画像化が現実に臨床で応用されるようになった．検出器の列数のみをみても，当初は 4 列の検出器列であったが，この後短期間に多列化が急速に進み，開発から 4 年後の 2002 年には 16 列，さらに 2 年後の 2004 年には 64 列の検出器を有する機器が開発され，今日では 320 列 CT が登場している（図 1-1）．

3. 64 列 CT のインパクトと臨床への普及

2004 年に導入された 64 列 CT は，ビーム幅の拡大，ガントリ回転速度の向上，3 次元画像再構成アルゴリズムの導入により，それまでの 16 列 CT に比べて様々な利点をもたらした．これらは，撮影時間の短縮，時間分解能の向上による画質改善，心電図同期下の広範囲な撮影，造影剤の減量，そして冠動脈狭窄の診断精度の向上などである．64 列 CT の登場によって良好な画質が安定して得られ，空間分解能に優れた 3 次元的なデータが収集可能となり，非侵襲的に内腔の情報ばかりでなく壁の石灰化やプラークに関する情報も得られるようになったことから，急速に普及し様々な適応に広がりをみせている．

4. 64列CT以降の新世代CT

　CT冠動脈造影は，従来gold standardとされてきたカテーテルによるCAGを置き換えつつあるが，64列CTの時間分解能は最高で60 msec前後，空間分解能は0.5 mm前後であり，従来のCAG（時間分解能10 msec以下，空間分解能0.1 mm以下）と比べてまだ十分ではない．また，高度石灰化があるとそのブルーミングアーチファクトによって内腔の評価が妨げられる点，さらに被曝線量が従来のCAGに比べて多いことも問題である．これらの問題点を克服すべく，新世代のCTが登場しつつある（図1-1）．

a. 時間分解能の改善

　新世代CTのうち，dual source CTはSiemensにより開発されたが，2個のX線管球と2個の検出器を備えた新しいハードウェアの構成を有し時間分解能を改善しているのが特徴である．ハーフ再構成で常時83 msec（最新の装置では75 msec）の時間分解能を有する機器であり，時間分解能の改善によって動きに起因するアーチファクトを軽減し，高心拍症例にも対応可能である．最近では，2管球の利点を生かして高ピッチでヘリカルスキャンを行い，撮影時間の短縮と被曝線量の低減を図る"flash spiral"の撮影法も考案されている．

b. 空間分解能の改善

　空間分解能の改善は，CTにとって本質的な課題であるが，容易なことではない．空間分解能を上げてS/Nを保つためには，より多い線量が必要となるためである．CT750 HDはGEにより開発された装置であるが，検出器の素材としてX線に対する反応特性が優れかつ残光の少ない新しい物質（Garnet）を採用し空間分解能の向上を達成した装置である．また，ASIR（Adaptive Statistical Iterative Reconstruction）という再構成法を採用してS/Nの改善と被曝線量の低減を図っている．

c. さらなる多列化

　体軸方向に128列の検出器列を有する機器がPhilipsから，また320列の装置が東芝メディカルにより開発されている．特に後者では，検出器の幅は16 cm（0.5 mm×320）あり，多くの症例では心臓全体が検出器幅内に含まれる．このため，複雑な補間計算を必要とするヘリカルスキャンではなくアキシャルスキャンで心臓全体を撮影することができる．撮影時間の短縮と被曝低減の効果があり，読影の妨げとなるバンディングアーチファクトがなくなり，心臓の各部位が同一時相で撮影可能となった．

B　CT冠動脈造影による冠動脈狭窄の評価

1. 冠動脈狭窄の診断精度

　冠動脈狭窄の診断精度に関する16列MDCTを用いた報告では，陰性反応的中率 negative predictive value（NPV）が97〜99％と高く[1-5]，非定型的な胸痛，運動負荷試験の結果が不確定な場合などのスクリーニングとして用いられることが多かった．64列MDCTでは，前述したよう

表1-1 冠動脈の有意狭窄（>50%）の検出に関する64列CTおよびdual-source CTの診断精度

Per-segment	n	sensitivity (%)	specificity (%)	PPV (%)	NPV (%)
Leschka, et al	67	94	97	87	99
Leber, et al	55	76	97	75	97
Raff, et al	70	86	95	66	98
Mollet, et al	51	99	95	76	99
Ropers, et al	81	93	97	56	100
Schuijf, et al	60	85	98	82	99
Ong, et al	134	82	96	79	96
Ehara, et al	69	90	94	89	95
Nikolaou, et al	72	82	95	69	97
Weustink, et al	77	95	95	75	99
Leber, et al	88	94	99	81	99
total	824	89	96	78	98

(Schroeders S, et al. Eur Heart J. 2008; 29: 531-56)[9]

に撮影中の心拍数安定や時間分解能の向上に伴って，評価不能の要因の1つであったモーションアーチファクトが減少して画質が改善し，診断精度が向上しており，単一施設からの成績の集計では，有意狭窄の検出に関する診断精度は，感度89％，特異度96％，陽性反応的中率78％，陰性反応的中率98％と報告されている[6-9]（表1-1）．多施設研究でも，有病率の差による成績の違いはあるものの，ほぼ同様の高い診断精度が報告されている[10, 11]．このように，CT冠動脈造影の診断精度は高く，特にNPVがきわめて高いことから，CTで有意狭窄が認められなかった場合は，冠動脈狭窄はほぼ否定される．

2. 完全閉塞病変と側副路

完全閉塞病変の場合，CAGでは閉塞部より末梢が側副路によって適切に造影されないと閉塞部の全貌が明らかにならないが，CTでは血管内腔が造影剤により満たされるため閉塞部の全貌が石灰化の有無などの性状とともに明らかとなる．閉塞部の血管走行が認識でき，また計測機能を用いて閉塞長を正確に測ることも可能であり，側副路も描出されるので，PCI（percutaneous coronary intervention）に際して有用な情報を提供する．

C　CT冠動脈造影による冠動脈プラークの評価

1. 冠動脈プラークの検出

MDCTによる動脈硬化性プラークの検出精度に関しては，IVUS（intravascular ultrasound）をgold standardとすると，16列CTで82％，64列CTで90％の検出率が報告されている[12, 13]（表1-2）．石灰化プラークの検出は容易であり16列CTと64列CTで大きな差はないが，非石灰化

表 1-2 MDCT による冠動脈プラークの検出精度 [12, 13]

	16 slice CT	64 slice CT
any plaque	82%	90%
non-calcified	53%	83%
calcified	94%	95%

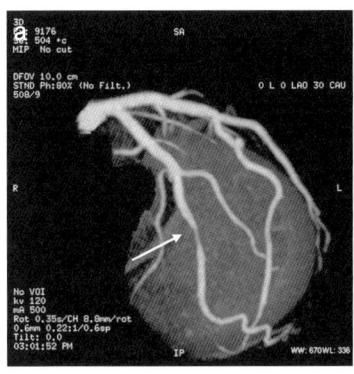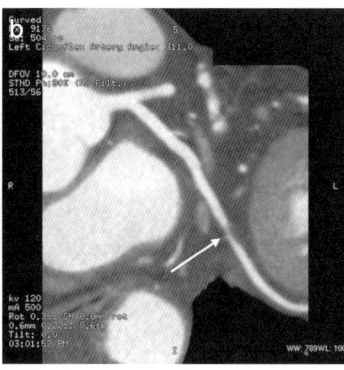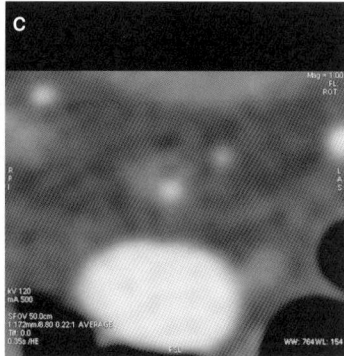

図 1-2 冠動脈プラークの検出
a：左冠動脈の angiographic view，b：回旋枝の CPR 像，c：病変部の短軸像
左冠動脈回旋枝 #14 に限局性狭窄があり（a →），CPR 像では同部に非石灰化プラークが描出されている（b →）．短軸像ではプラーク内部に脂質コアを示唆する低吸収域が認識される（c）．

プラークの検出率に関しては 64 列 CT で特に向上している．これは体軸方向の空間分解能や時間分解能の向上によって，より小さなプラークまで検出が可能になったためと思われる．冠動脈の長軸方向でのプラークの分布の把握には血管の中心軸に沿って展開した CPR 画像が有用であり，また病変部におけるプラークの局在や内腔との関係を把握するのには短軸断面における観察が有用である（図 1-2）．

2．冠動脈プラークの定量評価

CT によるプラークの定量評価に関する研究では，冠動脈の内腔面積に関しては CT の短軸画像上での計測値と IVUS での計測値との間に良好な相関が，さらにプラーク面積に関しては中等度の相関が報告されている [14]．定量評価の精度については，報告によってまちまちでありいまだ十分とはいえず，読影者間のばらつきが大きく再現性が十分でないことが報告されている [15, 16]．この理由としては，CT の空間分解能がまだ十分ではないこと，さらに解析時の window 幅や window レベルの設定により計測値に差を生じるためと思われる．64 列 CT による研究では，石灰化プラークに関しては過大評価する傾向が，非石灰化プラークに関しては過小評価する傾向にあることが報告されている [13]．また，冠動脈には狭窄病変の進行に伴って remodeling が生じることが知られているが，この指標である remodeling index に関して，CT と IVUS の間に良好な相関が報告されている [17]．

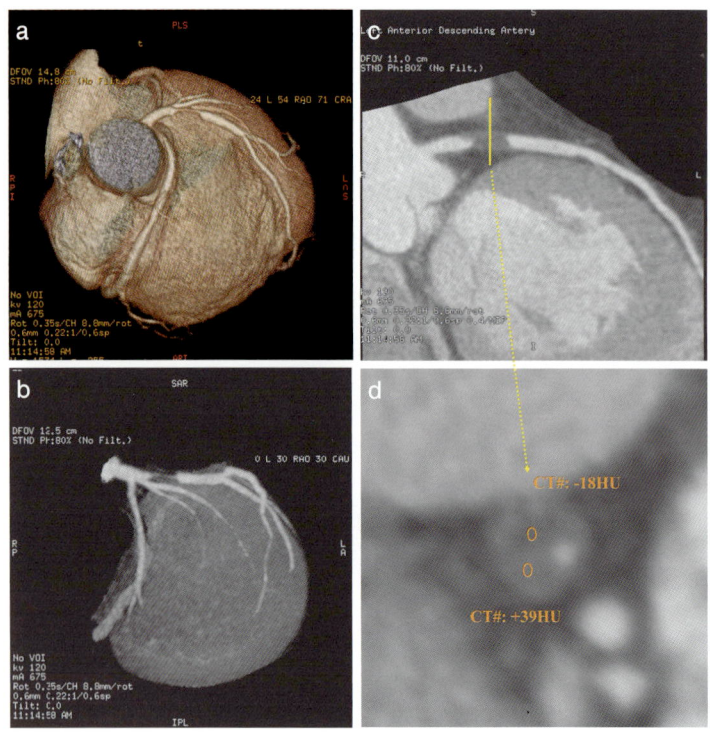

図 1-3 CT による冠動脈プラークの性状評価（急性冠症候群を呈した症例）

a: VR 像, b: angiographic view, c: 左冠動脈前下行枝の CPR 像, d: 病変部の短軸像

左冠動脈前下行枝近位部に 90％の高度狭窄を認める（a, b）. 同部には非石灰化プラークが存在し, 前後の冠動脈に比べて positive remodeling を呈している（c）. 病変部の短軸像では, 高度の偏心性狭窄と非石灰化プラークを認め, プラークの内部には低濃度（CT 値：－18 HU）の部分が存在し, 脂質コアを有するプラークであることが推測される.

3. 冠動脈プラークの性状評価

プラークの診断において, 急性冠症候群との関連で注目されているのが, 不安定プラークの評価である. 不安定プラークの多くは内部に多量の脂質を含み, 薄い fibrous cap が破綻することで急性に血栓形成をきたし心筋梗塞あるいは不安定狭心症を生じるプロセスが病理学的に解明されてきている[18].

CT は, 非侵襲的にプラークを描画でき, プラークの CT 値を計測することでその組成を推定できることから, プラーク性状の評価に期待がよせられている. IVUS との比較で, 脂質に富むプラークは CT 値が 50 HU 以下, 線維性プラークは 50〜120 HU, 石灰化プラークは 120 HU 以上を示すと報告されており[19], 破綻しやすい不安定プラークの特徴とされる脂質コアの存在を推定できる（図 1-3）. 急性冠症候群と安定狭心症群においてプラークの性状を CT で比較した臨床研究では, CT 値 30 HU 未満の非石灰化プラーク, positive remodeling, 微小石灰化の頻度が急性冠症

候群の患者において圧倒的に多くみられること[20]，さらに前2者は予後とも密接に関連していることが報告されている[21]．しかしながら，プラークのCT値の計測には，冠動脈内腔の造影剤によるpartial volume effect，石灰化の近傍でのundershooting，隣接する左室内の造影剤による線質の変化（beam-hardening），心拍動による影響など様々な誤差を生じる要因があり[22]，また脂質に富むプラークと線維性プラークでは，そのCT値に重なりが多いことも報告されている[23]．

D　CTの臨床的適応

64列CTの普及によって良好な画質が安定して得られ，空間分解能に優れた3次元的な画像情報が収集可能となったことから，CT冠動脈造影は様々な適応に広がりをみせている．胸痛を訴える患者における狭窄病変の検出ばかりでなく，プラークの存在診断や性状診断，冠動脈先天奇形の評価，不安定狭心症患者における病変の存在の有無，PCI前の解剖学的情報の把握，さらに冠動脈バイパス手術後あるいはPCI後の経過観察，薬物療法後の冠動脈プラークを含む病変の効果判定などに用いられている．

CTが急速に進歩し普及するとともに，様々な病態を示す虚血性心疾患において，CTの適応をどのように考えるか議論されているが，最近いくつかのガイドラインが報告されている．米国ではACCF（American College of Cardiology Foundation）など多学会による適応に関するガイドラインがappropriateness criteriaという形で示されている[24]．わが国でも，日本循環器学会や日本医学放射線学会など関連の多数の学会からなる合同研究班によってエビデンスに基づく「冠動脈の非侵襲的診断法に関するガイドライン」[25]が報告され，このなかでは，胸痛があり安定狭心症が疑われる患者では，診断樹のなかでCT冠動脈造影の重要性が明記された．また急性冠症候群においても，心電図変化がなく血液生化学検査が陰性な中〜低リスク群でCTの有用性が記されている．また，SCCT（Society of Cardiovascular Computed Tomography）からは心臓CTの検査，読影，報告の標準化に向けてガイドラインが発表されている[26, 27]．

MDCT機器の進歩と心電図同期撮影法の確立そして多彩な3次元表示法の発達は，冠動脈にとどまらず冠動脈以外の領域や疾患にも応用されている．これらは，時間軸方向の解析による心機能の評価，心筋梗塞や心筋症における心室壁の形態や性状評価，大動脈弁を中心とする弁の評価，心腔内の血栓や心臓腫瘍の評価，先天性心疾患における心外奇形の評価，心膜の評価，そしてカテーテル治療の支援画像としての左房・肺静脈や冠静脈の評価などである．

本書では，まず多列CTによる冠動脈造影の現況に関して，機器やワークステーションなどハードウェアの到達点と撮像法の実際が紹介され，続いて臨床的な観点からCT冠動脈造影によって得られる情報と循環器診療における活用について，エキスパートの先生方からup-to-dateな解説がなされている．また，CT冠動脈造影の未来像としては，CT以外の非侵襲的診断法であるMRIとの対比やSPECTなどの核医学による機能画像との併用に関して詳述されている．本書は，診療に役立てていただくために最新かつ実践的な内容をまとめるべく企画されており，読者の方々の循

環器疾患の診療の一助になれば幸甚である．

文献

1) Nieman K, Cademartiri F, Lemos PA, et al. Reliable noninvasive coronary angiography with fast submillimeter multislice spiral computed tomography. Circulation. 2002; 106: 2051-4.
2) Ropers D, Baum U, Pohle K, et al. Detection of coronary artery stenoses with thin-slice multi-detector row spiral computed tomography and multiplanar reconstruction. Circulation. 2003; 107: 664-6.
3) Kuettner A, Beck T, Drosch T, et al. Diagnostic accuracy of noninvasive coronary imaging using 16-detector slice spiral computed tomography with 188 ms temporal resolution. J Am Coll Cardiol. 2005; 45: 123-7.
4) Mollet NR, Cademartiri F, Nieman K, et al. Multislice spiral computed tomography coronary angiography in patients with stable angina pectoris. J Am Coll Cardiol. 2004; 43: 2265-70.
5) Hoffmann U, Moselewski F, Cury RC, et al. Predictive value of 16-slice multidetector spiral computed tomography to detect significant obstructive coronary artery disease in patients at high risk for coronary artery disease; patient-versus segment-based analysis. Circulation. 2004; 110: 2638-43.
6) Mollet NR, Cademartiri F, van Mieghem CAG, et al. High-resolution spiral computed coronary angiography in patients referred for diagnostic conventional coronary angiography. Circulation. 2005; 112: 2318-23.
7) Raff GL, Gallagher MJ, O'Neill WW, et al. Diagnostic accuracy of noninvasive coronary angiography using 64-slice spiral computed tomography. J Am Coll Cardiol. 2005; 46: 552-7.
8) Leschka S, Alkadhi H, Plass A, et al. Accuracy of MSCT coronary angiography with 64-slice technology: first experience. Eur Heart J. 2005; 26: 1482-7.
9) Schroeder S, Achenbach S, Bengel F, et al. Cardiac computed tomography: indications, applications, limitations, and training requirements. Report of a Writing Group deployed by the Working Group Nuclear Cardiology and Cardiac CT of the European Society of Cardiology and the European Council of Nuclear Cardiology. Eur Heart J. 2008; 29: 531-56.
10) Budoff MJ, Dowe D, Jollis JD, et al. Diagnostic performance of 64-multidetector row coronary computed tomographic angiography for evaluation of coronary artery stenosis in individuals without known coronary artery disease. J Am Coll Cardiol. 2008; 52: 1724-32.
11) Miller JM, Rochitte CE, Deway M, et al. Diagnostic performance of coronary angiography by 64-row CT. N Engl J Med. 2008; 359: 2324-36.
12) Achenbach S, Moselewski F, Ropers D, et al. Detection of calcified and noncalcified coronary atherosclerotic plaque by contrast-enhanced, submillimeter multidetector spiral computed tomography: a segment-based comparison with intravascular ultrasound. Circulation. 2004; 109: 14-7.
13) Leber AW, Becker A, Knez A, et al. Accuracy of 64-slice computed tomography to classify and quantify plaque volumes in the proximal coronary system: a comparative study using intravascular ultrasound. J Am Coll Cardiol. 2006; 47: 672-7.
14) Moselewski F, Ropers D, Pohle K, et al. Comparison of measurement of cross-sectional coronary atherosclerotic plaque and vessel areas by 16-slice multidetector computed tomography versus intravascular ultrasound. Am J Cardiol. 2004; 94: 1294-7.
15) Petranovic M, Soni A, Bezzera H, et al. Assessment of nonstenotic coronary lesions by 64-slice multidetector computed tomography in comparison to intravascular ultrasound: evaluation of nonculprit coronary lesions. J Cardiovasc Comput Tomogr. 2009; 3: 24-31.

16) Pflederer T, Schmid M, Ropers D, et al. Interobserver variability of 64-slice computed tomography for the quantification of non-calcified coronary atherosclerotic plaque. Rofo. 2007; 179: 953-7.
17) Achenbach S, Ropers D, Hoffmann U, et al. Assessment of coronary remodeling in stenotic and nonstenotic coronary atherosclerotic lesion by multidetector spiral computed tomography. J Am Coll Cardiol. 2004; 43: 842-7.
18) Fuster V, Badimon L, Badimon J, et al. The pathogenesis of coronary artery disease and the acute coronary syndrome. N Engl J Med. 1992; 326: 242-50, 310-8.
19) Schroeder S, Kopp AF, Baumbach A, et al. Noninvasive detection and evaluation of atherosclerotic coronary plaques with multislice computed tomography. J Am Coll Cardiol. 2001; 37: 1430-5.
20) Motoyama S, Kondo T, Sarai M, et al. Multislice computed tomographic characteristics of coronary lesions in acute coronary syndromes. J Am Coll Cardiol. 2007; 50: 319-26.
21) Motoyama S, Sarai M, Harigaya H, et al. Computed tomographic angiography characteristics of atherosclerotic plaques subsequently resulting in acute coronary syndrome. J Am Coll Cardiol. 2009; 54: 49-57.
22) Cademartiri F, Mollet NR, Runza G, et al. Influence of intracoronary attenuation on coronary plaque measurements using multislice computed tomography: observations in an ex vivo model of coronary computed tomography angiography. Eur Radiol. 2005; 15: 1426-31.
23) Tanami Y, Ikeda E, Jinzaki M, et al. Computed tomographic attenuation value of coronary atherosclerotic plaques with different tube voltage: An ex vivo study. J Comput Assist Tomogr. 2010; 34: 58-63.
24) Hendel RC, Patel MR, Kramer CM, et al. ACCF/ACR/SCCT/SCMR/ASNC/NASCI/SCAI/SIR 2006 appropriateness criteria for cardiac computed tomography and cardiac magnetic resonance imaging: a report of the American College of Cardiology Foundation Quality Strategic Directions Committee Appropriateness Criteria Working Group, American College of Radiology, Society of Cardiovascular Computed Tomography, Society for Cardiovascular Magnetic Resonance, American Society of Nuclear Cardiology, North American Society for Cardiac Imaging, Society for Cardiovascular Angiography and Interventions, and Society of Interventional Radiology. J Am Coll Cardiol. 2006; 48: 1475-97.
25) 山科　章, 上嶋健治, 木村一雄, 他. 冠動脈の非侵襲的診断法に関するガイドライン. 循環器病の診断と治療に関するガイドライン（2007～2008年度合同研究班報告）. 日本循環器学会, 日本医学放射線学会, 日本核医学会, 日本画像医学会, 日本冠疾患学会, 日本心血管画像動態学会, 日本心臓核医学会, 日本心臓病学会, 日本心電学会, 日本超音波医学会, 日本動脈硬化学会, 日本脈管学会. Circ J. 2009; 73（Suppl Ⅲ）: 1019-114.
26) Abbara S, Arbab-Zadeh A, Callister TQ, et al. SCCT guidelines for performance of coronary computed tomographic angiography: a report of the Society of Cardiovascular Computed Tomography Guidelines Committee. J Cardiovasc Comput Tomogr. 2009; 3: 190-204.
27) Raff GL, Abidov A, Achenbach S, et al. SCCT guidelines for the interpretation and reporting of coronary computed tomographic angiography. J Cardiovasc Comput Tomogr. 2009; 3: 122-36.

〈栗林幸夫〉

§2 多列CTによる冠動脈造影の現況：
ハードウェアの到達点

1 64列MDCTの基本構造と撮像に影響する物理因子

A X線CTの基本構造と心臓撮影への適用

　X線CT（Computer Tomography）は，X線管球から発生し被検体を透過したX線を，扇状に配列された検出器列で計測している．X線は物質の密度に応じて吸収されるため，検出器に入射する光子数は被検体内の径路上の密度分布を反映する．このデータ（投影データという）を1方向だけではなく，管球-検出器列対がX線を曝射しながら被検体を1回転しデータを収集する．すべての角度方向で得られた投影データに対して数学的な処理（画像再構成という）を行い，被検体内の断層像を画像化している．CTはX線管球，検出器以外にも，高圧発生装置，データ収集システム（DAS），画像再構成ボード，寝台，操作コンソールなどから構成されている．撮影方式は，撮影と寝台移動を交互に行うコンベンショナルスキャンと，X線曝射中に寝台が連続的に移動しながら撮影するヘリカルスキャンの2種類あり，目的に応じて使い分けられている．

　Multi Detector-row CT（MDCT）は扇状に配列された検出器列を体軸方向に複数列並べたシステムである．1998年に初めて登場したMDCTは4列CTであったが，CTの各構成要素の改良により，現在は64列以上のMDCTが導入されている．MDCTの特徴は広い撮影範囲を，薄いスライス厚かつ短時間で撮影できることであり，一般の体部検査においては10秒以下で撮影が終了する．

　X線CTの心臓領域への応用はシングルスライスCTの時代から行われ，冠動脈石灰化指数の評価に用いられていたが，冠動脈イメージングについては，撮影時間（息止め時間）が長い，スライスが厚いため詳細な解析が困難である，などの制限のため研究領域から抜け出すことはできなかった．初期のMDCTも同様な理由で臨床検査において用いられることは少なかった．実臨床において初めて広く心臓CTが用いられるようになったのは16列CTが導入された時期であり，単一施設の診断能の検討だけではなく，多施設における診断能評価などが報告された．64列CTの登場

以降は，撮影時間が大幅に短縮したことで被験者への負担も軽減し，他のルーチン検査と変わらない一般的な検査として認識されるようになった．

心臓撮影に限らず，CTを撮影するうえで操作者が設定できるパラメータは複数あり，それぞれ画像特性を決める因子になっている．次項から各種パラメータと画像特性との関連について解説する．

B 心電図同期撮影と心位相の選択

心臓撮影においては心電図と同期させながら撮影を行い，動きの少ない心位相（一般的には拡張中期が用いられている）を選択し画像再構成している．心電図同期撮影の方法は，心電図に同期しながらある心位相のみにX線を曝射するプロスペクティブ法と，X線を連続曝射し，撮影終了後に任意の心位相を選択するレトロスペクティブ法の2種類になる．前者は特定の心位相のみを曝射するため被曝線量が大幅に減少するが，それ以外の心位相の画像再構成を行うことができず，後者は任意の心位相において画像再構成が可能であるものの，連続曝射のため被曝線量が増加する．レトロスペクティブ法においては，目的の心位相は十分な管電流で，それ以外の心位相は低い管電流で撮影するように心位相に応じて動的に管電流を変調する機能（ECG modulation）を用いることで，ある程度の被曝低減が可能となっている．

心臓CTが導入された当初はレトロスペクティブ法のみが用いられていたが，64列CTの登場以降は，1回転での撮影範囲の拡大，寝台移動速度の改善，さらには心臓CTの被曝線量に対する関心が高まった社会的要因から，より被曝低減が実現するプロスペクティブ法が実臨床でも用いられるようになっている．現在は検査目的，心拍数などの患者条件によって心電同期撮影方法が使い分けられる．

心位相はRピークを基準とし，そこからの時間差を入力することで設定される．Rピークからの時間差をそのまま入力する絶対法，R-R間隔に対する時間差の相対値（%）を入力する相対法の2種類，さらには時間差の設定する方向もRピークから前方の場合と後方の場合の2種類ある．また心位相に対してどのようにデータを抽出しているかについても，設定された心位相を中心に抽出する場合と心位相を先頭に抽出する場合がある（図2-1）．これらの設定方法は機種によって異なる場合があり，文献の参照などには注意を要する．

C 時間分解能

心臓撮影にCTが適用できるようになった背景には，時間分解能が改善したことが大きな要因としてあげられる．通常の画像再構成は1回転（360°）分の投影データを使って再構成を行っているが，心電同期再構成においては，時間分解能を短縮するため投影データの冗長性を利用し，およそ2/3回転分（正確には180°＋ファン角，ファン角は扇状に配列された検出器列の中心角）の投影データで再構成を行うハーフスキャン再構成が用いられている[1]．基本的に時間分解能は回転速

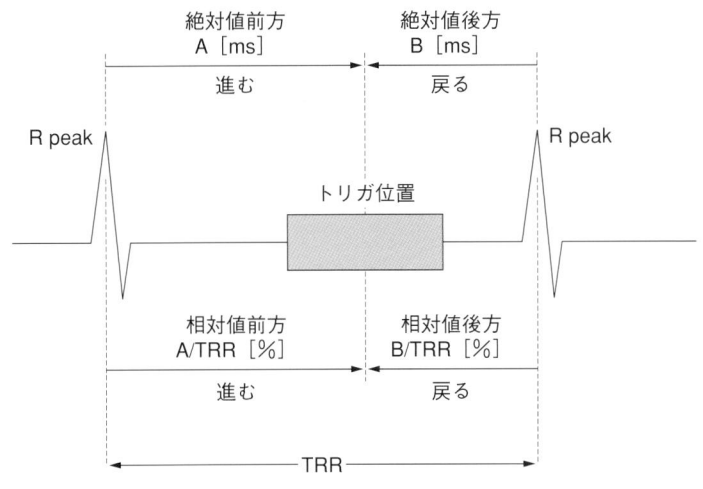

図 2-1 各種心電同期法

度に比例するので，時間分解能の改善のためには回転速度を高速化すればよい．現在は機種毎に異なるが，0.27〜0.35秒/回転での撮影が可能となっている．

時間分解能の表現については，実際に使用したデータ量をそのまま用いているもの（180°＋ファン角分），ハーフスキャン再構成における重み関数を考慮してガントリ回転速度の半分（180°分）を用いるものの2種類混在しているのが現状である．たとえば回転速度が0.5秒の場合，前者では333 msec，後者では250 msecとして表現される．

ガントリ回転速度の高速化には機械的な制約から限界があることは容易に推察される．心拍数が低い場合はハーフスキャン再構成の時間分解能でも十分であるが，高心拍の場合は時間分解能が不十分となり，心拍動の影響によるモーションアーチファクトが画像上に発生し，十分な画質が担保されない．そこでハードウェア的にではなく，画像再構成アルゴリズムを改良することで高心拍においても十分な時間分解能を実現する分割再構成法が開発された[1]．

心拍数が一定の場合，1心周期ごとに一定の間隔で同じ心位相が現れる．分割再構成法はこの周期性を利用して，複数の心拍から同位相のデータを抽出し，それぞれを組み合わせることで画像再構成に必要なデータ（180°＋ファン角分）を生成し再構成を行う（図2-2）．このときの再構成画像の時間分解能はハーフスキャン再構成ではなく，分割されたデータ分の時間分解能に短縮されるが，単純にハーフスキャン再構成を分割した値とはならない．

分割再構成法の基本的な考え方を解説する．まず，1心周期をガントリの回転に換算する．この換算は心周期をガントリ回転速度で割ればよい．ガントリの回転方向で考えれば，1周期後に同位相が始まる位置はこの回転数分進んだところになる．最初の心拍でのデータ収集のスタート位置を0時方向としたとき，次の心拍のスタート位置が3時方向であれば，0から3時までの角度分を分割収集するデータとすると，過不足のないデータ生成が可能となる．このように分割再構成のデータ収集は，心周期の回転方向に対する位相差を利用している点が基本的な考え方となっている．心

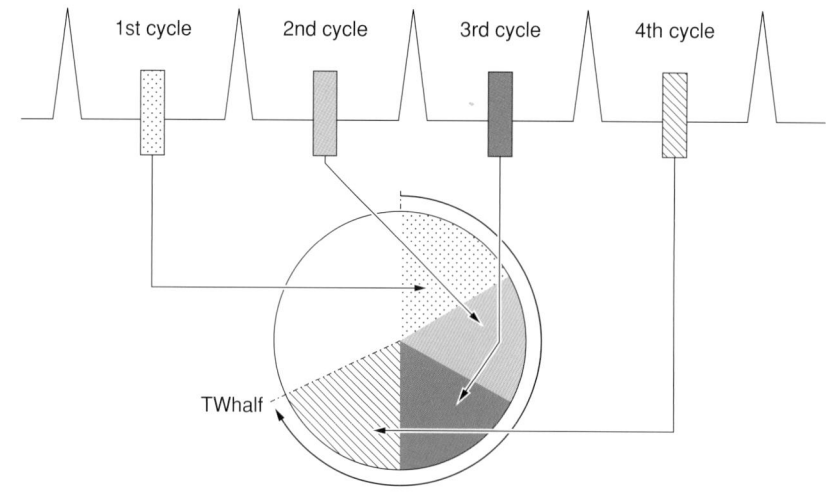

図 2-2　分割再構成法の考え方

拍数によって心周期は変化するので，分割収集するデータの大きさも変化する．つまり時間分解能も心拍数によって変化する点が分割再構成の特徴である．心周期によっては回転方向に対して位相差がない，つまり最初と次の心拍でのデータ収集のスタート位置が一致する場合がある．このときはガントリ回転速度を変更して位相差を作りデータを収集すればよい．ハーフスキャン再構成では回転速度を高速化すれば時間分解能が改善するが，分割再構成法においては心拍数に応じて最適なガントリ回転速度を選択することで高時間分解能を実現している点も特徴である．

D　空間分解能

　直径が数ミリ程度の冠状動脈を評価する心臓 CT において，空間分解能は重要な画像特性となる．CT 画像の空間分解能は面内分解能と体軸方向分解能の 2 種類がある．

　基本的に面内分解能は，X 線の焦点サイズと X 線検出器の開口径，ガントリ構造などによって CT システム固有に決まっている．これらは有限の大きさをもっているため，空間分解能も有限の値となる．面内空間分解能を決めるもう 1 つの要素は画像再構成関数である．画像再構成の原理上，投影データに対してシステム固有の空間分解能（空間周波数で表わす）をカットオフとした高周波強調フィルタリング処理を行って再構成画像を得ている．このフィルタリングの程度を制御するのが再構成関数であり，目的に応じて操作者が選択している．より高周波を強調する再構成関数を選択すれば空間分解能が向上し輪郭が明瞭な画像となるが，画像ノイズが増強され総合的な画質が低下する．一般的には空間分解能とノイズ特性のバランスがよい再構成関数が選択されている．

　上述で決定された面内空間分解能を画像に反映させる要素は再構成 FOV（field of view）である．画像マトリックスサイズは決まっている（512×512 や 1024×1024）ため，画像の最小構成要素である画像ピクセルの大きさは再構成 FOV で決まる．ピクセルサイズが大きいときは，画像を観

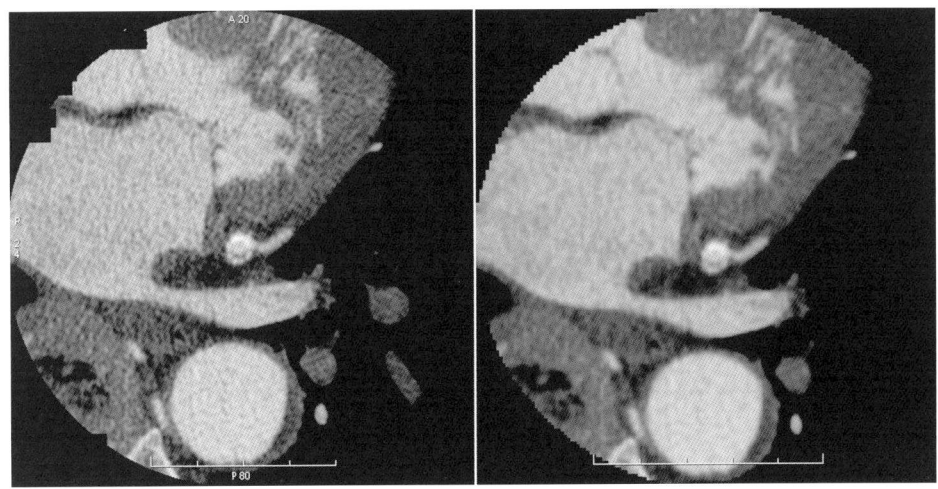

図 2-3 再構成 FOV の影響
左：10 cm で再構成，右：32 cm で再構成しビューワーで 10 cm に拡大．ステント内再狭窄・ストラットの描出に差が出ている．

察するサンプリング間隔が大きくなる，ということであり CT システムと再構成関数から決定する面内空間分解能を十分反映することができず，画像上の空間分解能は劣化する（図 2-3）．ステント内腔などを詳細に解析する場合は，小さい FOV で再構成し画像上の空間分解能を向上させる場合もある．

空間分解能が有限の値をもつということは，金属ワイヤーのような十分に小さい高吸収体を撮影・画像再構成をすれば，必ず"ボケ"が発生するということである．これが高度石灰化病変によるブルーミングアーチファクト（blooming artifact）の要因となっている．金属ワイヤーに対するボケの分布は point spread function と呼ばれ，面内空間分解能の定量評価に用いられる．

体軸方向の空間分解能はスライス厚によって決定する．現在は各システムによって最小スライス厚は 0.5〜0.625 mm となっている．体軸方向に関しては，再構成間隔をスライス厚より小さく設定するオーバーラップ再構成を行うことで体軸方向のサンプリング間隔を小さくし，面内分解能と同様に画像上に反映される空間分解能を改善することができる．オーバーラップ再構成の再構成間隔はスライス厚の 1/2 程度でも十分改善する．

E 画像ノイズと被曝線量

180°＋ファン角分のみのデータを使うこと，また空間分解能向上のため薄いスライス厚を使用することが要求される心臓 CT 画像は一般のルーチン検査画像と比較しても画像ノイズ成分が大きくなっている．ノイズ成分の低減には，検出器に入射する X 線の信号量を大きくすればよく，そのためには管電流の増加が必要となる．しかし管電流の増加は被検体の被曝線量の増大につながるため，簡単に選択することは難しく，必要最小減の管電流での撮影が模索されている．

被検体の体格が変化するなかで，一定のノイズレベルを維持するための管電流設定法に関しては

様々な報告がなされている．現在は大きく分けると2種類あり，1つはBody Mass Index（BMI）あるいは体重などの体格指標を基準にして管電流を設定する方法である．簡便な設定方法であるものの正確に体格を反映するには難しいため，ノイズレベルのバラつきが大きくなる傾向がある．もう1つは位置決め用の単純CTあるいはスカウト像から，求めるノイズレベルに必要な管電流を算出する方法であるが，体格を指標とした方法と比較すると計算が煩雑になる．

管電流と画像ノイズは，管電流をA倍すると画像ノイズは$1/\sqrt{A}$倍となる反比例の関係となっている．たとえば管電流を半分（1/2）にすれば画像ノイズは1.4倍程度になる．管電流の低減率と比較すれば画像ノイズの増加率は鈍く，管電流をある程度低減しても画像ノイズがそれ程変化しないことを利用して，撮影プロトコルの修正を行うことも被曝低減の有効な手段となってくる．

CT撮影における被曝線量については操作コンソールに表示されている．これは規格化されたファントムを測定し，撮影プロトコルから導かれた値である．ヘリカルピッチを考慮したガントリ1回転当たりの被曝線量はCTDIvol［mGy］，これに撮影範囲を乗じたものがDLP（dose length product）［mGycm］である．実際に被検体に吸収される被曝線量については実効線量（effective dose）を求めるが，臓器毎の計算が必要であるため，実臨床でそのまま用いるのはなかなか難しい．簡便な方法として，DLPに対して測定部位特定の換算係数（k）を用いて実効線量を推定する方法を用いている．

F CT値計測

最初に述べたとおりCT画像は被検体内の密度分布を反映した断層画像であり，各ピクセルの値（CT値）を計測することで冠動脈プラークの性状を評価する試みは冠動脈CTイメージングの初期の頃から行われている．空気を−1000，水を0として比重の線形計算からCT値は定義される．撮影パラメータにおいてCT値に影響を与えるものは管電圧の設定である．X線が物質に吸収される割合は物質の密度だけではなく，X線エネルギーにも依存している．X線エネルギーが低いとき（管電圧が低い）は物質に吸収されやすく，逆にエネルギーが高くなる（管電圧が高い）と吸収される割合は小さい．よって同じ物質を撮影した場合，CT値の値が異なる．管電圧によるX線吸収の多寡は，画像コントラストにも影響し，吸収の多い低管電圧では高コントラスト，吸収の小さい高管電圧では低コントラストな画像となる．

X線管球から発生するX線は連続なエネルギー分布（エネルギースペクトル）を示し，その平均エネルギーを実効エネルギーとよぶ．ターゲットやビーム成型フィルタなどの素材は，メーカー間あるいは同一メーカー内でも機種間によって異なることがあり，この影響でそれぞれの実効エネルギーも異なっている．つまり同じ物質を異なるCTシステムで撮影したとき，同じ管電圧を設定したとしても，実効エネルギーの違いにより計測されるCT値も変化する．カルシウムスコアリングにおいては共通の較正ファントムを用いて，機種間の実効エネルギー差によるスコア値の差を補正する検討も報告されている[2]．

CT値計測は前述したブルーミングアーチファクトの影響も受け，高濃度造影剤，高度石灰化病

変周辺あるいはステント内腔でのCT値を計測する場合は実際の値より高く計測されることが多い．

G 撮影時間

MDCTでの心電同期再構成においては1心周期毎に体軸方向にある幅分の領域を画像再構成する．ヘリカル撮影の場合は，最初の心拍で再構成された領域と1心周期後の心拍で再構成された領域にずれが発生しないようにヘリカルピッチを設定している．

MDCTにおけるヘリカルピッチの定義は，1回転あたりに進む検出器ピッチ数を検出器列数で割った値となる．一般的な心電同期撮影におけるヘリカルピッチは他領域におけるヘリカルピッチ（〜1.0：1）と比較して小さい値になっている（〜0.2：1）．そのため全心臓撮影に要する時間は64列CTであったとしても5〜10秒程度かかる．心拍間でずれが発生しないように，ヘリカルピッチは基本的に心拍数によって自動的に設定される．バイパスグラフト術後評価などやや広範囲の撮影を行う場合は十分な息止め時間の確保のために手動で設定する場合もある．

まとめ

CTの基本構造と画像特性に関して解説した．画像特性の向上には検出器などのCTの構成要素ならびに画像再構成アルゴリズムの研究・開発が不可欠であり，実際，メーカー毎に特色ある次世代システムが導入されている．論文などで報告されている研究成果がさらに実装され，使用される医師・技師ならびに検査を受けられる患者の皆様に恩恵があるよう，今後の研究・開発に期待したい．

文献

1) Hsieh J. Computed tomography: Principles, design, artifacts, and recent advances. SPIE Publications.
2) McCollough CH, Ulzheimer S, Halliburton SS, et al. Coronary artery calcium: a multi-institutional, multimanufacturer international standard for quantification at cardiac CT. Radiology. 2007; 243: 527-38.

〈佐々木公祐〉

2 画像解析 workstation の到達点

　心臓領域に対する multidetector-row CT（MDCT）の発展はめざましく，2004 年に登場した 64 列 MDCT における冠動脈有意狭窄病変の検出能は，90％近い感度および特異度を示すことが多数報告されるまでになった[1-2]．その結果，64 列冠動脈 CT は，従来のスクリーニング検査にだけでなく，parcutaneous coronary intervention（PCI）前の精査や，PCI あるいは coronary artery bypass graft（CABG）後の経過観察にまで適応が拡大している[3-5]．

　こうした状況のなか，MDCT から得られる大量のボリュームデータをいかに理解しやすい形で視覚化していくか（画像解析），そしてそれらをいかに効率よく解析していくか（ワークフロー）に関心が集まっており，workstation の機能および性能が一層重要なものとなっている．

　本稿では，当施設で使用している workstation（Advantage Workstation: GE 社製）の現況を概説する．

A 画像解析

　MDCT から得られる大量のボリュームデータをいかに理解しやすい形で視覚化していくか．これは，ことに心臓 CT において大きなテーマである．画像解析を考えていくうえで重要なことは，coronary angiography（CAG）や intravascular ultrasound（IVUS）像，そして scintigraphy の流れを踏襲しつつ，CT の特徴である 3 次元的な情報を有効に活用していくことである．Advantage Workstation の心臓用ソフトウェア（図 2-4）は，以下の画像解析機能を備えており，短時間に詳細かつ正確な検討ができるよう，自動化と修正機能がうまく調和された設計がなされている．

1. カルシウムスコア計測機能

　カルシウムスコアの計測には，単純 CT のデータが用いられる．Agatston 法[6-7]および volume 法に準じた計測法が搭載されており，部位ごとのスコア値を半自動的に算出することが可能となっている（図 2-5）．

2. volume rendering（VR）画像作成機能

　VR 表示の 3 次元画像を作成する機能である．この機能には，プロトコールを選択するだけで自動的に不要な部分（胸骨，肋骨，胸椎，大動脈，左心耳，肝臓など）を除去してくれるツールが備わっている．修正が必要な場合には，付属のツールを用いることによって，簡便に修正することが可能である．これらにより，3 次元画像の作成時間の短縮化が現実のものとなった（図 2-6）．

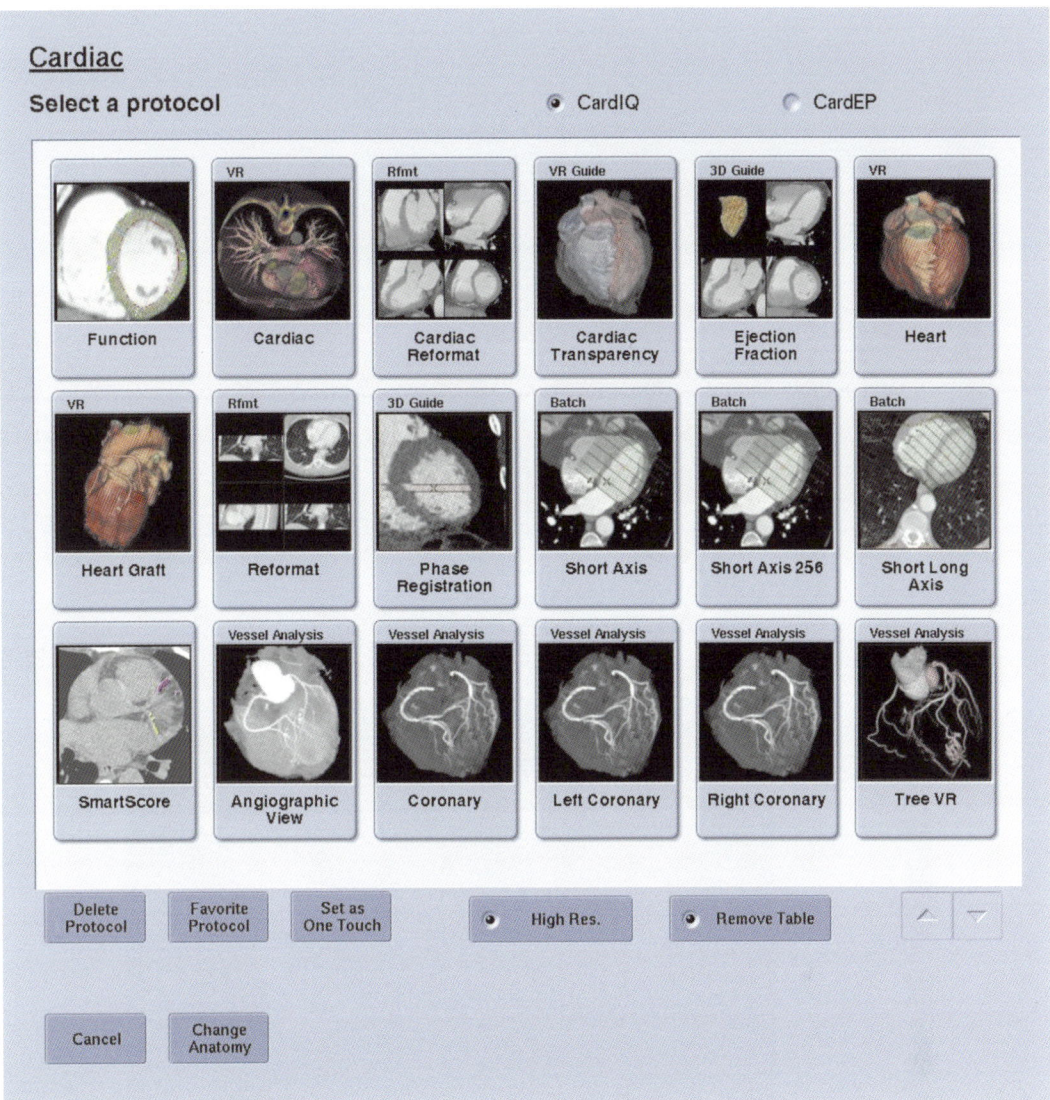

図 2-4 プロトコール選択画面
登録されたプロトコールを選択すると，カルシウムスコア計測，冠動脈解析，心機能解析などを行うためのソフトウェアが起動する．

3. Angiographic View 作成機能

　Angiographic View とは，冠動脈と心筋のデータのみを maximum intensity projection（MIP）表示し，従来の CAG に類似させた画像表示法である．この画像表示法は，画像処理の際に冠動脈に手を加えていないため，客観性が保たれており，冠動脈の全体像から内腔狭窄の有無をチェックできる特徴を有している[8]．

　実際の作成は，プロトコールを選択するのみで自動的に行われる．これにより作成時間の短縮化がもたらされた．修正が必要な場合には，上記と同様の付属のツールを用いることによって，細か

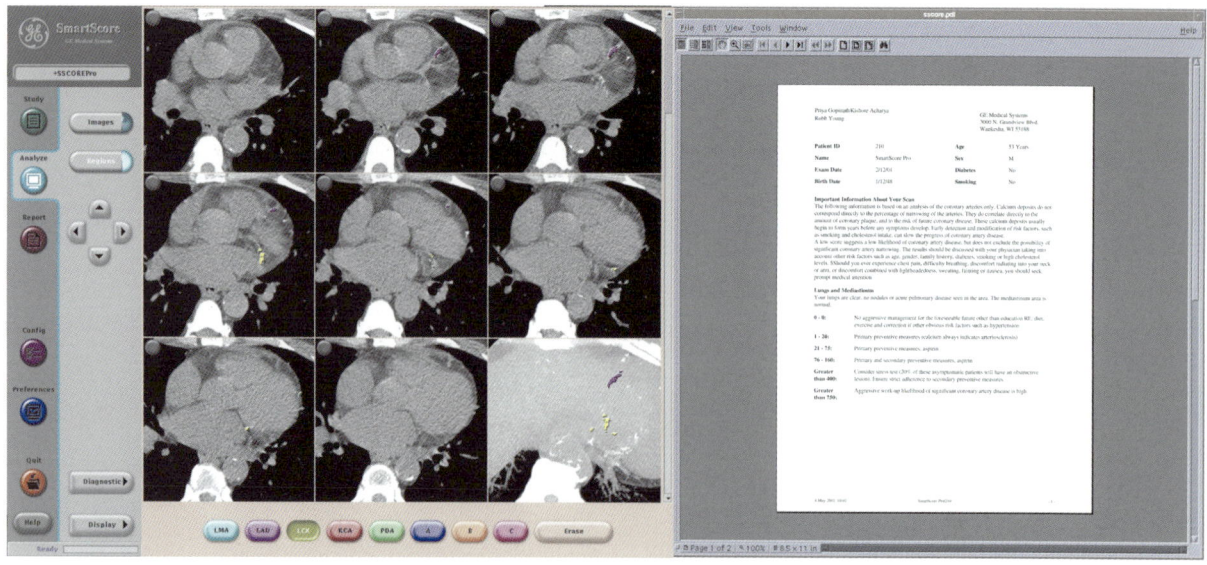

図 2-5 カルシウムスコア計測機能

計測は数分で終了し,その結果はレポート形式で出力される.

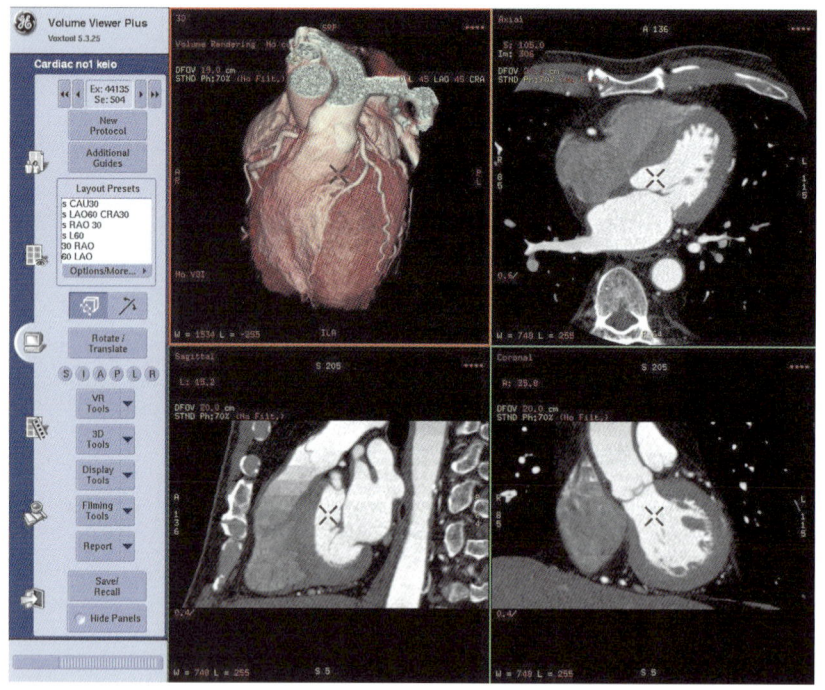

図 2-6 volume rendering 画像作成機能

プロトコールを選択すると,自動的に心臓のみの VR 画像が作成される.

い修正ができるよう配慮がなされている(図 2-7).

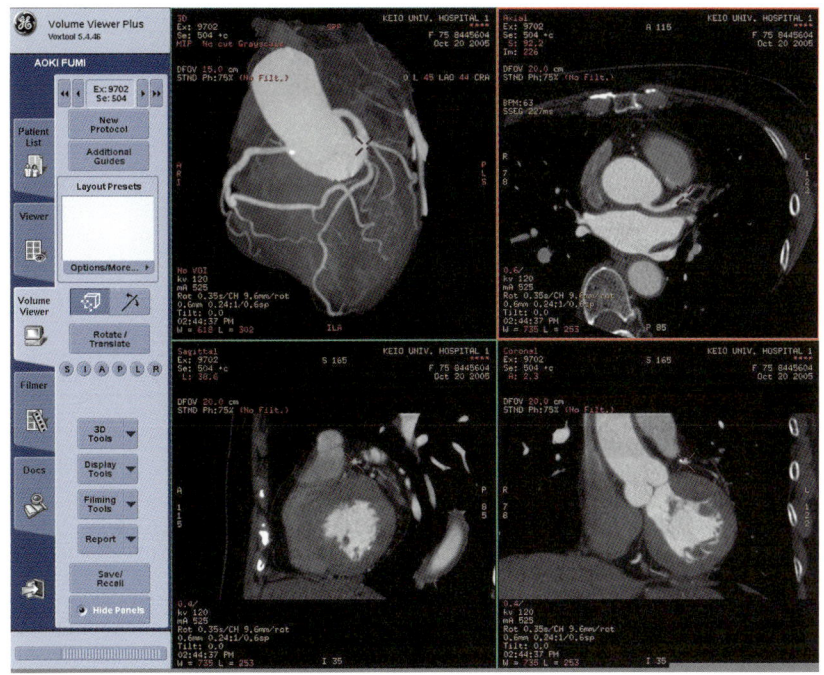

図 2-7 Angiographic View 作成機能
プロトコールを選択すると，自動的に Angiographic View が作成される．

4. curved planar reformation（CPR）・短軸断面画像作成機能

　CPR・短軸断面画像作成機能は，蛇行した冠動脈の近位から遠位までを，血管壁の情報を含めて1枚の画像で描出できる CPR や，それを直線状にした stretched CPR，冠動脈に直交した断面（短軸断面画像）が，同時に得られるアプリケーションである．プロトコールを選択すると，自動的に冠動脈の走行が認識され，各冠動脈の CPR と短軸断面画像が作成される．これも修正が必要な場合には，付属するツールで容易に修正可能である（図2-8）．

5. 心機能解析機能

　心機能解析については，次の2つのアプリケーションが用意されている．1つは，全心位相で左室短軸画像の心筋内膜および心筋外膜をトレースすることによって，scintigraphy や magnetic resonance imaging（MRI）で広く用いられている Simpson 法による解析を行うアプリケーションである．これを活用することにより，左室容積や駆出率，さらには左室心筋壁厚や壁厚増加率，心筋重量などを詳細に解析することが可能である（図2-9）．

　もう1つは，CT の特徴を活かした左室の Volume 計測を行うアプリケーションである．これを用いることにより，左室容積や駆出率を手短に解析することが可能である（図2-10）．解析の内容や時間を考慮に入れた選択がユーザー側でできるようになっている．

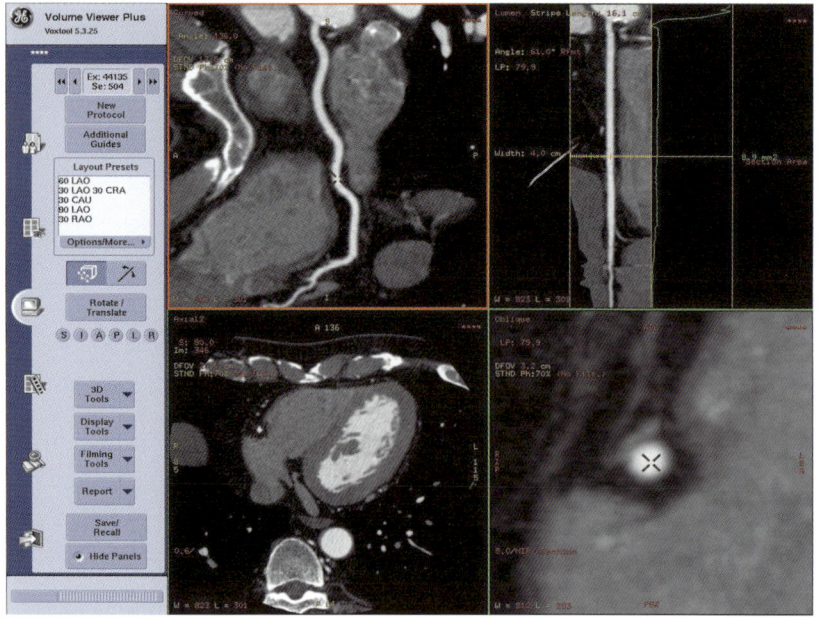

図 2-8　curved planar reformation・短軸断面画像作成機能
プロトコールを選択すると，各冠動脈の CPR と短軸断面画像が自動的に作成される．

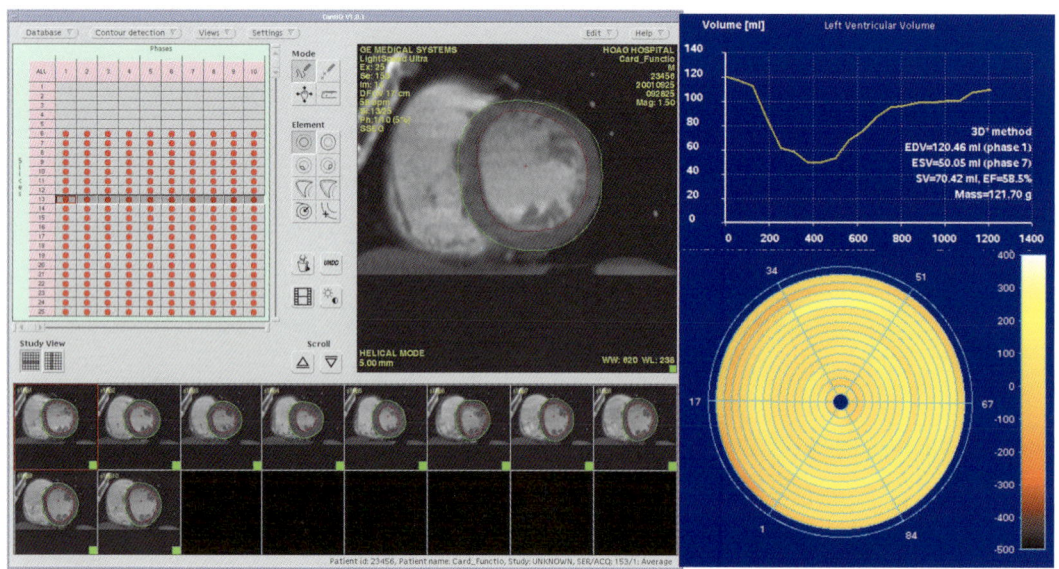

図 2-9　Simpson 法を用いた心機能解析機能
左室容積や駆出率，さらには左室心筋壁厚や壁厚増加率，心筋重量などを詳細に解析することが可能である．

B　ワークフロー

　いかに効率よく画像解析をしていくか．これも心臓 CT が本格的に普及してきた今日，関心のもたれているテーマの1つである．心臓 CT のワークフローを考えていく上で大切なことは，画像解

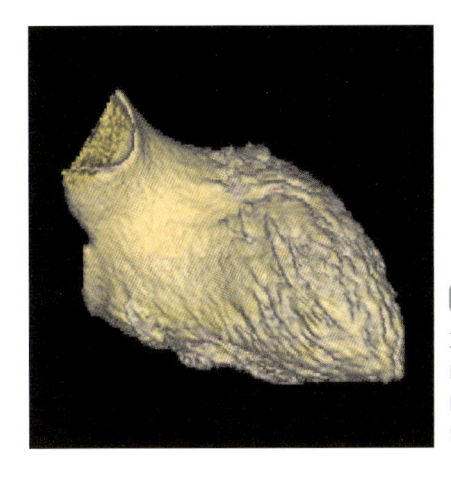

図 2-10 volume 法を用いた心機能解析機能
左室容積や駆出率を手短に解析することが可能である.
EDV＝120.46 ml
ESV＝50.05 ml
EF＝58.5%

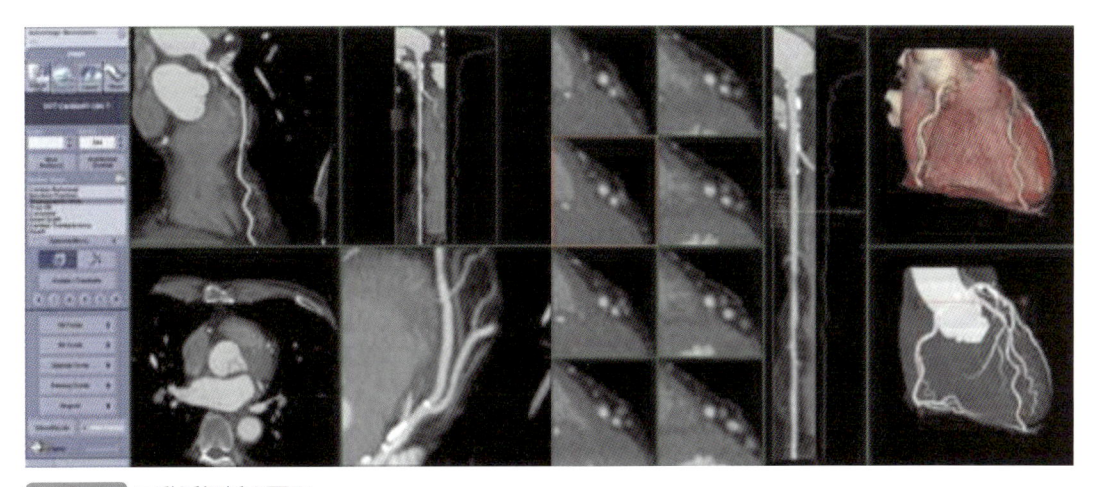

図 2-11 冠動脈解析の画面
種々の画像解析機能を1つのプロトコールにまとめることができるため，効率的な冠動脈解析が現実のものとなった.

析の流れをある程度定型化し，大量のデータから効率的に必要とされる情報を得ていくことである．それと心臓CTでは，アーチファクトの少ない，より静止した画像で解析することが大切となるが，特に心房細動や高心拍などの症例では，最適な心位相が複数にまたがることがあるため，多位相のデータを同時平行処理する機能が付加されていることも重要となる.

1. 症例ごとの画像解析プロトコール化の実現

　64列MDCTになり心臓CTの適応は，冠動脈疾患のスクリーニングや，PCI前の精査，PCI後の経過観察，CABG後の経過観察へと適応が広がってきている．Advantage Workstationでは症例ごとのプロトコールを構築することが可能であり，前述の様々な画像解析機能を1つのプロトコールにまとめることができるよう設計されている（図2-11）.

　例えばPCI前の精査において，当施設では以下の流れをとっている．まずVR画像やangio-

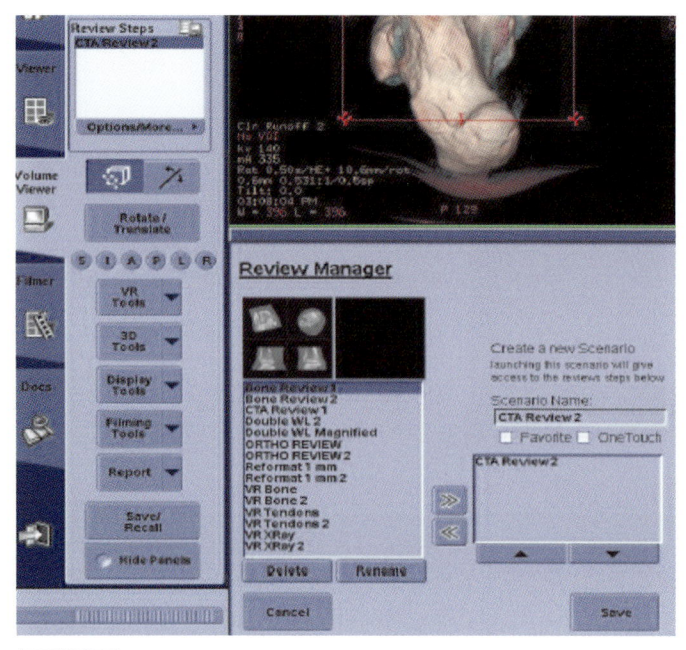

図 2-12 review manager 機能
症例に合わせた解析手順のプロトコールが作成でき，解析手順を定型化することが可能である．

graphic view で全体を俯瞰し，次に冠動脈本幹および狭窄が疑われた部位に対して CPR で壁の状態を含めて詳細に観察し，さらに病変と思われる箇所については，短軸断面画像で，狭窄の程度を判定するというステップをとることによって，画像解析の定型化を実現している．以下に，ワークフローを考えていく際に鍵となる機能を概説する．

a. review manager 機能

冠動脈疾患のスクリーニングや，PCI 前の精査，ステント留置後や CABG 後の経過観察検査など，症例に合わせた解析手順のプロトコールを作成可能にするものである．具体的には目的にあった画像処理機能や画面上のレイアウトを各々保存し，それらを組み合わせていくことによって独自のプロトコールを登録していく（図 2-12）．

b. save screen save 機能

Workstation の画面上には，複数の解析画像を同時に表示することが可能である．この機能は，画面上に表示されたすべての画像を一度に保存することを可能にしたものである．例えばルーチンで用いられる角度の Angiographic View を画面上にすべて表示するように設定し，本機能を用いることでフィルミングを含めた画像解析の効率化を図ることが可能となる（図 2-13）．この save screen save 機能は先の review manager 機能へ組み込める．

c. electlic film 機能

filmer 上に保存した画像が 1 つのシリーズに保存されると同時に，保存した画像を filmer にリンクさせるファイルを作成するものである．再度フィルミングが必要な場合には，この electric film

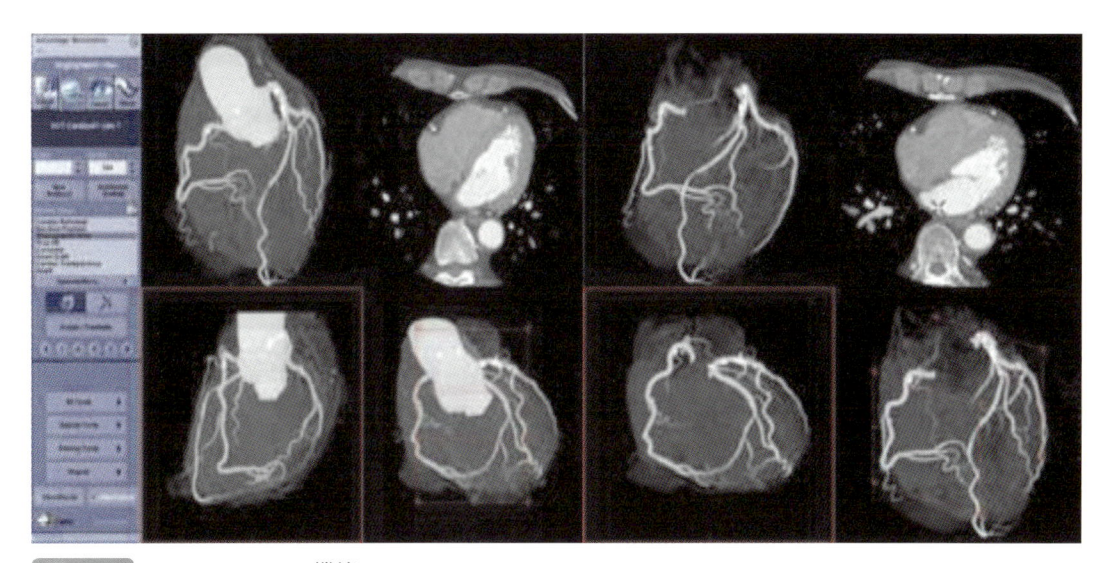

図 2-13 save screen save 機能
ここでは複数方向から観察した Angiographic View を同時に表示している.

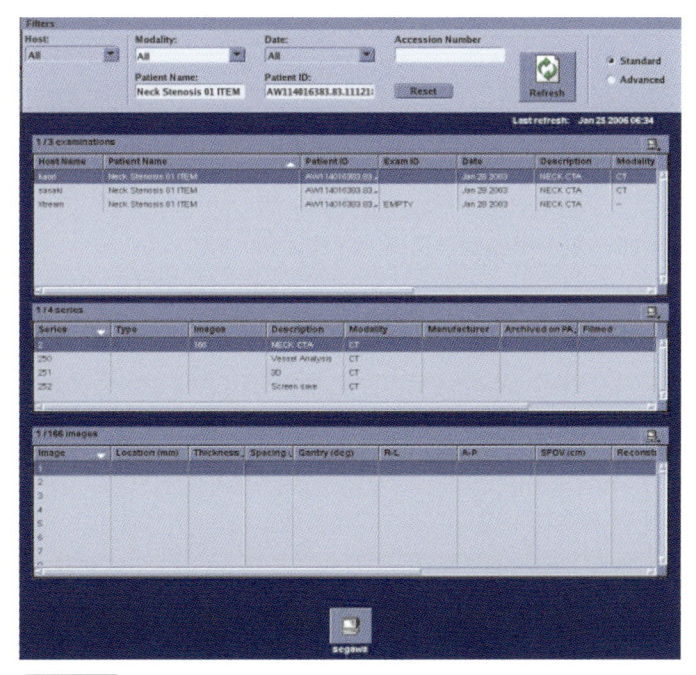

図 2-14 Data Search 機能
ネットワーク上にある大量のリストの中から，目的とするデータをすばやく検索できる.

ファイルを立ち上げるのみで，オリジナルと同一のフィルミングを行うことが可能となる．また，フィルミングされた画像が1つのシリーズにまとめられるため，画像解析の流れに沿った独自のシリーズを作成することができ，次に述べるフィルムレス化を視野に入れた使用も考えられる.

表 2-1　Advantage Workstation（VolumeShare）のスペック

HP XW8200
1. One 36GB System disc for operating and all applications
2. Two 72GB hard drive（144GB for images）288000 images in 512 matrix
3. Processors: 2x3.4GHz CPU's Intel Xeon With EM64T and Hyper Threading（1MB L2 Cache per CPU）
4. RAM: 2GB Memory（up to 4GB）
5. Transfer rate: Up to 16fps image transfer for 1000Base-T
6. 19"LCD monitor（2 monitors）

2. フィルムレス化を意識した機能の追加

近年，画像を電子保存化する方向へと医療業界も進みつつある．Advantage Workstation はこの点も十分に視野に入れており，将来を見据えた設計が積極的になされている．

a. ability to name series 機能

画像を保存する際に，description をつけることができる．

b. data search 機能

ワークステーション上，あるいはネットワーク上にある大量のリストのなかから，目的とするデータを検索することを容易にする．詳細なフィルターをかけることができる上に，データアクセス時間が速い（図 2-14）．

C　Advantage Workstation のスペック

ここまで概説した充実した機能をストレスなくフル活用していくには，搭載されるハードウェアも重要となる．Advantage Workstation では，表 2-1 に示すハードウェアを搭載し，あらゆる状況にも応えられるよう余裕をもったシステムを用意している．

また近年のワークステーションには，2 モニターを採用しているものが多数みられるようになった．2 モニターは，必然的に同時に観察できる画像が増えるため，結果として画像解析時間の効率化を図ることや，様々な画像表示法を複合的に理解していくことに大きく貢献している．

■文献■

1) Vanhoenacker PK, Heijenbrok-Kal MH, Van Heste R, et al. Diagnostic performance of multidetector CT angiography for assessment of coronary artery disease: meta-analysis. Radiology. 2007; 244: 419-28.
2) Abdulla J, Abildstom SZ, Gotzsche O, et al. 64-multislice detector computed tomography coronary angiography as potential alternative to conventional coronary angiography: a systematic review and meta-analysis. Eur Heart J. 2007; 28: 3042-50.
3) Bluemke DA, Achenbach S, Budoff M, et al. Noninvasive coronary artery imaging: magnetic resonance angiography and multidetector computed tomography angiography: a scientific statement from the American heart association committee on cardiovascular imaging and intervention

of the council on cardiovascular radiology and intervention, and the councils on clinical cardiology and cardiovascular disease in the young. Circulation. 2008; 118: 586-606.
4) Raff GL, Abidov A, Achenbach S, et al. SCCT guidelines for the interpretation and reporting of coronary computed tomographic angiography. J Cardiovasc Comput Tomogr. 2009; 3: 122-36.
5) 山科 章, 他. 冠動脈病変の非侵襲的診断法に関するガイドライン. Circ J. 2009; 73, Suppl Ⅲ: 1091-114.
6) Agatston AS, Janowitz WR, Hildner FJ, et al. Quantification of coronary artery calcium using ultrafast computed tomography. J Am Coll Cardiol. 1990; 15: 827-32.
7) Greenland P, Bonow RO, Brundage BH, et al. ACCF/AHA 2007 clinical expert consensus document on coronary artery calcium scoring by computed tomography in global cardiovascular risk assessment and in evaluation of patients with chest pain: a report of the American College of Cardiology Foundation Clinical Expert Consensus Task Force (ACCF/AHA Writing Committee to Update the 2000 Expert Consensus Document on Electron Beam Computed Tomography) developed in collaboration with the Society of Atherosclerosis Imaging and Prevention and the Society of Cardiovascular Computed Tomography. Circulation. 2007; 115: 402-26.
8) Jinzaki M, Sato K, Tanami Y, et al. Novel method of displaying coronary CT angiography—Angiographic View—. Circ J. 2006; 70: 1661-2.

〈山田 稔〉

3 320列CTによるsingle beat angiography

A 装置の特徴

320列CTは，0.5 mm×320列という超ワイドな検出器を搭載しており，1回転で16 cmの幅のデータを収集することができる．このため，心臓を撮影対象とした場合にも，心臓全体を余裕をもってカバーすることができる．したがって，基本的に1回転で寝台の移動なしに心臓全体を撮影可能なことが320列CTの最大の特徴である（図2-15）．この特徴を活かして，1心拍で冠動脈全体の撮影を行うのがsingle beat angiographyである．

B 撮影法

single beat angiographyで撮影する際にはprospective CTA法を用いる．この撮影法は，心電図に同期して，R波から適切な待機時間を予め設定し，特定の心位相にのみX線を照射して撮影を行う方法である．通常は，1 R-Rを100％と相対値で表示した場合，拡張中期〜末期に相当する60〜90％程度の心位相を狙って撮影するのが一般的である．このときに，X線の照射時間は必要最小限の時間に加えて任意の時間を加えることも可能で，これをpaddingとよぶ（図2-16）．

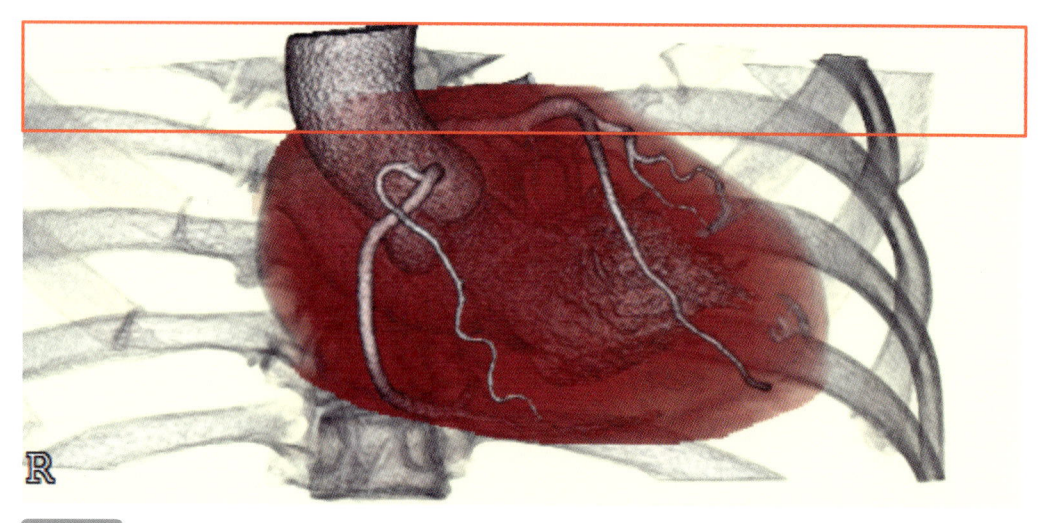

図 2-15 320列CTで1回転で撮影可能な範囲と心臓の関係
320列CTでは余裕をもって心臓全体をカバーできる．赤四角の枠内は64列CTが1回転で撮影可能な範囲．

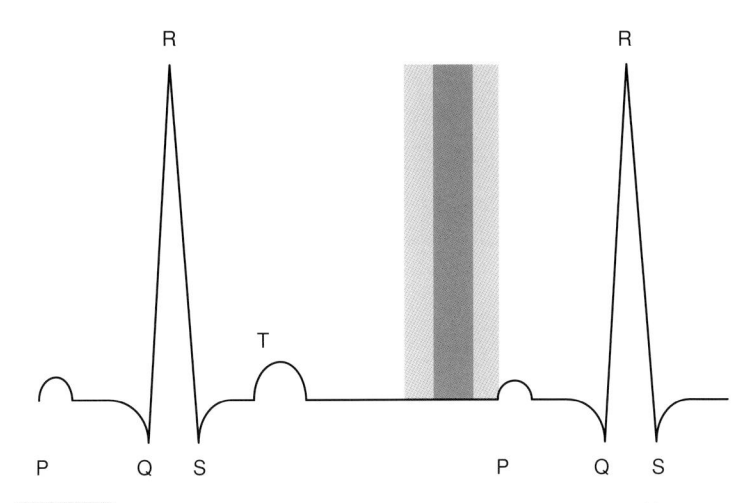

図 2-16 single beat angiography に用いる prospective CTA 法
心電図に同期して拡張期の画像を1心拍で得る．中央部の濃いアミの部分は画像再構成に用いている部分で，その周囲の薄いアミの部分は padding に相当する．この padding の範囲内で心位相の微調整が可能である．

padding を長く設定すれば，画像再構成に用いる心位相に幅をもたせることができるので，より適切な心位相を選択できる利点がある反面，被曝が増える．一方，padding を短く設定すれば被曝は減るが，心位相選択の余地は少なくなる．現時点では，padding の設定方法には定まったものはなく，各施設で検討が行われている段階であるが，一般的な傾向としては，被曝を少なくすることに重点が置かれている．具体的には，70〜80％の10％程度の短い幅に設定する場合が多く[1]，我々の施設でもこの設定を基本としている．短い padding 時間で撮影する場合には，心拍が速くなく，かつ安定していることが条件となる．具体的には心拍数は65/分以下であることが必要である．したがって，この心拍数を超える症例では β ブロッカーを用いた前処置が推奨される．

C　single beat angiography の特徴

1. 画質がよい

a. バンディングアーチファクトが完全にない

64列 CT では，心臓全体を撮影するためには5〜8回転程度のヘリカル撮影，もしくは非ヘリカル撮影（アキシャル撮影）が必要である．この場合，スライスとスライスの間に「継ぎ目」が入るが，これをバンディングアーチファクトとよぶ．撮影中に心拍数が変動するとこのアーチファクトが出現し，著しい場合には冠動脈の評価が困難になる．一方，320列 CT では，1回転で心臓全体を撮影可能なことから，原理的にこのアーチファクトは出現しない（図 2-17）．

b. ボケ（blur）が少ない

64列 CT では，セグメント再構成法，あるいはマルチセクタ再構成法とよばれる画像再構成法を用いて，拍動している心臓を静止画として描出することが一般的である．この画像再構成法は，

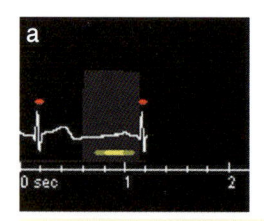

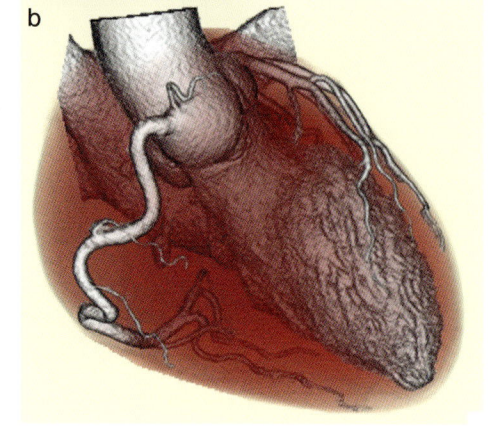

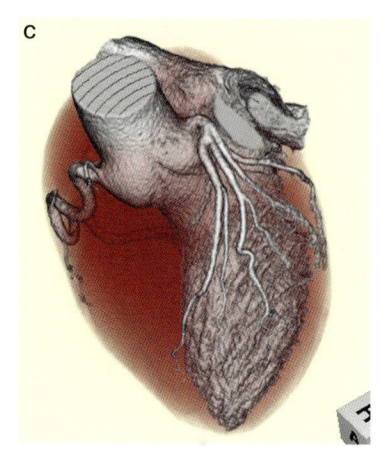

図 2-17 single beat angiography で撮影した冠動脈
a：撮影中の心電図．CT 装置に記録された心電図を転載したもの．拡張期の薄い灰色の帯の部分は X 線が照射された時間帯を示している．黄色の下線の部分が実際の画像再構成に使用した時間帯を表している．
b, c：volume rendering（VR）画像．バンディングアーチファクトがまったくない画像が得られている．

CT の低い時間分解能を補うために考え出された方法である．簡単に説明すると，1 枚の心臓の静止画像を作成するのに複数の心拍の，同じ位置で同じ心位相のデータセットを使用する方法で，時間分解能は画像再構成に使用する心位相のデータのセット数が多いほど向上する．すなわち，心拍が速くなっても画像作成に用いる心位相のデータセットを増やすことで対応が可能な，原理的には非常に優れた方法である．ところが，この方法には致命的な欠点がある．それは，撮影中の心拍数は一定であるということが画像再構成を行ううえでの前提条件になっている点である．64 列 CT での心臓の撮影時間は 5〜8 秒程度であるが，その間の R-R 間隔を完全に一定に保つということは困難である．心拍数の変動は，画像再構成を行ううえでは位置と時間のズレとして認識され，これが画像上では血管壁のボケとして描出される．心拍変動が大きな場合には画像再構成自体ができない場合もある．single beat angiography では 1 心拍のみで撮影するので，セグメント再構成法を使用する必要はなく，上述したような現象も出現しない．しかし，320 列 CT でも，不規則な動きや激しい動きには対応ができないので，ボケの問題が完全に解決されたわけではない．

2. 被曝が少ない

320 列 CT では，64 列 CT のようにオーバーラップさせて撮影を行う必要がないので，それだけでも被曝は少なくなる．加えて single beat angiography ではある特定の心位相に限定して X 線

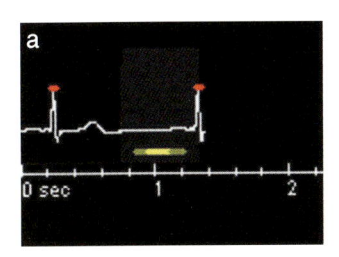

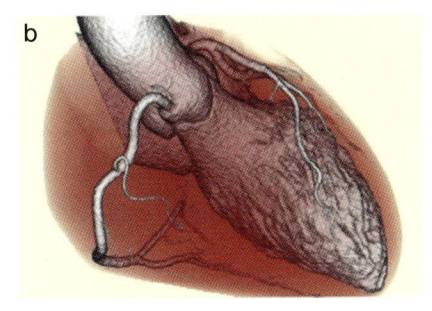

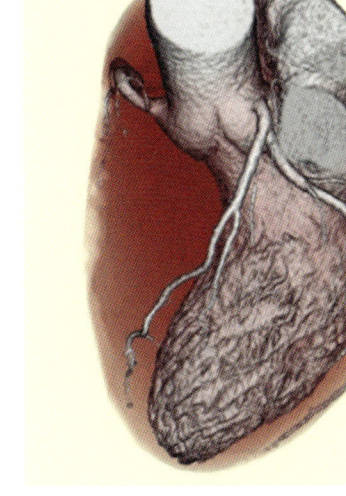

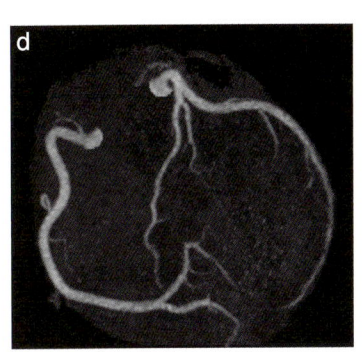

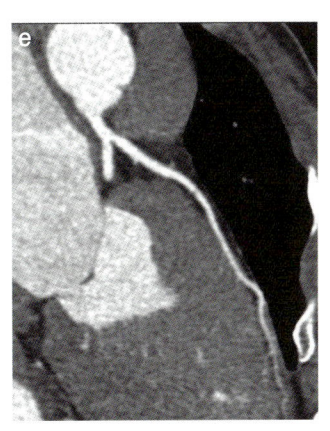

図 2-18 狭心症の疑い

症例は50歳代前半の女性．single beat angiography で撮影．体重は42 kg で，使用した造影剤は21 m*l*．被曝は2.3 mSv．
- a：撮影中の心電図．拡張期の薄い灰色の部分が撮影した時間帯で，黄色の下線が画像再構成に用いた部分を示している．
- b，c：volume rendering（VR）画像．バンディングアーチファクトのない画像が得られている．
- d：angiographic view．冠動脈の全体像が俯瞰できる．
- e：左前下行枝の curved planar reformation（CPR）画像．狭窄やプラークはみられない．

を照射するので，さらに被曝は少なくなる．撮影法の項目でも述べたが，single beat angiography では，padding をどのように設定するかによって被曝は大きく異る．我々の施設で基本としている 70〜80％の10％の長さの padding を用いて 120 kV で撮影した場合には，体格にもよるがおおむね 5 mSv（ミリシーベルト）未満での被曝で撮影が可能である．我々の施設の今までの経験では，体重が60 kg 程度の場合には3 mSv 前後の被曝である．体格のよい米国人での検討では 6.8 mSv 程度と報告されている[2]．一方，30〜80％と padding を長く設定した場合には8〜10 mSv 程度の被曝である．64列 CT での被曝は8〜18 mSv と報告されているので[3]，single beat angiography で短い

paddingを用いて撮影できれば，大幅な被曝低減が可能である．

3. 造影剤が少ない

single beat angiographyでは撮影に使用する造影剤量も少なくすることができる．我々の施設では高濃度造影剤を用いて，ボーラストラッキング法で撮影を行っているが，造影法は次のようである．すなわち，総注入量＝注入速度×注入時間であるが，注入速度は64列CT時代の検討から，体重×0.07 ml/sとしている．注入時間は，撮影時間が1秒未満と短いので，短く設定することができる．このときに注意しなければならないのは，総注入量を減らすと冠動脈のCT値も低下することである．適切な診断に必要なCT値は325 HU以上と報告されているので[4]，少なくともこれ以上のCT値を担保しつつ造影剤の減量を図る必要がある．われわれの施設での検討では，この条件を満たす最短の注入時間は7秒であった．したがって，総注入量（ml）＝体重（kg）×0.07×7≒体重×0.5となり，体重の半分の量で造影が可能である．例えば，体重が60 kgの症例であれば，造影剤量は30 mlで冠動脈を撮影できる．64列CTでは注入時間が15秒程度であったので，64列CTと比較しても造影剤の使用量は半分になったことになる．

図2-18に実際の症例を示す．

D 狭窄性病変の診断能

新しい装置であるので診断能に関する報告はいまだ少ないが，patient baseの解析で感度100％，特異度100％，陽性的中率92％，陰性的中率100％というきわめて良好な成績がドイツから報告されている[5]．同時に，カテーテルを用いた冠動脈造影と比較して，被曝量が少なく，造影剤量も少なくて済むことが強調されている．ちなみに，この報告での被曝は4 mSv程度である．

文献

1) Steiger ML, Otero HJ, Cai T, et al. Narrowing the phase window width in prospectively ECG-gated single heart beat 320-detector row coronary CT angiography. Int J Cardiovasc Imaging. 2009; 25: 85-90.
2) Rybicki FJ, Otero HJ, Steigner ML, et al. Initial evaluation of coronary images from 320-detector row computed tomography. Int J Cardiovasc Imaging. 2008; 24: 535-46.
3) Gerber TC, Carr JJ, Arai AE, et al. Ionizing radiation in cardiac imaging: a science advisory from the American Heart Association Committee on Cardiac Imaging of the Council on Clinical Cardiology and Committee on Cardiovascular Imaging and Intervention of the Council on Cardiovascular Radiology and Intervention. Circulation. 2009; 119: 1056-65.
4) Cademartiri F, Mollet NR, Lemos PA, et al. Higher intracoronary attenuation improves diagnostic accuracy in MDCT coronary angiography. AJR Am J Roentgenol. 2006; 187: W430-3.
5) Dewey M, Zimmermann E, Deissenrieder F, et al. Noninvasive coronary angiography by 320-row computed tomography with lower radiation exposure and maintained diagnostic accuracy. Circulation. 2009; 120: 867-75.

〈吉岡邦浩　田中良一〉

4 Dual source CT による時間分解能改善

　冠動脈 CTA は，64 スライス CT の登場により，ほぼ確立された検査法となった．しかしながら，解決すべき問題点もある．第 1 に，時間分解能の制限により，高心拍数患者や不整脈患者において画質が低下，あるいは診断不能となる．第 2 には，石灰化やステントによるアーチファクトのため，狭窄の有無に関して診断ができない場合がある．第 3 の問題として，撮影範囲に比し被曝量が多いことがあげられる．

　これらの問題を解決すべく，各医療機器メーカーおいて，64 スライス CT 以降の次世代機種が開発されている．シーメンス社からは，二管球 CT（Dual Source CT, DSCT），SOMATOM Definition が発売された（図 2-19）．この CT の特徴は，スキャナーガントリ内部に 2 組の管球-検出器システムを搭載することにより，時間分解能を向上させたことにある[1]．

　本稿では，この DSCT の特徴を述べるとともに，第 2 世代型 DSCT, SOMATOM Definition Flash についても言及する．

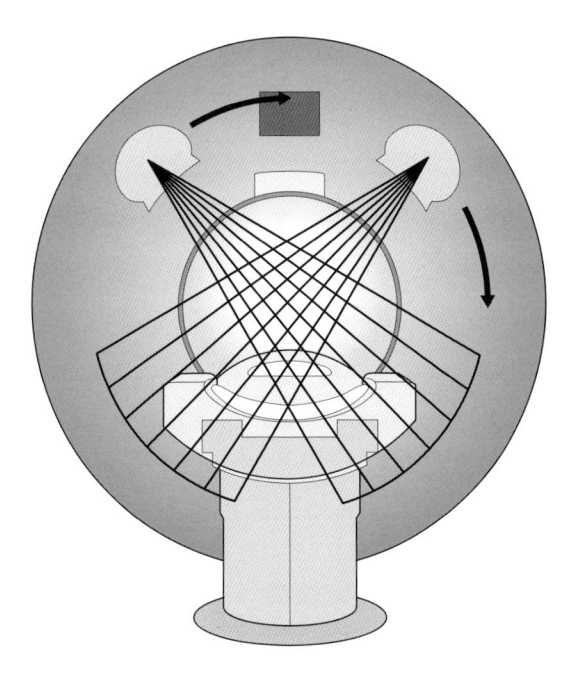

図 2-19 DSCT のシェーマ
1 台の CT 装置に X 線管と検出器のシステムが 2 組，搭載されている．

A 冠動脈CTでの画像再構成法

　DSCTの時間分解能は，患者心拍に依存することなく，83 msecという高いレベルを維持できる．これを理解するためには，従来の多列CTにおける心臓CTの再構成法と，DSCTによる再構成法を理解する必要がある．

　CTの時間分解能はガントリの回転速度に依存する．現時点での多列CTのガントリ回転速度は，最も速いもので1回転あたり270 msecである．この時間分解能では，多くの症例で冠動脈の静止した画像を得ることは困難であり，時間分解能向上のためハーフ再構成が行われる．これにより，時間分解能をガントリ回転時間の半分近くまで短縮することができる．

　しかしながら，患者心拍が速くなると，ハーフ再構成にても冠動脈の静止画像を得ることができなくなる．これらの症例に対しては，複数の心拍データを用いたマルチセクタ再構成が行われる．マルチセクタ再構成により，時間分解能は向上するが，対応する投影データを複数心拍から構成するため画像のぶれや，よりオーバーラップしたデータ収集を必要とするため被曝の増加が避けられない．またガントリ回転速度と心拍動速度の同期による時間分解能の低下などの問題が存在する（図2-20）．

　DSCTにおいては，同一平面内に直交した状態で配置されている2組の検出器がそれぞれ同時

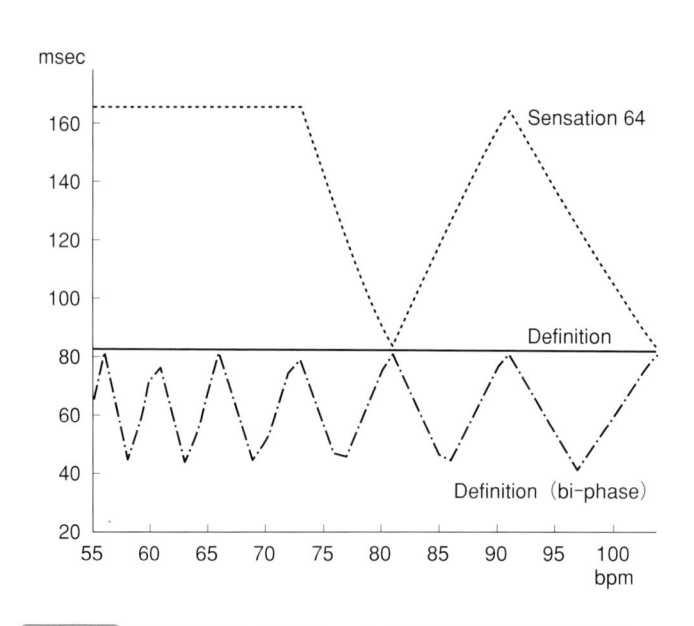

図 2-20　患者心拍数と冠動脈CTにおける時間分解能の関係

従来型のMSCTであるSensation 64では，2つの心拍からのマルチセクタ再構成を行うため，患者の心拍数に応じて，時間分解能が変化する．DSCTのDefinitionでは，患者心拍数に関係なく，83 msecの時間分解能を維持できる．また，Definitionでもマルチセクタ再構成が行え，その場合は時間分解能がさらに向上する（患者心拍数により変動）．

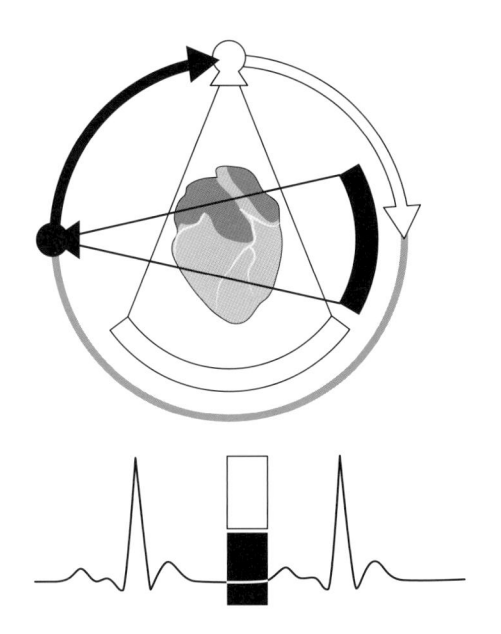

図 2-21 DSCT による心臓 CT のシェーマ
A system（□），B system（■）による同時データ収集により，それぞれの 90°分のデータにて画像再構成が行える．

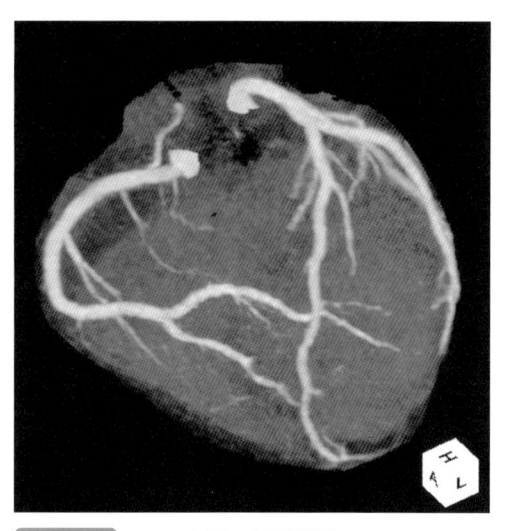

図 2-22 DSCT を用いた冠動脈 CTA
心移植後，撮影時の平均心拍は 90 bpm．

に 90°分のデータを得ることで，ハーフ再構成に必要な投影データがそろうことになる（図 2-21）．したがって，時間分解能はガントリ回転時間の 1/4 となり，患者の心拍数とは関係なく 83 msec の時間分解能が維持される（図 2-20）．

DSCT ではこの高い時間分解能を生かし，高心拍数の患者においても，心拍数のコントロールをすることなく冠動脈 CT の撮影が可能となった（図 2-22）．

B 時間分解能の向上がもたらすもの

第 1 に考えられることは，冠動脈 CT の精度向上である．我々の施設における連続 48 例の検討において，全 607 セグメント中 571 セグメントで評価可能であった．そのうち，冠動脈造影との比較ができた 35 例，409 セグメント中 391 セグメントにおいて，狭窄の有無が一致した．感度 86％，特異度 97％，正診率 96％，陽性予測率 positive predictive value（PPV）76％，陰性予測率 negative predictive value（NPV）98％となった（表 2-2）[2]．

従来の 64 スライス CT においても，撮影可能な患者においては十分高い診断精度を示すため，DSCT においても，診断精度自体には大きな向上は得られていないのが実情である．しかしながら，従来の多列 CT では撮影していない高心拍数の患者においても，診断可能な画像が得られるようになったことが大きな進歩と思われる．上記の検討においても，心拍数をコントロールする目的での β 遮断薬は用いておらず，撮影時の平均心拍数は毎分 64 回（43～107 回）であった．

表 2-2　DSCT と冠動脈造影の比較

		CAG	
		狭窄なし	狭窄あり
CT	狭窄なし	354	6
	狭窄あり	12	37

感度＝86%　特異度＝97%　正診率＝96%
陽性予測率＝76%　陰性予測率＝98%
1.5 mm 以上の内腔をもつセグメントごとに，50%を超える狭窄の有無に関して判定した．冠動脈造影を基準としたDSCT の診断能．

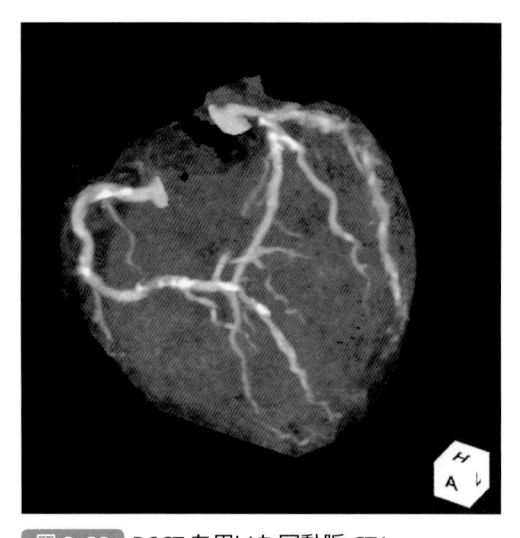

図 2-23　DSCT を用いた冠動脈 CTA
撮影時の平均心拍数は 94bpm．冠動脈の視覚評価が，本研究中最低の症例（スコア 1.4）．

　また，撮影時の平均心拍数が 70 bpm を超える症例，連続 44 症例（撮影時の心拍は 71〜115 bpm）を対象に，CTA の画質評価を行った．MIP にて，有意狭窄の有無が判定できるか，というクライテリアにより，2 mm 以上の径を有するセグメントに対して 3 段階の判定を行った（3: 良，2: 診断可能，1: 診断不能）．心房細動症例，石灰化やステントにより内腔の評価が困難なセグメントは除外した．結果，全 399 セグメントの平均スコアは 2.7 であり，スコア 1 は 7 セグメント（2%）であった（図 2-23）．
　したがって DSCT は，冠動脈 CT の適応がある患者に対して，心拍数の制限によりできなかった患者に対しても，その窓口を広げた CT といえる．

C　新しい DSCT

　2008 年の北米放射線学会において，新たな DSCT である SOMATOM Definition Flash が発表された．今までの SOMATOM Definition との相違を示す（表 2-3）．
　注目すべき点として 2 つあげられる．1 つは検出器列増加，ガントリ回転速度の向上というハード面での進歩である．列数増加による検出器幅の増加は，一度に収集できるデータが増えるため，撮影時間の短縮に寄与する．さらに，ガントリ回転速度の高速化により，時間分解能がさらに改善し，75 msec となった．従来の SOMATOM Definition よりも，検査成功率の上昇，診断精度の向上が期待される．
　もう 1 点は，ソフト面での開発である[3]．2 つの管球を用いた高速二重螺旋スキャン『Flash Spiral』では，最大ピッチ 3.4，テーブル移動速度 46 cm/秒という高速撮影が可能となった（図 2-24）．この撮影法を心臓に応用した場合，300 msec 以下で撮影が終了する．したがって被曝線量

表 2-3　DSCT SOMATOM Definition と新しい DSCT SOMATOM Definition Flash のスペック

	SOMATOM Definition	SOMATOM Definition Flash
列数	32 列×2 管球	64 列×2 管球
スライス数	flying focal spot 法により 64 スライス	flying focal spot 法により 128 スライス
スライス厚	0.6 mm	0.6 mm
検出器幅	19.2 mm	38.4 mm
管球回転時間	0.33 秒	0.28 秒
時間分解能	83 msec	75 msec

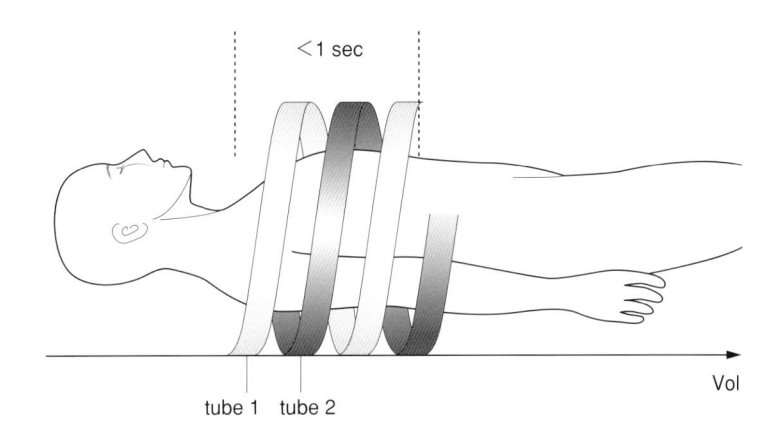

図 2-24　Flash Spiral のシェーマ

2 組の X 線管-検出器システムを用い，二重螺旋を描くことで，ピッチを高く（寝台移動を速く）しても，データの欠落が生じない．

も大幅に低減し，120 kV にて約 2 mSv，100 kV にて約 1 mSv の実効線量になる（図 2-25）．

　この撮影法はプロスペクティブ法という原理上，心臓のボリュームデータの頭側と足側で 270 msec 程度の時間のズレを含むことになり，その間心臓の動きが少ないことが望まれる．したがって，心電図同期下の『Flash Spiral』撮影では，高心拍症例では良好な画像が得られないことが予想される（メーカー推奨は 65 bpm 以下）．心拍の速い患者に対しては従来のヘリカル撮影を，遅い患者に対して，この『Flash Spiral』法を用いる運用を検討している．

　冠動脈 CTA は，撮影範囲に比し放射線被曝が多いことが知られている．冠動脈 CT を行う医療従事者としては，被曝線量を正確な診断を得るための最低限に抑えるという ALARA（As Low As Reasonable Achievable）の原則を守らなければならない．新しい DSCT，SOMATOM Definition Flash の『Flash Spiral』撮影法による被曝低減は画期的なものである．DSCT を用いた冠動脈撮影では，通常心拍コントロールは必要とされないが，この撮影法を用いるために，β遮断薬を用い

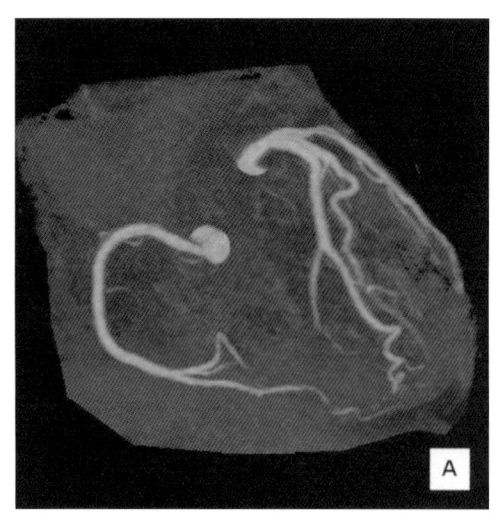

図 2-25 Flash Spiral を用いた冠動脈 CTA

撮影時の心拍数は 54 bpm．13 cm の範囲を 280 msec で撮影．実効線量は 0.97 mSv．

た心拍コントロールを検討すべきであろうと思われる．

■文献■

1) Flohr TG, McCollough CH, Bruder H, et al. First performance evaluation of a dual-source CT (DSCT) system. Eur Radiol. 2006; 16: 256-68.
2) 東 将浩, 堀 祐郎, 中澤哲郎, 他. Dual Source CT を用いた冠動脈 CTA. 臨床放射線. 2009; 54: 163-9.
3) Lell M, Marwan M, Schepis T, et al. Prospectively ECG-triggered high-pitch spiral acquisition for coronary CT angiography using dual source CT: technique and initial experience. Eur Radiol. 2009; 19: 2576-83.

〈東　将浩　伊藤俊英〉

5 Garnet detector による空間分解能への挑戦

心臓 CT は，64 列 CT が登場して以降広く臨床現場に普及するようになった．心臓 CT の適応は，冠動脈をはじめとして，アブレーションにおける左房，肺静脈の評価，両心室ペーシングにおける冠静脈の評価や大動脈弁の評価など多岐にわたるようになっている．

このうち，冠動脈 CT では，①冠動脈狭窄の検出，②プラークボリュームの評価，③プラーク性状診断，などが主に期待されている役割である．冠動脈狭窄の診断能は，64 列 MDCT では感度，特異度ともに 90～95％ときわめて高く，特に陰性的中度は 100％に近い値が報告されている[1]．また，プラークボリュームの評価については IVUS とよく相関するデータが出されている[2]．さらには，CT 値 50 HU 以下は脂質優位，50～120 HU は線維優位，120 HU 以上は石灰化とするプラーク性状の指標が報告されている[3]．

しかし，狭窄の判定は重度石灰化病変では，石灰化のアーチファクトによって血管内腔が評価できないことが多い．プラークボリュームの評価は，過大評価も過小報告もありえるため[4]，ルーチンに使用するには精度が不十分と考えられている．プラーク性状診断は血管内腔の CT 値に依存することが報告されており，プラーク CT 値の信頼度がどの程度あるかが議論になっている．さらに，径 2.5 mm 以下のステントではアーチファクトによって内腔が評価できないことも大きな課題の 1 つである[5]．これらの問題点の多くは partial volume effect に起因しているため，空間分解能の向上により，解決できる可能性がある．このため，今後空間分解能の向上に大きな期待が寄せられている．

A Discovery CT 750HD

GE Healthcare の Discovery CT 750HD（以下 HDCT）は高応答性の検出器を導入することにより"空間分解能の向上"を可能にした．高応答性の検出器とは，ガーネット（ざくろ石）の分子構造をシンチレータに応用したものである．これは X 線の発光スピードがガドリニウム系（GOE）の 100 倍，残光特性が 1/4 と大幅に向上しており，高速でのデータサンプリングが可能になるため，従来の 64 列 CT である LightSpeed VCT と比べ約 2.5 倍に view 数を上げることができる．view 数を 2.5 倍にする撮像モード〔High-Resolution モード（HiRes モード）〕には Standard scan と Cardiac scan の 2 通りがある．Standard scan の view 数は，HiRes モード OFF（従来の VCT 相当）で 984，HiRes モード ON で 2496，Cardiac scan の view 数は，HiRes モード OFF で 656，HiRes モード ON で 1662 となる．view 数が増加すると，XY 平面における空間分解能が向上する．また，HDCT の画像再構成関数（kernel）は，Standard kernel と心臓に特化した Cardiac kernel

の2つがある．kernelは空間分解能に影響する要因の1つであるが，Cardiac kernelはStandard kernelより空間分解能を向上させるものになっている．ちなみに，LightSpeed VCTでの画像再構成関数はStandard kernelのみである．

実際，スリットファントムを用いたOn-centerでのXY平面における空間分解能は，VCTに関しては7 lp/cm（0.714 mm）まで分離してみえるのに対し，HD-CTではStandard kernelを用いると9 lp/cm（0.556 mm），Cardiac kernelを用いると10 lp/cm（0.50 mm）まで分離可能であった．すなわち，Standard kernelで21%，Cardiac kernelで28%向上していることになる．

B 空間分解能と画質

空間分解能の向上に伴うデメリットは画質の低下である．画質の低下は，ノイズ（Standard deviation: SD）の多さで表される．すなわち，SDが大きいほど画質が悪いことになる．空間分解能と画質の関係は，$(SD) \propto (空間分解能の向上率)^{3/2}$で表される．これによれば，28%の空間分解能が向上すると，$(1.28)^{3/2}=1.44$の計算式より1.44倍にノイズが増加することがわかり，画質がかなり低下することになる．画質を従来と同様に保つためには，線量を増やす必要がでてくる．線量（mA）と画質の関係は，$(SD) \propto (1/(\sqrt{mA}))$で表される．この式から，1.44倍に増えたノイズの画像を従来の画質に戻す（SDを1/1.44の値にする）ために必要なmAは，$(1.44)^2=2.1$の計算式より2.1倍の線量が必要になる．すなわち空間分解能を28%増加させて，画質を維持するためには，2.1倍の線量が必要なことになる．

C 新しい再構成法

被曝の増加という不利益を伴わずに空間分解能を向上させるために，線量を増やして画質を補うのではなく，逐次近似法を用いた画像再構成で画質を向上させることで補完することが考えられている．逐次近似法では，まず対象となる構造物を仮定し投影データを計算式から求める．それを実測された投影データと比較し，両者の差分を利用して，最初に仮定された構造物を修正する．この操作を繰り返し，投影データ間の差分が最小になったときに最終的な再構成画像を得る手法である．現在の手法は，Adaptive Statistical Iterative Reconstruction（ASIR）という名称で，従来の方法（Filtered Back Projection）で再構成された画像に，ASIRの手法を用いて再構成された画像を，0～100%の範囲で任意の割合で加味して作成される．すなわち，100%はASIRのみの画像で，0%は従来のFiltered Back Projectionによる画像で，加味する割合は10%ステップで設定できる．

図2-26にASIRの付加比率と画質の関係を示す．このデータは，ϕ20 cm水ファントムをcardiac mode（dFOV＝20 cm）で撮影し，HDCT（HiResモードON：view数1662）とLightSpeed VCTに相当する状態（HiResモードOFF：view数656）に関して，ASIRの付加比率を0%，30%，40%，50%に変化させた際の水のSDを測定したものである．0%のところで，従来の撮影条件でSD＝29.8であるものが，HDモードで撮影すると51.6になることがわかる．これにより

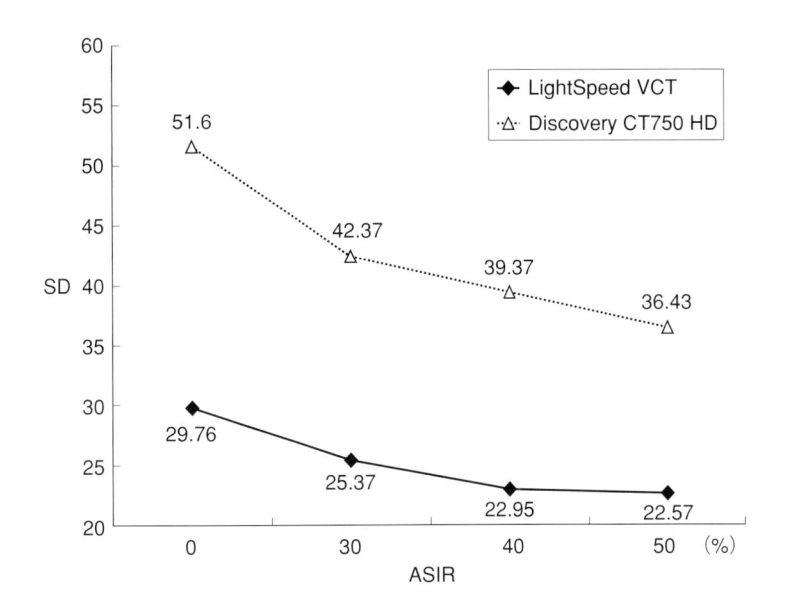

図 2-26 ASIR による画質の改善

SD は従来比 73％増加している．これに対し，ASIR 50％にすると SD＝36.4 まで下がり，22％ノイズ増加までに抑えられている．これにより，2.1倍の被曝線量増加という不利益を背負うことなく，ほぼ同等の画質を得ることが可能になっている．ちなみに，従来の撮影条件に ASIR 50％を付加しても，SD が 29.8 から 22.6 まで 24％程度低下する．線量換算すると，$1/(0.76)^2=1.7$ となり，従来モードで撮影すれば，線量を 1.7 倍削減が示唆される．

ちなみに，ASIR よりもさらに精度の向上した逐次近似法が今後登場してくる予定である．

D ステントファントムを用いた検討

このような空間分解能の向上により，ステント内腔の描出能はどの程度向上するかを検討した．Velocity, Driver, Multilink という 3 種類のステントを用いて，内腔に狭窄のないモデルと 50％狭窄を伴うモデルを作った．ステントサイズは 2.5 mm と 3 mm である．図 2-27 をみると，視認でステント内腔の描出能が向上していることがわかる．内腔視認の向上率はステントの種類により大きく変わるが，2.5 mm 径では最低でも 17％，3 mm 径では最低でも 27％程度向上した．Min らは，径 2.5, 2.75, 3.0, 3.5, 4.0 mm のステントを HDCT と VCT で撮影し，内腔面積が smooth kernel を用いた場合，HDCT で $29.4±14.5$ mm^2，VCT で $20.1±13.0$ mm^2，sharp kerenel を用いた場合，HDCT で $32.0±15.2$ mm^2 で，VCT で $25.5±12.0$ mm^2 と報告している．また，ステント径は，smooth kernel を用いた場合 HDCT で $1.54±0.59$，VCT で $1.00±0.50$ mm，sharp kerenel を用いた場合 HDCT で $1.47±0.65$ mm，VCT で $1.0±0.54$ mm であると報告している[6]．

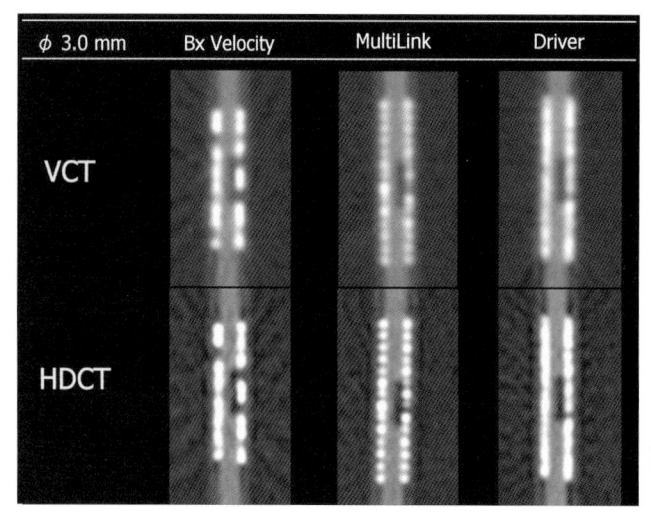

図 2-27 ファントム実験におけるステントの内腔描出（径 3 mm）

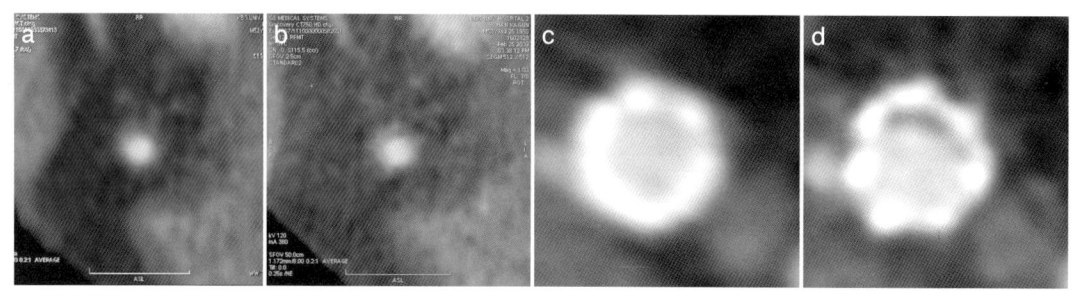

図 2-28 LightSpeed VCT と HDCT でのプラーク像とステント像の違い
a: LightSpeed VCT でのプラークの直交横断像，b: 1 年後の HDCT でのプラークの直交横断，
c: LightSpeed VCT でのステントの直交横断像，d: 1 年後の HDCT でのステントの直交横断像

E 症例提示

　症例1は，LightSpeed VCT と HDCT で約1年の間隔をおいて心臓 CT が施行されている（図2-28）．右冠動脈にプラークがみられるが，HDCT では血管壁の境界が明瞭であることがわかる．

　症例2は，左回旋枝（LCX）に留置されたステント内腔が明らかに低吸収になっており，閉塞が疑われ，実際に CAG で閉塞であることが確認された（図2-29）．末梢側のステントは径 2.5 mm である．

　症例3は左前下行枝（LAD）に留置されたステントの内腔が造影剤の濃度にみえているため，開存していると判断したものであるが，CAG で実際に開存していることがわかった（図2-30）．末梢側のステントは径 2.5 mm である．

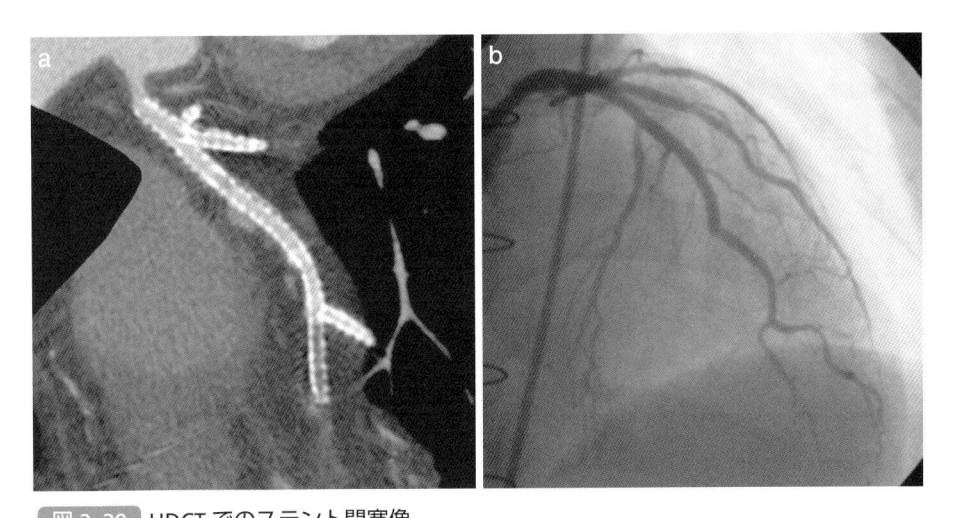

図 2-29 HDCT でのステント閉塞像
a: HDCT の curved MPR 像　b: CAG 像

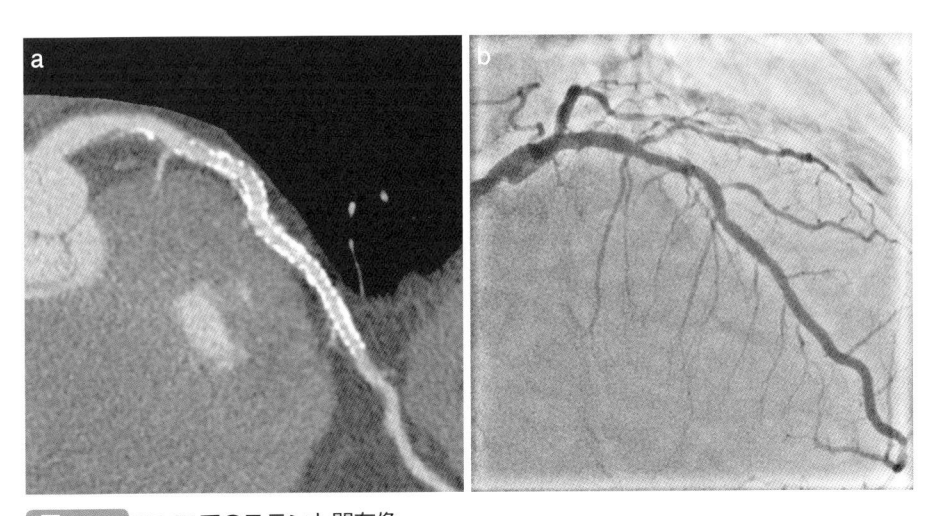

図 2-30 HDCT でのステント開存像
a: HDCT の curved MPR 像　b: CAG 像

おわりに

　空間分解能の向上は，心臓 CT においては最も期待されている今後の方向性と思われる．空間分解能の向上は，画質の低下をもたらすため，画質を維持するためには被曝線量が増加するという課題が出てくる．このため，HDCT は，ASIR という新しい画像再構成法を持ち込むことにより，被曝を増加させることなく画質を維持することで，その課題を克服している．

　HDCT は，さらに first kV switching 法による dual energy という新しいアプリケーションも可能になっており，今後さらに HDCT による心臓 CT の新しい展開を期待している．

■文献■

1) Schroeder S, Achenbach S, Bengel F, et al. Cardiac computed tomography: indications, applications, limitations, and training requirements: report of a Writing Group deployed by the Working Group Nuclear Cardiology and Cardiac CT of the European Society of Cardiology and the European Council of Nuclear Cardiology. Eur Heart J. 2008; 29: 531-56.
2) Moselewski F, Ropers D, Pohle K, et al. Comparison of measurement of cross-sectional coronary atherosclerotic plaque and vessel areas by 16-slice multidetector computed tomography versus intravascular ultrasound. Am J Cardiol. 2004; 94: 1294-7.
3) Schroeder S, Kopp AF, Baumbach A, et al. Noninvasive detection and evaluation of atherosclerotic coronary plaques with multislice computed tomography. J Am Coll Cardiol. 2001; 37: 1430-5.
4) Leber AW, Becker A, Knez A, et al. Accuracy of 64-slice computed tomography to classify and quantify plaque volumes in the proximal coronary system: a comparative study using intravascular ultrasound. J Am Coll Cardiol. 2006; 47: 672-7.
5) Sheth T, Dodd JD, Hoffmann U, et al. Coronary stent assessability by 64 slice multi-detector computed tomography. Catheter Cardiovasc Interv. 2007; 69: 933-8.
6) Min JK, Swaminathan RV, Vass M, et al. High-definition multidetector computed tomography for evaluation of coronary artery stents: Comparison to standard-definition 64-detector row computed tomography. J Cardiovasc Comput Tomogr. 2009; 3(4): 246-51.

〈陣崎雅弘　栗林幸夫〉

§3 多列CTによる冠動脈造影の現況：
撮影環境とコンディショニング

1 64列MDCT撮像プロトコルの実際

　64列MDCTが2005年に臨床導入され，16列MDCTと比較して検出器幅拡大によるスキャン時間短縮化，X線管球回転の高速化による時間分解能の向上により，検査の確実性，診断精度が向上した．しかしながら，CT装置が高性能になったにもかかわらず，個々の患者がもつさまざまな条件，要因に応じて常に安定した冠動脈CT angiography（CTA）を得ることは難しく，放射線技師の技量が必要とされる場合がある．本稿では，診断に適した冠動脈CTAを得るための撮像プロトコルについて述べる．

A 造影検査におけるインフォームドコンセント

　すべての造影CT検査においては，インフォームドコンセントが必要である．造影剤の副作用を含む説明の後，同意書（承諾書）を取得する．検査を実施するにあたって，アレルギー素因，腎機能低下（クレアチニン1.5 mg/dl以上，eGFR 60未満）には特に注意を必要とする．

B 検査前の注意事項

　①検査前の3時間は絶食とするが検査時まで飲水は問題ない．②検査前12時間はカフェイン製品（コーヒー，お茶，紅茶，コーラなど）を摂らない．③検査の当日は，通常服用している薬剤をすべて服用する．④腎機能不良の場合，ビグアナイド系糖尿病用剤の使用は，造影剤投与後少なくとも48時間は併用を中止しなければいけない．⑤一部の植え込み型心臓ペースメーカおよび植え込み型除細動装置において撮影時にオーバーセンシングを起こすため，十分注意しなければならない．

C 前処置, 前投薬

1. 経口β遮断薬（セロケン®錠：酒石酸メトプロロール；アストラゼネカ）

64列MDCTではX線管回転スピードが0.33～0.4秒程度であるために，その半分に規定される時間分解能は必ずしも十分とはいえない．高心拍数では冠動脈のモーションアーチファクトが増加し画質が劣化する．レトロスペクティブ心電同期撮影（ヘリカルスキャン）では，複数の隣接心拍データを結合させるマルチセクター再構成法により時間分解能を向上させる．しかし，ヘリカルピッチを低くする必要があるため被曝線量が増加する．またこの技術は心拍数が一定であることが前提である．冠動脈CTにおける被曝線量は，他のCT検査と比較して高いことが問題とされている[1,2]．

冠動脈CTにおいて，撮影前にβ遮断薬を経口投与することにより，
① 心拍数低下による画質改善（モーションアーチファクトの低下）
② 高いヘリカルピッチの選択による被曝線量の低減
③ 撮影時における不整脈発現の抑制（抗不整脈作用）
といったメリットが期待される．

一方，β遮断薬を用いることによるデメリットとしては，
① 血圧降下作用
② 患者の長時間待機
③ 薬理作用に対する不安
などがあげられる．

β遮断薬の禁忌・慎重投与を表3-1に示す．

〈セロケン®投与プロトコル〉

セロケン®の最大効果は投与後1～2時間にみられるため，当院では検査1～1.5時間前来院して安静時血圧測定後，セロケン®錠20 mgを心拍数70 bpmまでは20 mg（1錠），70 bpm以上は40 mg（2錠）内服し，15～30分おきに血圧測定をモニターする．撮影終了時にも血圧測定することが望ましい．

β遮断薬投与における心拍数および被曝低減効果について，福井らによると，βブロッカーを体重あたり1 mg/kg投与した心拍数<70 bpm，70～79 bpm，80～89 bpm，90 bpm<群間で評価した結果，心拍数が低下し一定となるに要する時間は，<70 bpm，70～79 bpm群では60分，80～89 bpm群では75分，90 bpm<では90分であり，心拍数は平均22.8％で低減され，被曝線量は平均25％低減されたという[3]．

2. 静注β遮断薬（インデラル®注：塩酸プロプラノロール；アストラゼネカ）

経口β遮断薬で十分な心拍コントロールができなかった患者に対して，静注β遮断薬を用いることにより心拍を低下させ，安定した画像が期待できる．また検査中の不整脈防止にも役立つ．

表 3-1　β遮断薬の禁忌・慎重投与

【禁忌】
　うっ血性心不全のある者
　高度の徐脈
　心原性ショック
　代謝性アシドーシス
　洞房ブロック
　糖尿病性ケトアシドーシス
　妊婦または妊娠の可能性がある者
　肺高血圧による右心不全
　房室ブロック
【慎重投与】
　気管支喘息
　うっ血性心不全のおそれのある患者
　低血糖，コントロール不十分な糖尿病患者，長期間絶食状態の患者
　重篤な肝障害・腎障害のある患者
　徐脈，房室ブロック（Ⅰ度）のある患者
　異型狭心症の患者
　甲状腺中毒症の患者

〈インデラル®投与プロトコル〉

　当院では，心拍数を 60 bpm 程度に低下させる目的で，インデラル®を 70～79 bpm で 20 mg，80～89 bpm で 40 mg，90～100 bpm で 60 mg を投与する．心拍低減効果が得られない場合は，20 mg ずつ追加投与をする．なお常に心拍数をモニターしながら，徐脈にならないように注意が必要である．

3. 亜硝酸剤（ミオコール®スプレー：ニトログリセリン；トーアエイヨー）

　ニトログリセリンは冠動脈造影でも用いられている．冠動脈を拡張させる作用があり，評価可能な冠動脈セグメントを増加させる．収縮期血圧が 100 mmHg 以上の症例に対しては，低血圧に注意して積極的に使用することを推奨する．

〈ニトログリセリン投与プロトコル〉

　冠動脈 CTA を行う前に，ミオコール®スプレー 1 回 1 噴霧 0.3 mg を舌下に投与する．数分で作用し，およそ 4 分で最大となる．また，投与直後は心拍数が 1 割程度上昇するため，CTA 直前よりも 5 分ほど早くに投与するべきである（ミオコール®スプレーの半減期：約 8 分）．また，血圧低下を起こすことがあるため，検査前の収縮期血圧が 100 mmHg 以下の場合は投与を控えるほうが望ましい．起立性低血圧を起こすことがあるため，検査終了後の血圧測定も行う．

　亜硝酸剤の禁忌・慎重投与を表 3-2 に示す．

表 3-2　ニトログリセリンの禁忌・慎重投与

【禁忌】
　重篤な低血圧または心原性ショックのある患者
　閉塞隅角緑内障の患者
　頭部外傷または脳出血のある患者
　高度な貧血のある患者
　硝酸・亜硝酸エステル系薬剤に対し過敏症の既往歴のある患者
　ホスホジエステラーゼ 5 阻害作用を有する薬剤を投与中の患者
【慎重投与】
　低血圧の患者
　心筋梗塞の急性期の患者
　原発性肺高血圧症の患者
　肥大型閉塞性心筋症の患者

D　撮影前準備（ポジショニングと息止め）

　診断によりよい画像を得るためには，患者の協力が必要である．心拍が安定していても，息止めが不十分な場合はモーションアーチファクト，バンディングアーチファクトが発生する．体動抑制のためには，バスタオルなどを横隔膜あたりに巻いて固定補助とする．

　検査説明をして，息止めの重要さを患者に認識させる．息止めの練習を繰り返し行い，息止め時の腹部の動きをチェックする．また，吸気息止めによる胸郭拡張により心拍数が 1 割程度低下し 4，5 秒後に安定する[4]．心拍変動のパターンを認識することにより，CTA 撮影時の息止め後の X 線発生遅延に役立てる．また，心拍数が高い場合は，酸素吸入（3〜5 l/min）によって若干の心拍数低下が期待できる．

E　単純 CT

　単純 CT の最大の目的は，冠動脈石灰化定量解析（カルシウムスコア）による，アテローム性動脈硬化症の存在診断，冠動脈硬化リスク層別化，将来の心イベント発症率予測である．詳細については，§4-1．Plain 撮像とカルシウムスコア（91 頁）を参考にされたい．造影 CT 前に単純 CT を行うことで，正確な心臓の位置・範囲を認識するとともに，息止めのコンプライアンスを再確認することに有用である．また造影 CT で高濃度を呈する部が，もともと高濃度の構造か，造影後に増強されたかの判断に役立つ．

　冠動脈石灰化定量解析は，画質と被曝のバランスを最適化するため，体格が小〜中の患者で 20 HU，体格大の患者で 23 HU とすることが提唱されている[5]．ノイズを一定にするため，body mass index（BMI）で管電流を制御する報告がある．当院では，full scan mode のスカウト画像を利用した CT auto-exposure-control（CT-AEC）を用いたシミュレーションにより管電流を設定しており，患者の体格に左右されないほぼ一定の画像ノイズを実現している[6]．現在の装置では，

Cardiac mode で CT-AEC を使用することができないため，今後の Cardiac mode CT-AEC の開発に期待したい．

F 冠動脈 CT angiography

冠動脈の変異，位置（走行）異常の診断において CTA はアンギオより優れるとされている．冠動脈狭窄に関しては空間分解能に劣り，また高度石灰化では診断能が低下する欠点がある．しかし，血管造影が内腔イメージング（luminography）であるのに対し，CTA は壁性状を描出できる有利がある．壁性状に関して脂質に富んだ（CT値の低い）脆弱性プラーク，ポジティブリモデリング，点状石灰化は急性冠症候群との関連が示唆されている[7,8]．

64 列以上の MDCT の進歩により，広範囲，高速撮影が可能となり，通常のヘリカルスキャンであるレトロスペクティブスキャン（retrospective ECG-gating data acquisition）とともにプロスペクティブスキャン（prospective ECG-gated data acquisition）での撮像が可能となった．

1. レトロスペクティブスキャンと ECG dose modulation

心電図同期下でヘリカルスキャンを行う主流の撮影法である．全心位相に X 線照射をするため，任意の心位相での画像再構成が可能である．この方法では心機能解析，CT-cine image による局所壁運動評価が可能である．しかし，被曝線量が多いため，心電図同期管電流変調（ECG dose modulation）を通常併用される．心拍数 65 bpm 以下の場合は，RR 65〜85％をピークとし，それ以外の心位相でピーク線量の 20％ とすることで約 35％ の線量が低減される．心拍数が高い場合は，RR 40％ 付近の収縮末期画像が最適心位相になる場合があるため，RR 40〜85％ をピークとし，それ以外の心位相で 20％ とするが，その場合の線量低減は 20％ となる．心房細動，期外収縮症例では，ECG dose modulation は使用できない．

最低線量を 4％ まで低減できるソフトウェア（シーメンス Min.-Dose Modulation；線量低減率 75％），収縮末期＋拡張中期の 2 相にピーク線量を設定可能な装置（フィリップス）もあり，さらなる被曝低減に役立っている．

2. プロスペクティブスキャン

プロスペクティブスキャンは，アキシャル（コンベンショナル）撮影法を用いる．ECG-trigger により限定した心位相のみを X 線照射するため，レトロスペクティブ法と比較して大幅に（最大 85％）被曝線量を低減することが可能である．本法は，ハーフ再構成スキャンであり，X 線照射時間は最小で 233msec であるが，前後にパディング幅（padding window）を 100〜200msec まで広げることによりマルチフェーズでの撮影も可能である．心拍数によってパディング幅が異なってくるが，RR 40〜80％ の再構成をカバーできる．ただし，パディング幅の拡大に伴い被曝線量は増加する．SnapShot Pulse（LightSpeed VCT，GE HealthCare）の被曝線量の低減効果を示す（図 3-1, 2，表 3-3）．低心拍数においてプロスペクティブ法は，レトロスペクティブ法と同等の診断

レトロスペクティブスキャン法　　　　プロスペクティブスキャン法
low-pitch helical　　　　　　　　step-and shoot: axial

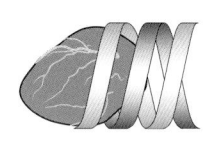

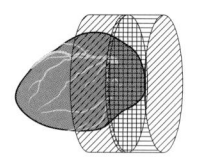

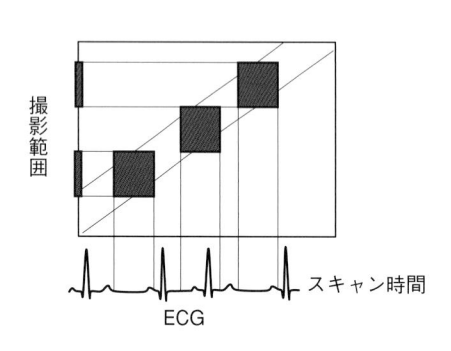

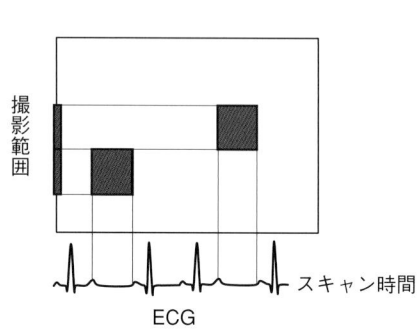

図 3-1 レトロスペクティブスキャン法とプロスペクティブスキャン法

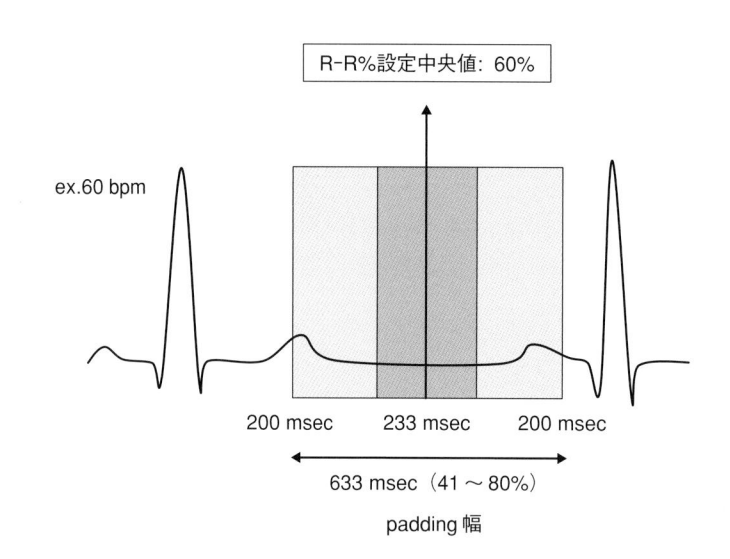

図 3-2 プロスペクティブスキャン法：ダイナミックパディングソフトウエア

SnapShot Pulse は，X 線曝射時間を前後に広げてマルチフェーズでの再構成も可能である（パディング幅：0〜200 msec）．ただし，撮影時間，被曝線量は増加する．

能をすることが多数報告されている．詳細は §3-3．前向きおよび後ろ向き心電同期法と被曝線量の項（67 頁）を参照されたい．

　心拍数が 65 bpm 以下で洞調律であれば，プロスペクティブ法が推奨される．心拍数が 65 bpm 以下で心拍変動が 5 bpm 以上かつ不整脈がない場合は，高めのヘリカルピッチを選択して被曝線量の低減したレトロスペクティブ法，またはパディング幅を広げたプロスペクティブ法を使用する

表 3-3　スキャン方法の違いにおける被曝線量の比較

スキャン方法	実効線量（mSv）	相対線量比
レトロスペクティブスキャン法（ヘリカルスキャン）		
ECG dose modulation off	25.2	1.00
ECG dose modulation on	16.1	0.64
プロスペクティブスキャン法（アキシャルスキャン）		
padding off	3.0	0.12
padding　100 msec	5.6	0.22
padding　150 msec	7.0	0.28
padding　200 msec	8.3	0.33

・レトロスペクティブスキャン法
　120 kV 650 mA 0.35 sec スキャンピッチ　0.20
　ECG dose modulation 130〜650 mA
　ピーク線量 RR 65〜85%
・プロスペクティブスキャン法
　120 kV 650 mA 0.35 sec

LightSpeed VCT

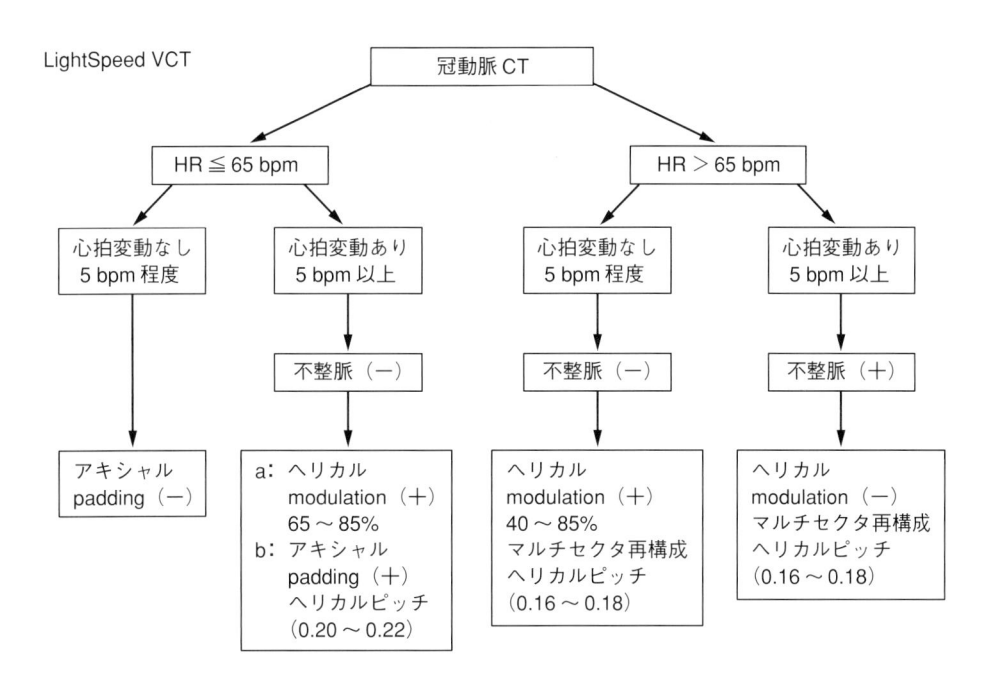

```
                           冠動脈 CT
                  ┌───────────┴───────────┐
             HR ≦ 65 bpm                HR ＞ 65 bpm
         ┌────────┴────────┐         ┌────────┴────────┐
    心拍変動なし      心拍変動あり    心拍変動なし      心拍変動あり
    5 bpm 程度        5 bpm 以上     5 bpm 程度        5 bpm 以上
         │                │                │                │
         │           不整脈（−）      不整脈（−）      不整脈（＋）
         │                │                │                │
     アキシャル    a：ヘリカル         ヘリカル          ヘリカル
     padding（−）   modulation（＋）   modulation（＋）   modulation（−）
                    65〜85%           40〜85%           マルチセクタ再構成
                  b：アキシャル        マルチセクタ再構成  ヘリカルピッチ
                    padding（＋）      ヘリカルピッチ     （0.16〜0.18）
                    ヘリカルピッチ     （0.16〜0.18）
                    （0.20〜0.22）
```

図 3-3　プロスペクティブスキャン法とレトロスペクティブスキャン法の使い分け

ことも可能である．心拍数が高い場合，または心拍数が 65 bpm 以下でも洞調律でない場合は，レトロスペクティブ法が適応される．不規則な心拍によって生じた不整合なデータを削除し，別の位相のデータと置換する ECG-editing 機能も有効である．当院での冠動脈 CTA のプロトコル選択における decision tree を示す（図 3-3）．なお心機能評価が対象であれば方法は異なるし，また時間分解能によっても心拍数の臨界点は変更されるであろう．

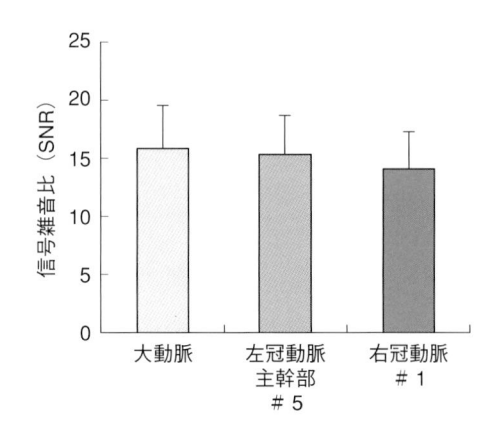

図 3-4 100 kV プロスペクティブスキャン冠動脈 CTA 信号雑音比（SNR）
臨床評価において，SNR 約 15 で良好である．

3. 造影剤注入プロトコルと撮像タイミング

造影剤注入方法，撮影タイミングの決定については，§3-2．CT 冠動脈造影検査における造影方法と撮像タイミング（56 頁）を参考にしていただきたい．

4. 撮影管電圧

a. 低電圧撮影（80 kV，100 kV）

心臓 CT では，120 kV の管電圧で多く撮影されている．小柄な体格の患者や小児の場合は，管電圧を 100 kV または 80 kV に下げることにより，被曝線量は同一管電流においてそれぞれ 50%，30% に低減することが可能である．

低管電圧を使用する利点として，光電効果の上昇とコンプトン散乱の減少により造影剤と軟部陰影のコントラストが上昇する．欠点としては画像ノイズの上昇がある．

プロスペクティブ法を併用することにより，約 80% 線量低減可能である．BMI 20 kg/m^2 でやせ型の患者，または 25 kg/m^2 で低身長の患者群に対して，100 kV プロスペクティブ法で撮影した当院の 15 人の患者の検討を示す．大動脈，左主幹，右冠動脈の信号雑音比を求めた結果，15 程度と良好であった（図 3-4）．また 100 kV プロスペクティブ法，120 kV レトロスペクティブ法で模擬ソフトプラークのファントム実験を行った結果，プラークの CT 値は有意差がなかった．100 kV プロスペクティブ法では冠動脈内濃度は 100 kV の方が高いため，プラーク/冠動脈のコントラストが上昇した[9]（表 3-4，図 3-5）．

b. 高管電圧撮影（140 kV）

冠動脈ステント内の再狭窄の評価において，140 kV で撮影することによって，ステントからのブルーミングアーチファクトが低減できる．また，プロスペクティブ法によるアキシャル撮影によってヘリカルアーチファクトが回避し得る．加えて detail 再構成関数が有効であることは広く知られている．我々はファントム実験により，140 kV プロスペクティブ法は 120 kV レトロスペクティブ法と比較して低線量であり，ステント内視認性およびステント内再狭窄診断能が向上することを確認した[10]．今後，臨床応用されることを期待している．

表 3-4 スキャン方法および管電圧の違いにおける被曝線量の比較

スキャン方法	管電圧	管電流	スキャンピッチ	CTDIvol (mGy)	実効線量 (mSv)
レトロスペクティブスキャン法（ヘリカルスキャン）	100 kV	550 mA	−	6.6	1.2
		600 mA	−	7.2	1.3
		650 mA	−	7.8	1.4
プロスペクティブスキャン法（アキシャルスキャン）	120 kV	130〜650 mA modulation (65〜85%)	0.20	54.5	13.3
			0.22	51.8	12.5
			0.24	49.3	11.9

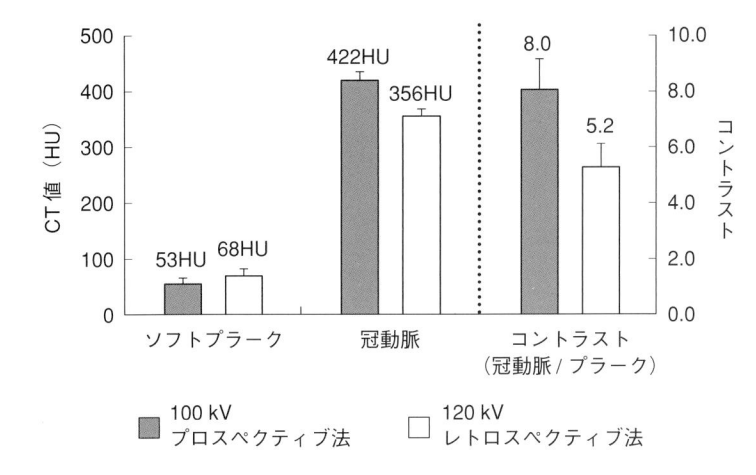

図 3-5 100 kV と 120 kV の冠動脈ルーメンとソフトプラーク CT 値とコントラスト比

100 kV は 120 kV と比較して，プラーク CT 値は大きく変わらないが，冠動脈内腔 CT 値が高く，プラーク/冠動脈コントラスト比が高くなる．

G triple rule out

　胸痛は救急搬送される 2 番目に多い疾患である．MDCT が診断を担うべき重要な疾患として，冠動脈疾患（急性冠症候群），肺動脈血栓症，大動脈解離，いわゆる triple rule out がきわめて重要である．このなかで冠動脈診断には心電同期が必須であり，上行大動脈その他も心電同期で診断能が向上する．

　従来，心電同期＋心電非同期スキャンというコンセプトがあったが，心電同期と非同期の切り替えに数秒のタイムロスがあるため，撮影時間の延長，大動脈造影剤濃度ムラなどの問題点を有していた．バリアブルピッチヘリカルスキャンシステム（東芝）では，ヘリカルスキャン中に低ピッチから高ピッチへと変化させることが可能となりタイムロスの削減に成功している．フラッシュスパイラル（シーメンス SOMATOM Definition Flash）では 2 管球にて高ヘリカルピッチによる，高速・低被曝・心電同期という理想的な撮影が実現している．我々の工夫としては心電同期プロスペクティブスキャン大動脈 CTA がある，若干撮影時間は長くなるが，モーションアーチファクトの少ない大動脈・大動脈弁・冠動脈画像を得ることができる[11]．

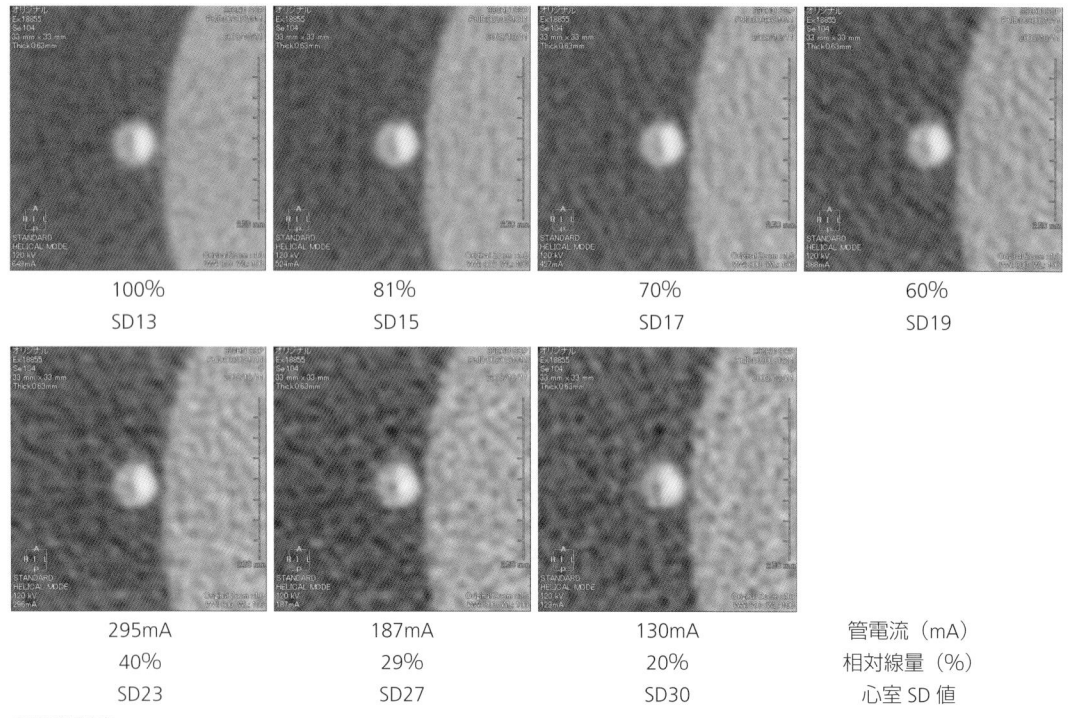

100% SD13	81% SD15	70% SD17	60% SD19
295mA 40% SD23	187mA 29% SD27	130mA 20% SD30	管電流（mA） 相対線量（%） 心室 SD 値

図 3-6 画像ノイズの違いにおける冠動脈ファントム 50％狭窄画像（X-section）

SD: 標準偏差

H 画像ノイズと被曝線量

　画像ノイズと被曝線量は，トレードオフの関係にあり，画像ノイズは診断能にも影響を及ぼす．また，冠動脈径および冠動脈造影効果（造影剤 CT 値）も定量解析に影響を及ぼす．撮影線量を変化させたときの，50％狭窄ファントム（模擬ソフトプラーク 36 HU，冠動脈造影効果 330 HU）を図 3-6 に示す．撮影線量が低くなると信号（冠動脈の CT 値）に対するノイズ（CT 値の標準偏差）が指数関数的に増加する．冠動脈計測ソフトウェアを使用して冠動脈狭窄率解析した結果，当院のシステムで冠動脈径 4 mm の 50％狭窄を精度よく解析するためには，CT 値の標準偏差は左心室 23 HU 以下，冠動脈 38 HU 以下を必要とした．

　実情として画像ノイズ設定は各施設で独自に設定されている．これは画質に対する統一されたコンセプトがないことや，心臓撮影モードでの CT-AEC がまだ開発されていないことが要因と考える．診断画像の標準化と被曝の適正化のためにガイドラインにそった取り組みが必要と考える[12]．

まとめ

　冠動脈 CTA は診断能の限界があり，造影剤を使用し被曝線量も比較的高いといった欠点があった．近年，検出器幅拡大や管球高速回転といった装置の進歩や諸家の努力に伴い，診断能が向上し

たうえに低被曝や造影剤減量が達せられてきている．またこれまで困難であった高心拍，不整脈症例にも対応可能になってきつつある．dual energy CT により心筋血流評価が始まっているが，冠動脈へ応用されれば，高度石灰化症例での診断能向上に期待がもたれる．検出器径細小化により高空間分解能 CT が臨床応用されれば石灰化近傍，ステント内というハードな環境での診断能向上が見込まれる．

　一方装置が進歩しても，様々な臨床状況で最適な検査を行うためには，放射線技師の専門知識，技量のブラッシュアップが必須である．CT 画像のプロフェッショナルを自覚して，診断価値の高い画像を提供できるよう努めていきたい．

文献

1) Raff GL, Gallagher MJ, O'Neill WW, et al. Diagnostic accuracy of noninvasive coronary angiography using 64-slice spiral computed tomography. J Am Coll Cardiol. 2005; 46: 552-7.
2) Kroft LJM, de Roos A, Geleijns J. Artifacts in ECG-synchronized MDCT coronary angiography. AJR. 2007; 189: 581-91.
3) Fukui R, Machida H, Tanaka I, et al. Clinical feasibility of β-blocker administration for safely reducing heart rate and radiation exposure on cardiac MDCT. J Comput Tomogr. 2009; 10: 49-51.
4) Horiguchi J, Shen Y, Hirai N, et al. Timing on 16-Slice scanner and implications for 64-slice cardiac CT: Do you start scanning immediately after breath hold? Academic Radiology. 2006; 13: 173-6.
5) McCollough CH, Ulzheimer S, Halliburton SS, et al. Coronary artery calcium: a multiinstitutional, multimanufacturer international standard for quantification at cardiac CT. Radiology. 2007; 243: 527-38.
6) Horiguchi J, Matsuura N, Yamamoto H, et al. Evaluation of attenuation-based tube current control in coronary artery calcium scoring on prospective ECG-triggered 64-detector CT. Academic Radiology. 2009; 16: 1231-40.
7) Kitagawa T, Yamamoto H, Ohhashi N, et al. Comprehensive evaluation of noncalcified coronary plaque characteristics detected using 64-slice computed tomography in patients with proven or suspected coronary artery disease. Am Heart J. 2007; 154: 1191-8.
8) Motoyama S, Sarai M, Harigaya H, et al. Computed tomographic angiography characteristics of atherosclerotic plaques subsequently resulting in acute coronary syndrome. JACC. 2009; 54: 49-57.
9) Horiguchi J, Fujioka C, Kiguhchi M, et al. In vitro measurement of CT density and estimation of stenosis related to coronary soft plaque at 100 kV and 120 kV on ECG-triggered scan. Eur J Radiol (in press).
10) Horiguchi J, Fujioka C, Kiguchi M, et al. 140 kV Prospective ECG-triggered axial CT improves coronary in-stent restenosis visibility with low radiation dose compared to conventional retrospective ECG-gated helical CT. Eur Radiol. 2009: 19; 2363-72.
11) Fujioka C, Horiguchi J, Kiguchi M, et al. Survey of aorta and coronary arteries with prospective ECG-triggered 100-kV 64-MDCT angiography. AJR. 2009; 193: 227-33.
12) GL Raff, Abidov A, Achenbach S, et al. SCCT guidelines for the interpretation and reporting of coronary computed topographic angiography. J Cardiovasc Comput Tomogr (in press).

〈木口雅夫　堀口 純〉

2 CT冠動脈造影検査における造影方法と撮像タイミング

　64列MDCTによる冠動脈造影検査（冠動脈CTA）は空間分解能，時間分解能の向上，バンディングアーチファクトの低減に伴い診断能が向上しており，冠動脈疾患の臨床の一角を占める程に普及し，社会的に認知されている印象である．冠動脈CTAは狭窄病変の有無や狭窄率判定が主たる目的であるが，冠動脈プラークCT値からの性状を推定する試みが16列MDCTで報告されて以来[1]，臨床で大きな関心を集めている．

　冠動脈狭窄の評価は造影効果が高いほどよいという報告もあるが，必要十分量の造影剤投与は患者のメリットであり，医療資源の節約にも貢献する．またプラークのCT値は冠動脈腔内のCT値に大きく影響を受けることが知られる．すなわち高濃度な冠動脈内腔の部分容積現象によりプラークのCT値が上昇し，臨床上重要な脆弱性プラーク（脂質に富むプラーク）の性状診断の妨げとなる．

　造影CTにおける基本的な考え方は変わらないが，冠動脈疾患診断における特徴，装置の進歩に対応して，造影剤注入や撮像タイミングを最適化する必要がある．具体的には，

1) 最適な造影効果と維持
2) 造影剤の減量
3) 被検者間で一定の造影効果

を目標とし，造影方法の基礎から冠動脈CTA実践法について述べたい．

A　造影理論の基礎：時間-造影濃度曲線

　臓器の造影効果に影響する因子として，造影剤投与方法と，被検者の個体差がある．造影剤投与方法に関しては，造影剤量，造影剤濃度，注入速度，注入時間があげられる．また，被検者側の因子としては，体重，体表面積，年齢，性別のほか，心肺機能（心拍出量など），腎機能，肝硬変の有無，門脈圧亢進症の有無などがある[2]．冠動脈CTAとして冠動脈の描出に重要な因子としては注入速度と時間，被検者体重や心拍出量があげられる．動脈の造影効果を理解するためにファントム実験による時間-造影濃度曲線（time density curve: TDC）を提示する．山口らの考案したこのファントムは，肺循環を模擬しており，心拍数，心拍出量，造影剤注入速度，造影剤注入量のパラメータが設定可能である（詳細は文献3）．

　造影剤量を一定としたとき，注入速度が高い程，高い造影ピークが得られる．しかし，造影剤到達から造影ピークまでの時間は造影剤注入時間と一致するので，注入速度が高ければ造影持続時間は短縮する（図3-7）．造影剤注入時間を一定としたとき，造影持続時間は一定であり，造影ピー

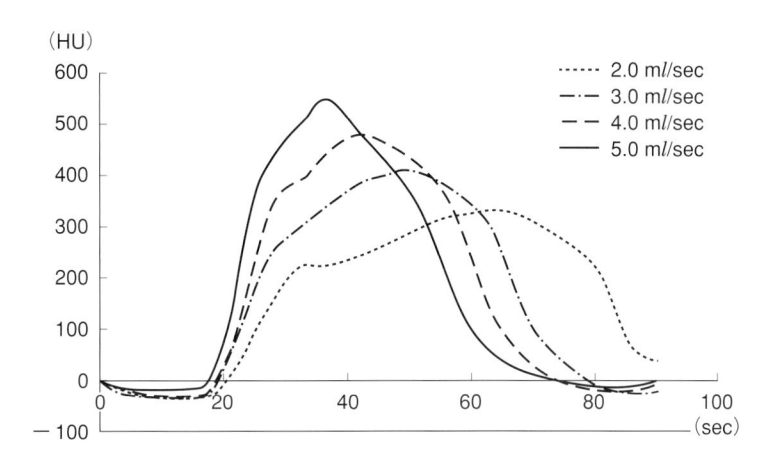

図 3-7 造影剤使用量を一定とし，注入速度を可変とした TDC

造影剤使用量が一定であれば，注入速度上昇に伴いピークの高さは高くなるが，造影効果が維持される時間が短くなる．
ファントム設定：心拍数 60 bpm，心拍出量 3.0 l/min，肺容積 1,000 ml
造影剤使用量 90 ml
（北海道社会保険病院放射線部　山口隆義氏より提供）

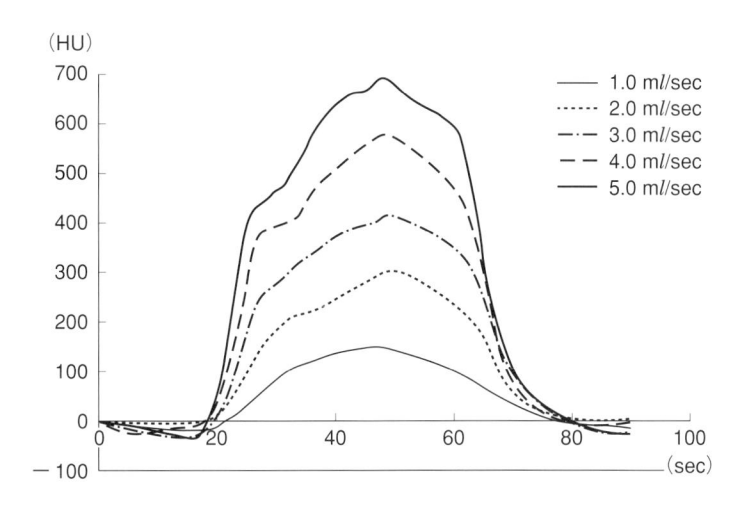

図 3-8 造影剤注入時間を一定とし，注入速度を可変とした TDC

造影注入時間が一定であれば，造影持続時間は一定であり，造影ピークは造影剤量によって規定される．
ファントム設定：心拍数 60 bpm，心拍出量 3.0 l/min，肺容積 1,000 ml
造影剤注入時間 30 秒
（北海道社会保険病院放射線部　山口隆義氏より提供）

クは造影剤量によって規定される（図 3-8）．したがって，CT 装置によって左右される撮影時間に持続的な造影効果を得ようとする臨床の冠動脈 CTA では，注入時間を一定とする方法が合理的である．心機能は不明であるので，TDC 曲線の立ち上がり時間を推定するために，後述するボーラ

ストラッキング法やテストボーラス法を用いる．

B 造影剤注入方法

1. 造影剤注入量

実質臓器を対象とした平衡相における造影効果には被検者の体重が関与しているとされ，特に肝臓領域では体重換算による造影剤使用が一般的である[4]．冠動脈CTAにおいても同様に，体重換算法を採用する施設が多い[5, 6]．造影剤量固定では体重が増加するに伴い冠動脈造影効果が低下するのに対し，体重換算法では比較的安定した造影効果が得られる（図3-9）．その他，BMI（body mass index）[7]，体表面積[8]，除脂肪体重などを用いる施設もある．BMIは体重（kg）/身長（m）^{2} で，対表面積（DuBoisの式）は体重（kg）$^{0.425}$×身長（cm）$^{0.725}$×0.007184で求められるので，エクセルシートに代入する，または表を作成しておけばよい．一方，除脂肪体重は体脂肪率の測定が必要であり，ルーチンワークに取り入れるには煩雑であるかもしれない．

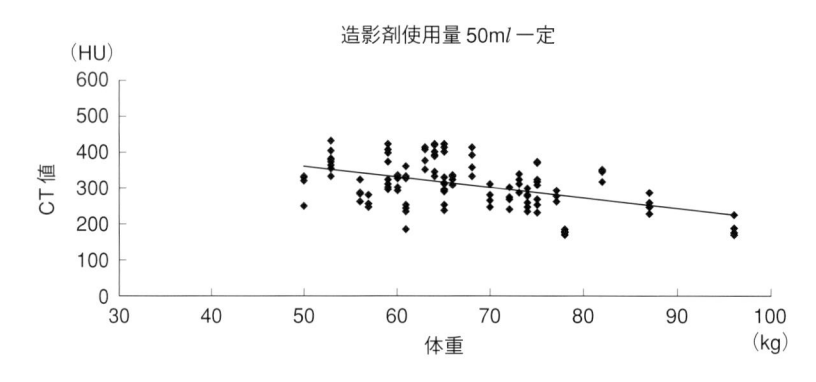

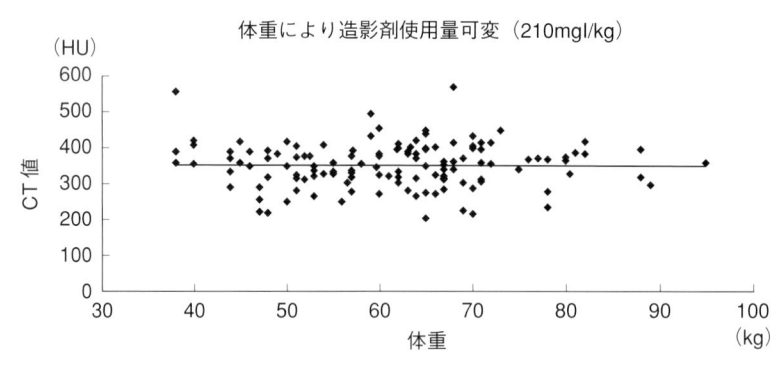

図 3-9 50 ml 一定注入法と体重可変法による左主幹動脈のCT値の変動

造影剤量固定では体重が増加するに伴い冠動脈造影効果が低下するのに対し，体重換算法では安定した造影効果が得られている．
造影剤量固定：350 mgI/ml 製剤 50 ml 固定
CT値＝－2.9×体重＋504 （$p<0.01$, Pearson; $r=-0.47$）
体重換算法：体重（kg）×210 mgI（350 mgI/ml 製剤×0.6 ml）
CT値＝－0.06×体重＋355 （$p<0.01$, Pearson; $r=-0.01$）

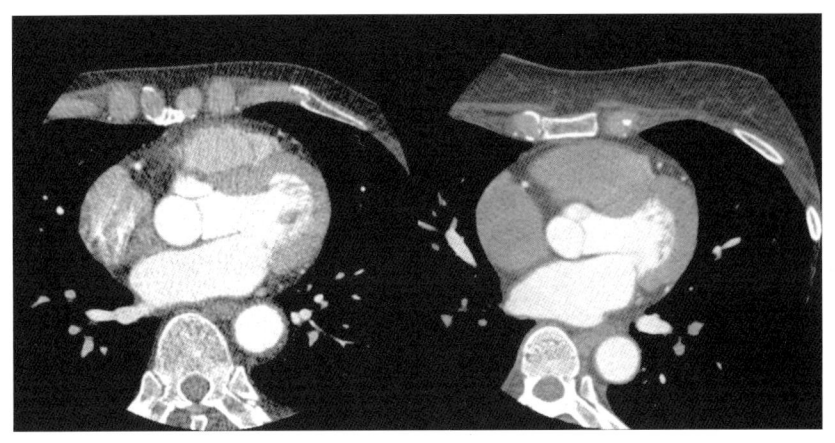

図 3-10 右心からの造影剤流入によるアーチファクト
左：生食後押しなし．造影剤からのアーチファクトが発生する場合がある．
右：生食後押しあり．右房の造影剤が生食に希釈されアーチファクトがみられない．

2. 生食後押し

　造影剤は自動注入器により注入終了まで加圧されているため，通常は短時間で右心房まで達しているが，注入終了直後より急速に静脈圧まで降下してしまう．この結果，十分な造影剤が右心室に到達せず，上大静脈に停留した造影剤は静脈圧によりゆっくり右心房まで運ばれていく．肘静脈から心臓までの静脈腔の造影剤は冠動脈の造影に関与しないので，生食を造影剤注入速度と等速で後押しすることで，静脈内に停滞した造影剤を右心房まで押し進め，造影剤注入時間を延長させた効果が生まれる[9]．加えて，右冠動脈評価の妨げとなる右房からのストリーキングアーチファクトを回避する効果がある[10]（図 3-10）．

3. 実際の注入方法

　当院では造影剤注入量を 350 mgI/ml 製剤を体重×0.6 ml（210 mgI/kg）とし，注入時間を 10 秒に固定している（図 3-11）．CABG（coronary artery bypass graft）術後など撮影時間が長い場合には注入速度は冠動脈 CTA 同様に体重×0.6/10（ml/秒）とし，注入時間を撮影時間（13〜15 秒）と同じに延長している．生食後押しの容量は体重×0.6 ml，注入速度は造影剤注入速度と同じとしている．冠動脈を対象とした（CABG 術後症例は除く）CTA（133 名，体重：61±12 kg，38〜95 kg）の冠動脈（左主幹）の平均 CT 値は 351±61 HU（204〜569 HU）であった（図 3-9）．

4. その他の注入方法（1 相注入，多段注入，クロス注入，台形クロス注入）

　生食後押し法は右心からの造影剤のアーチファクトを軽減する一方で，右心室内腔の増強効果低下のため心室中隔が描出できない．心筋厚や心機能（駆出率など）の評価を行うためには心内腔と心筋壁が分離される必要がある（図 3-12）．これに対して，造影剤からのアーチファクトを回避しつつ適度な右心系の造影効果を得るために造影剤と生食を混合注入する方法があり，多段注入法，

造影剤使用量：体重（kg）×210mgI（350mgI/ml製剤×0.6ml）
生食使用量：体重（kg）×0.6ml
造影剤，生食注入時間：10秒注入

[体重50kgの場合]

テストボーラス	造影剤 10ml 3.0ml/秒	生食 30ml 3.0ml/秒
冠動脈CTA	造影剤 30ml 3.0ml/秒	生食 30ml 3.0ml/秒

←―造影剤注入時間10秒―→ ←―生食注入時間10秒―→

[体重65kgの場合]

テストボーラス	造影剤 10ml 3.9ml/秒	生食 39ml 3.9ml/秒
冠動脈CTA	造影剤 39ml 3.9ml/秒	生食 39ml 3.9ml/秒

←―造影剤注入時間10秒―→ ←―生食注入時間10秒―→

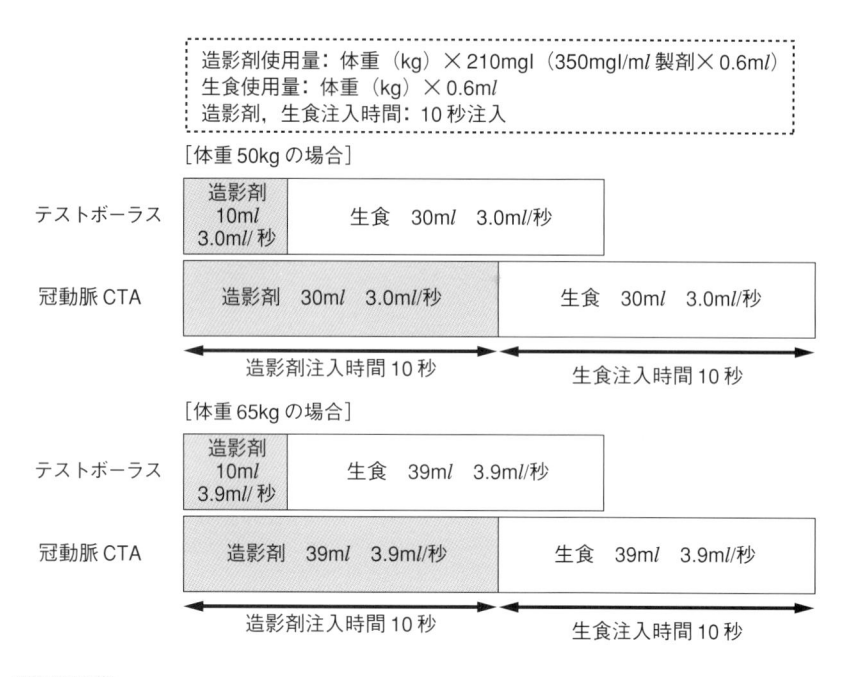

図 3-11 当院における注入プロトコール例
造影剤，生食使用量は体重によって可変．10秒注入固定のため注入速度は体重により変動する．生食後押しの注入速度は造影剤注入速度と同じ．

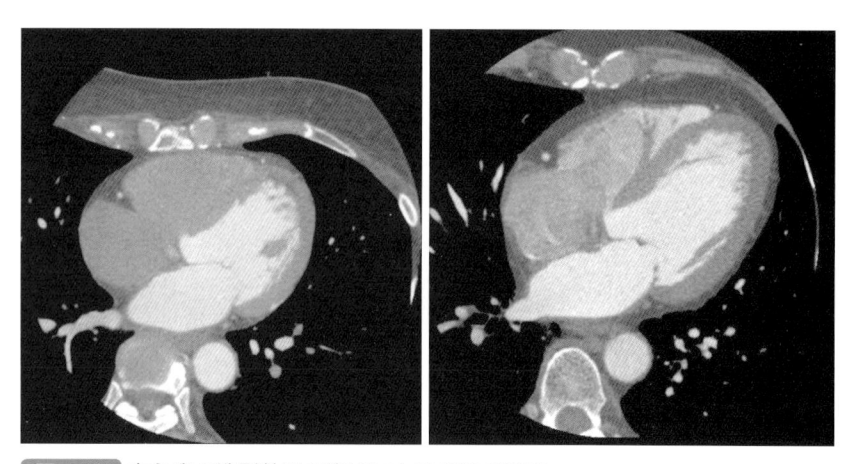

図 3-12 右心室の造影効果の違いによる心筋の描出
左：右心室内が生食に希釈され心筋が認識できない．
右：右心室の心筋が認識できる．

クロス注入法，台形クロス注入法があげられる[11]（図 3-13）．しかし混合注入はインジェクター仕様に左右され，使用できない場合がある．混合注入ができないインジェクターでは，右心室壁の描出が必要な場合，生食の代わりに希釈造影剤にすると混合注入と同じ効果が得られる．

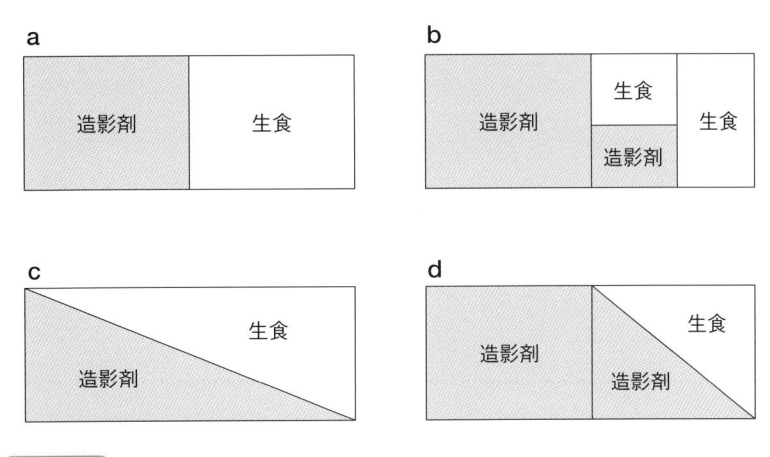

図 3-13 混合注入方法
a: 1相注入法, b: 多段注入, c: クロス注入, d: 台形クロス注入法

C 撮像タイミング

撮像タイミングの設定方法として，固定法，ボーラストラッキング法，テストボーラス法の3つがあげられる．造影剤到達時間は個人差が大きく，腹部大動脈のCT値が100 HUになるまでの時間を計測した松原らの報告では，最小14秒，最大36秒と大きな差異が生じている[12]．このように循環動態の影響を強く受ける動脈相の撮影では確実にタイミングを合わせる必要がある．したがって冠動脈CTにおいても，固定法ではなく，造影剤到達時間を検知するボーラストラッキング法またはテストボーラス法が用いられるべきである．

1. ボーラストラッキング bolus tracking 法

最適な造影タイミングを透視画像でリアルタイムに検知するCT値モニタリングシステムである．冠動脈CTAの一連として，目的とする部位（当院では左主幹動脈起始部レベルの上行大動脈内）に関心領域（ROI）内のCT値をモニターし，撮影開始のトリガーとする．事前に設定したCT値に達した時点で，本スキャンに切り替える（図3-14）．自動で撮影開始する装置や，手動作を要するものがある．ボーラストラッキング法では，モニタリングから本スキャンへの切り替え時間を要し，この間も造影剤が注入されているため，次に述べるテストボーラス法と比較して造影剤注入時間が延長される傾向にある．

2. テストボーラス test bolus 法

冠動脈CTAの前に，少量の造影剤を同一の注入速度で注入し，一断面を連続的にスキャンしてCT値の経時的変化をモニタリングすることにより，造影剤到達時間を計測し撮影タイミングを決定する（図3-15）．生食後押し法を用いることで，10 m*l* 程度の造影剤で行うことができる．造影剤の注入を2回行うためボーラストラッキング法に比較して煩雑ではあるが，撮影開始時間を事

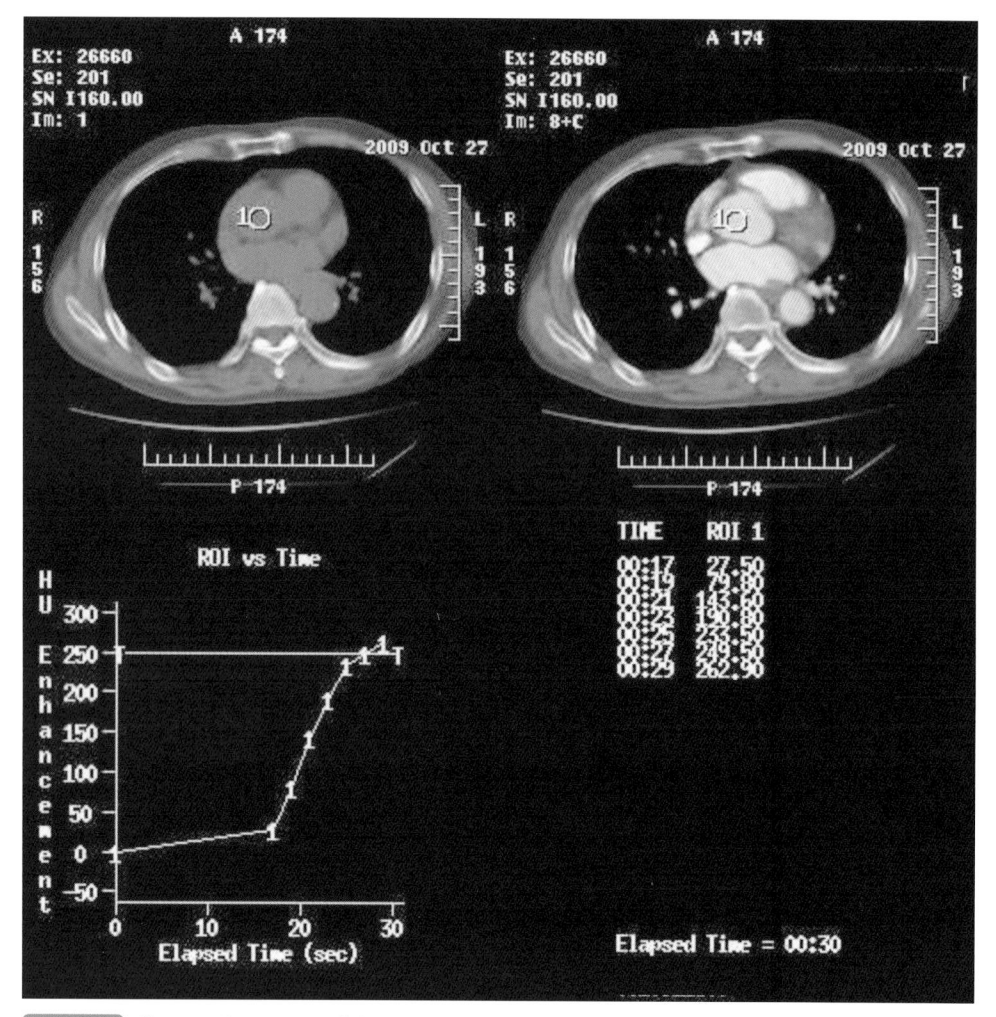

図 3-14 ボーラストラッキング法による TDC とモニター画像

350 mgI/mL 製剤 54 mL＋生食後押し 30 mL を 3.0 mL/秒で注入し注入開始 17 秒後よりモニタリングを開始している．リアルタイムに CT 値が測定され TDC として表示される．本検査では上行大動脈内の CT 値が 250 HU に達するのをモニターしている．造影効果が目的とする CT 値に到達した時点で本スキャンに切り替える．

前に決定できる利点がある．息止め直後より数秒後のほうが心拍の変動が安定する傾向があるため，息止めから数秒後に撮影開始することをお勧めする．また心拍が安定するタイミングは個人差があるため，事前に最も心拍が安定するタイミングで調べることも有用である．なお，造影剤到達時間のみを捉えるものでピーク時間とは一致しない．

Bae ら[13]によると，テストボーラスのピーク時間よりも注入時間が長い場合は造影剤が到達してから TDC のピークまでの時間は造影剤注入時間に一致するが，テストボーラスのピーク時間よりも注入時間が短い場合は，テストボーラスのピークより少し後に TDC のピークが出現するという．64 列冠動脈 CTA のように注入時間（撮像時間）が短い検査は後者に相当する．中浦ら[14]は，9 秒注入におけるテストボーラスのピーク時間と冠動脈 CTA のピーク時間を検討した結果，テス

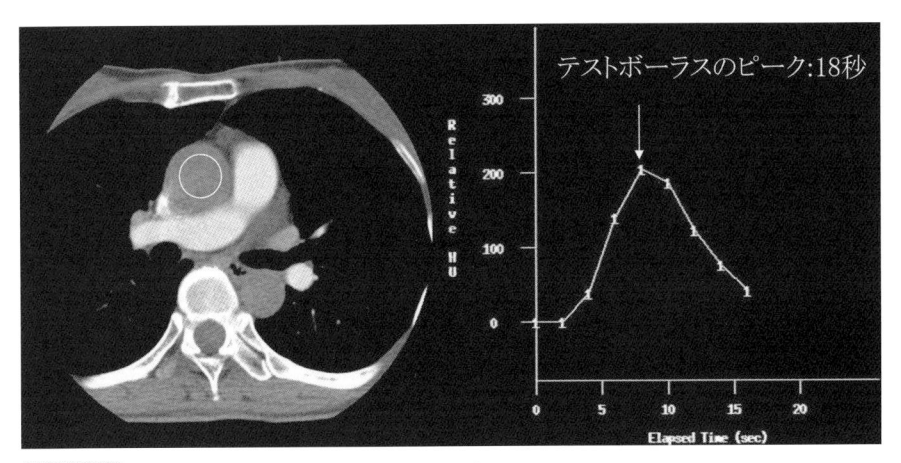

図 3-15 テストボーラス法による ROI の設定と TDC

350 mgI/m*l* 製剤 10 m*l*+生食後押し 30 m*l* を 3.0 m*l*/秒で注入し注入開始 10 秒後よりモニタリングを開始している．造影剤量が少ないため早くピークに達し，下降する．このためボーラストラッキング法よりモニター開始時間を早くしている．グラフからはテストボーラス法のピークが 18 秒後（10 秒＋8 秒）であることが確認できる．撮影タイミングはピーク時間＋3 秒としており 21 秒とした．

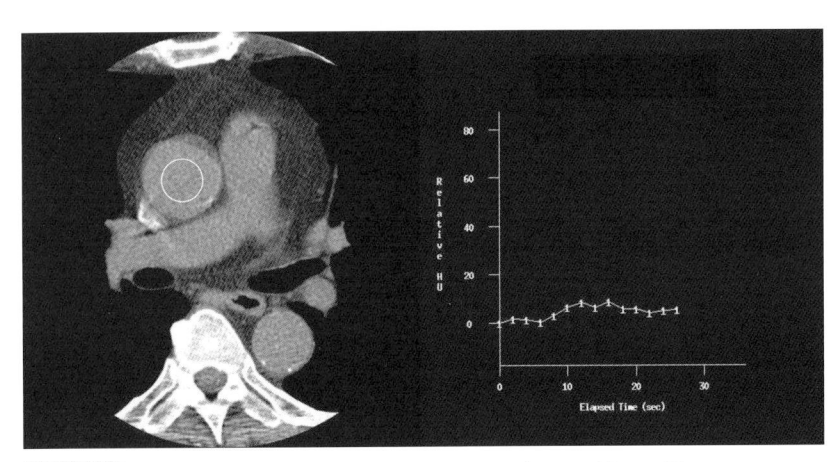

図 3-16 造影剤到達が確認できなかったテストボーラス法の一例

350 mgI/m*l* 製剤 10 m*l*+生食後押し 40 m*l* を 4.0 m*l*/秒で注入し注入開始 10 秒後よりモニタリングを開始したが，TDC カーブから造影剤の到達が認識できなかった．

トボーラスのピークから 2〜3 秒後に撮像開始するのがよいとしている．

3．実際の撮像タイミング

当院では，16 列 MDCT では，ボーラストラッキング法を用いていたが，ボーラストラッキング法の以下の理由により 64 列 MDCT ではテストボーラス法を用いている．

1) モニタリングから本スキャンまでの切り替え時間が長く（8〜10 秒程度必要），造影剤使用量が増加する（他メーカーの装置でも数秒は必要である）．

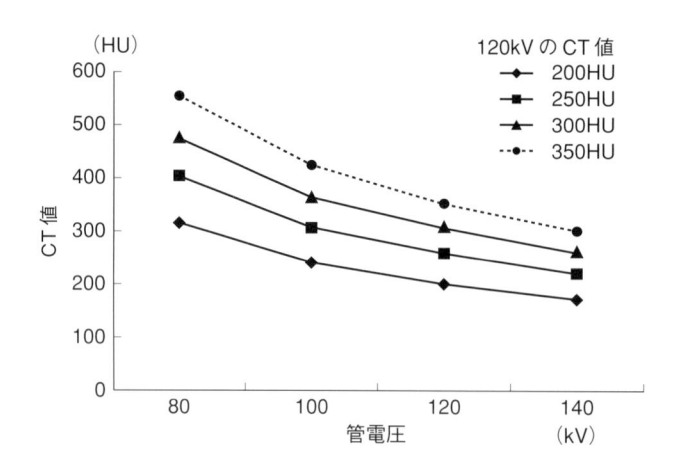

図3-17 管電圧の違いによるCT値の変化

120 kVでのCT値が200 HU，250 HU，300 HU，350 HUの希釈造影剤の管電圧である．100 kVではCT値が20％上昇し，140 kVでは15％低下する．

2）本スキャンへの切り替えがマニュアル操作である．
3）息止めの合図が自動ではなくオペレーター間の差が出やすい．

撮像タイミングはテストボーラスのピーク＋3秒としているが，TDCのピークがとらえられない症例がわずかに（1％以下）存在する（図3-16）．理由として心機能不良などが考えられるが，この場合にはボーラストラッキング方法に変更する．

D 冠動脈CTに必要とされるCT値

冠動脈狭窄の診断能は冠動脈造影効果に影響される．冠動脈造影効果が250～300 HU以下の造影効果では，高い造影効果（350 HU以上）に比較して細い冠動脈の描出が不良であるとの報告がある[15]．一方で，冠動脈CT値が350 HUを超えると石灰化との区別が困難になるとの報告もある[16]．また，造影効果が500 HU程度と高い場合はビームハードニングによって狭窄率が不正確となるうえ，プラークのCT値が変化し性状評価が困難になるとされている[17]．この効果は冠動脈造影効果が高いほど，プラークが小さいほど強い[18]．したがってプラークCT値は周囲環境を考慮したうえで性状の類推を行うことが重要と考える．以上より冠動脈CTAでは350 HUの冠動脈CT値を目標とすることを推奨する．

被曝低減のために低管電圧で撮像が行われているが[19]，管電圧によってCT値は変化する（図3-17）．例えば120 kVから100 kVに変更すると造影効果は20％上昇するため，造影剤量も20％程度の減量が可能である．一方，ステントの内腔の評価には高管電圧での撮像が有効と考えているが[20]，120 kVから140 kVに変更すると造影効果は15％低減するため，造影剤量も15％程度の増量が必要である．

まとめ

冠動脈CTAの目的は狭窄病変の有無・程度の判定，プラークの存在診断であり，冠動脈造影効果として350 HU を目標とすべきと考える．できるだけ少ない造影剤で，一定した診断能を維持するための工夫が必要であり，その一助となれば幸いである．

文献

1) Schroeder S, Flohr T, Kopp AF, et al. Accuracy of density measurements within plaques located in artificial coronary arteries by X-ray multislice CT: results of a phantom study. J Comput Assist Tomogr. 2001; 25: 900-6.
2) 山下康行，中山義晴，門田正貴，他．Multidetector Helical CT における造影剤の用い方．日獨医報．2000; 45: 8-15.
3) 山口隆義．ファントムを用いた TDC の最適化について．MDCT 至適造影法を語る会　第3回学術集．64 列心臓 MDCT の造影法．2008. p.4-5.
4) Heiken JP, Brink JA, McClennan BL, et al. Dynamic incremental CT: effect of volume and concentration of contrast material and patient weight on hepatic enhancement. Radiology. 1995; 195: 353-7.
5) Awai K, Hiraishi K, Hori S, et al. Effect of contrast material injection duration and rate on aortic peak time and peak enhancement at dynamic CT involving injection protocol with dose tailored to patient weight. Radiology. 2004; 230: 142-50.
6) Rist C, Becker CR, Kirchin MA, et al. Optimization of cardiac MSCT contrast injection protocols: dependency of the main bolus contrast density on test bolus parameters and patients' body weight. Acad Radiol. 2008; 15: 49-57.
7) Husmann L, Herzog BA, Burkhard N, et al. Low-dose coronary CT angiography with prospective ECG triggering: validation of a contrast material protocol adapted to body mass index. AJR. 2009; 193: 802-6.
8) 秋山宣行，中村幸弘．冠動脈CTA検査のための至適造影剤注入法の検討：テストボーラスパラメータと被検者の性差，BSA を用いた注入ヨード量調整法．放技学誌．2009; 658: 1073-80.
9) 市川智明．CT 造影剤理論．東京：医学書院；2004. p.44-7.
10) Haage P, Schmitz-Rode T, Hubner D, et al. Reduction of contrast material dose and artifacts by a saline flush using a double power injector in helical CT of the thorax. AJR. 2000; 174: 1049-53.
11) 寺沢和晶，八町　淳，西村勝幸，他．64 列 MSCT による心臓造影方法の基礎的検討．日放技学誌．2007; 63: 628-37.
12) 松原　進，内田千晴，佐藤　整，他．肝造影ダイナミックCT 検査における動脈優位相と造影剤到達時間の検討．日本放射線技師会雑誌．2001; 48: 1400-11.
13) Bae KT. Peak contrast enhancement in CT and MR angiography: when does it occur and why? Pharmacokinetic study in a porcine model. Radiology. 2003; 227: 809-16.
14) 中浦　猛．心臓CT における適正な造影方法の考え方．MDCT 至適造影法を語る会　第3回学術集．64 列心臓 MDCT の造影法．2008. p.16-9.
15) Cademartiri F, Mollet NR, Lemos PA, et al. Higher intracoronary attenuation improves diagnostic accuracy in MDCT coronary angiography. AJR. 2006; 187: W430-3.
16) Becker CR, Hong C, Knez A, et al. Optimal contrast application for cardiac 4-detector-row computed tomography. Invest Radiol. 2003; 38: 690-4.
17) Cademartiri F, Mollet NR, Runza G, et al. Influence of intracoronary attenuation on coronary plaque measurements using multislice computed tomography: observations in an ex vivo model of

coronary computed tomography angiography. Eur Radiol. 2005; 15: 1426-31.
18) Horiguchi J, Fujioka C, Kiguchi M, et al. Soft and intermediate plaques in coronary arteries: how accurately can we measure CT attenuation using 64-MDCT? AJR. 2007; 189: 981-8.
19) Leschka S, Stolzmann P, Schmid FT, et al. Low kilovoltage cardiac dual-source CT: attenuation, noise, and radiation dose. Eur Radiol. 2008; 18: 1809-17.
20) Horiguchi J, Fujioka C, Kiguchi M, et al. Prospective ECG-triggered axial CT at 140-kV tube voltage improves coronary in-stent restenosis visibility at a lower radiation dose compared with conventional retrospective ECG-gated helical CT. Eur Radiol. 2009; 19: 2363-72.

〈藤岡知加子　堀口 純〉

3 前向きおよび後ろ向き心電同期法と被曝線量

　64列CTによる後ろ向き心電同期CTAは血管造影をゴールデンスタンダードとするメタアナリシス[1]，多施設合同の前向き研究[2,3]によって冠動脈狭窄病変診断能に優れることが示されている．従来はもっぱら血管造影によっていた冠動脈狭窄病変の有無が，近年は多くの施設で冠動脈CTAによって一部が評価されるようになっている．冠動脈CTAは高い陰性予見率をもつことが証明されており，冠動脈CTAで異常がなければ高率で冠動脈狭窄を否定できる．また救急患者において冠動脈CTAで異常がなければその後の心イベント発症も少なく，トリアージ効果に優れており[4]，入院期間の短縮にも繋がる[5]．このように侵襲性，費用の両面で優れる冠動脈CTAであるが，高い被曝線量は発がん性の観点から重大な懸念材料となっている[6]．これに対して，ヘリカル撮影からアキシャル撮影といわば Back to the future[7] の発想で低被曝を目指したのが，前向き心電同期CTAである．本稿ではその撮像法，発がんリスク，診断能，適応について整理していきたい．

A 撮像法

1．時間分解能と心位相

　静止した心臓の画像を得るためには19.1 msecの時間分解能を要するとされているが[8]，多検出器列CT，電子ビームCTいずれもそのような高い時間分解能を有さない．したがって心臓の動きが相対的に少ない位相にタイミングを合わせて画像を収集することになり，拡張末期や収縮末期がターゲットとなる．冠動脈イメージングでは厳密には心臓（左室）ではなく冠動脈の動きが最小となるのが理想である．経験的には拡張末期がよく，高心拍では収縮末期も候補となる．しかし困ったことに，心拍のみならず患者によって，冠動脈枝（またはセグメント）によって最適心位相が異なり，その予測が十分に立たない．また拡張末期といっても，最適位相はRRの70％あるいは75％と異なるし，その5％で冠動脈のブレに思わぬ差異が生じることさえある．したがってモーションアーチファクトの最小限化を重要視するなら，また画像再構成の労力をいとわぬなら，すべての心位相の再構成を行えば（それが可能な撮像法を選択すれば）よい．しかし心位相の選択性が高い撮像ほど被曝を多く伴うというトレードオフ制度となっているため，低心拍を実現させる工夫（薬剤など），カバーする位相，撮像法などを絶えず模索し続けることを余儀なくされている．CTの物理的構造上，前述の理想的な分解能は到達できないため，CT技術の進歩が進んでも悩みは解決しそうにない．

2. 心臓 CT 撮像法

電子ビーム CT は 1990 年頃より主に冠動脈石灰化定量を目的として普及しており，その意義を証明する多くの研究の裏付けもある．電子ビーム CT は冠動脈 CTA にも応用されているが，予め決めた心位相に限定して X 線照射を行う，いわゆる「前向き心電同期法」を用いる．4 列 CT の登場以来，普及機の多検出器列 CT でも心臓の撮像が行われてきたが，連続した X 線照射を行った後に心位相を選択して画像を再構成するという「後ろ向き心電同期法」が主流である．64 列，256 列，320 列 CT では体軸方向の coverage が拡大し，管球回転の高速化による時間分解能向上が得られ，前向き心電同期法が再び応用されるようになってきた．

多検出器列 CT 当初のコンベンショナルな後ろ向き心電同期法ではヘリカル撮影により一定の電流が照射され（図 3-18a），後に位相を選択して画像を再構成する．これには「RR の何％の位相を再構成する」という相対遅延法，「RR の何 msec 後の位相を再構成する」という絶対遅延法などがある（選択肢は CT ベンダーによって異なる）．心拍が 65 bpm 以下であると多くの場合，拡張中期～末期でこと足りるのだが，高心拍では収縮末期も必要となってくる状況が特に右冠動脈において生じる．どの位相が最適であるかを視覚的に判断する場合，RR の 5％刻みで再構成した画像を調査する施設が多い．しかし当然「それはコンピュータがやってくれよ」というのがユーザーの心情であるので，自動化のソフトウェアも存在する．その 1 例として "Motion maps" は低解像度の画像より近接位相間で動きの少ない位相を認知し，その位相を通常解像度で提供するものである[9]．コンピュータに選ばれた画像と，視覚的に選ばれた画像の心位相はよく一致しており，省労

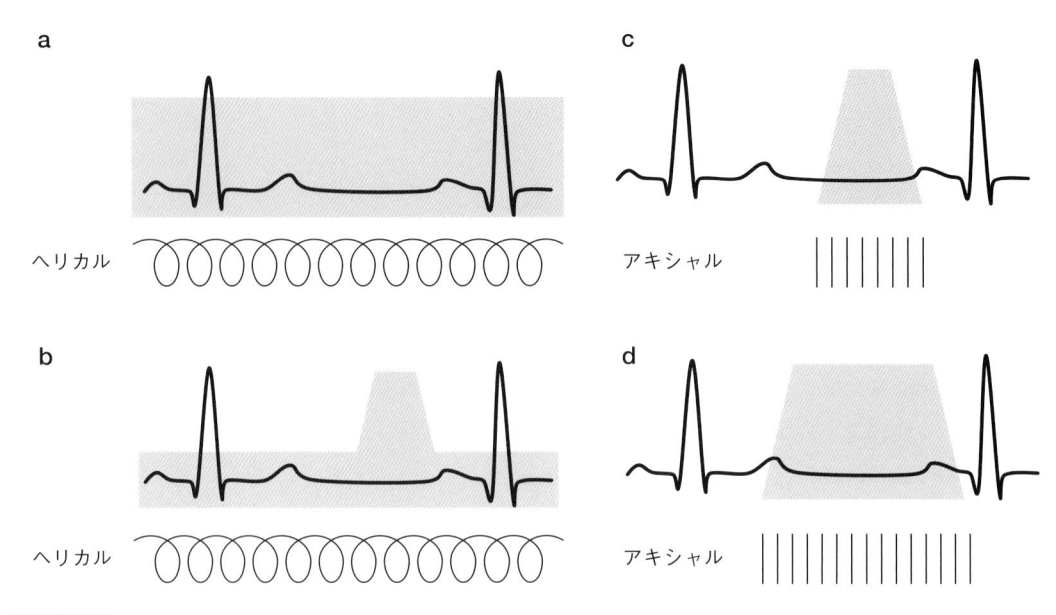

図 3-18 冠動脈 CTA 撮像法
a：後ろ向き心電同期法
b：後ろ向き心電同期法（ECG-modulation 併用）
c：前向き心電同期法
d：前向き心電同期法（X 線照射延長）

力,省時間に寄与する.

　後ろ向き心電同期法では冠動脈イメージング以外にも心臓全体および局所的な機能,心拍出量,弁の性状や機能などを網羅的に診断することが可能である.またある程度の不整脈に対しては,部分的なデータの削除,挿入,置換などの操作により,画像の不整合を補正する ECG-editing 機能が使用できる[10].

　フル装備の後ろ向き心電同期法ではあまりにも被曝が多いので,冠動脈イメージングに用いない位相の電流を低減するのが"ECG-modulation"であり(図3-18b),30％から50％の線量低減が可能となる[11, 12].その効果は,低電流の値と心位相の範囲によって規定される.収縮期は低電流によって撮影されるので収縮期の静止画像は SN 比という観点の画質から適さない(ここではモーションアーチファクトによる画像劣化は意味していない).しかし,心内膜面と心外膜面のトレースは低画質でも可能であるので,心運動など機能評価には支障をきたさない.この"ECG-modulation"併用下の後ろ向き心電同期法が現在,臨床の主流となっている.

　前向き心電同期法は心電同期下で特定の心位相のみ X 線照射する方法である[13].心拍に応じて,R 波の何 msec 後から照射開始と予めタイミングを見測る方法であるので(図3-18c),心拍の大きな変動には脆弱な撮像法である.心臓を一度にカバーしえる256列や320列は別として,64列では複数回(4回程度)の X 線照射が必要であり,X 線照射と寝台移動を交互に繰り返す,いわゆる step-and-shoot 撮影が行われる.寝台移動(step)には徐脈(例えば48 bpm 以下)でない限り,1心拍が介在するので,通常は7心拍程度にわたる撮影となる.この場合,X 線照射(shoot)間のデータ不整合がしばし問題となる.位置のずれは患者の心拍変動,体動によって生ずる可能性があり,冠動脈評価が不能となる原因としてあげられている[14].加えて造影効果の不均一性も避け難い.

　画像再構成には180°の投影データが必要であり,単 X 線管球 CT ではそれに加えて50°〜60°の fan angle が必要である.それにより管球回転時間の50％の時間分解能が達成される[15].前向き心電同期法で線量を最低にするためには,最小限の管球回転角度の照射(230°〜240°)を用いることになり,単一の心位相の再構成のみとなる(図3-18c).これに対し,若干の心拍変動に対応するために,または最適時相追及のために複数の心位相の再構成を行うためには,前向き心電同期法において X 線照射を延長させる手段がある(図3-18d).しかし X 線照射をどのくらい延長させればよいかという判断は容易ではなく,患者の心拍数や変動,検査目的(冠動脈イメージングまたは心機能),CT の時間分解能(管球回転角度)に影響される.冠動脈イメージングを対象としたとき,Kimura らは50 msec を推奨しており[16],参考とされたい.

B　放射線被曝

1. 被曝リスク

　国際放射線防護委員会 International Commission on Radiological Protection(ICRP)によれば,公衆としての生涯の致死性発がんは 1mSv で 1/20,000 に生じるとされ[17],アメリカ食品医薬品局

表 3-5 各種心臓検査の被曝（実効線量）

診断法	effective dose（mSv）	参考文献
診断目的 CAG	3〜10	20
核医学		
⁹⁹ᵐTc sestamibi 安静負荷	11.3	21
⁹⁹ᵐTc sestamibi 負荷	7.9	21
²⁰¹Tl 負荷再分布	22	21
²⁰¹Tl 負荷再静注	31.4	21
二核種（²⁰¹Tl–⁹⁹ᵐTc sestamibi）	29.2	21
electron-beam CT による冠動脈石灰化定量	1〜1.3	22
後ろ向き心電同期 CTA		
4 列 CT	3.9〜5.8	23
64 列 CT	15.2〜21.4	24
dual-source CT	13.8	25
ECG-modulation 併用 64 列 CT	9	12
ECG-modulation 併用 dual-source CT	7〜9	26
前向き心電同期 CTA		
electron beam CT	1.5〜2	22
64 列 CT	4.1〜4.3	27〜29
64 列 CT（100 kV and 120 kV）	2.1〜2.8	14, 30〜32
dual-source CT	2.6〜2.9	33, 34
dual-source CT, 100 kV	1.2〜1.3	33, 34
320 列 CT	6.8*	35

*照射幅は RR の 60〜100％

Food and Drug Administration（FDA）もこれを支持している[18]．最近の Biological Effects of Ionizing Radiation（BEIR）VII Phase 2 report では多列検出器 CT の被曝によるがん発生の生涯リスク lifetime attributable risk（LAR）の存在を明示し，固形癌あるいは白血病が惹起される可能性は 10 mSv で 1/1000 であると概算している．ここに 10 mSv とは十分に被曝低減への注意払いつつ，後ろ向き心電同期法を行っている施設の線量にほぼ一致する．以上は公衆全体での話であるが，周知のとおり同一の被曝でも年齢，性によって影響が異なり，BEIR より示されているリスク換算グラフは興味深く，Radiology 論文でも閲覧できる[19]．いずれにしても冠動脈 CT 検査が "as low as reasonably achievable（ALARA）" の原則で行わなければならないことに疑念の余地はない．

2. 心臓検査での被曝

多列 CT の種類と線量に影響するパラメータの組み合わせによる実効線量を文献的に調査し，合わせてその他の診断モダリティの実効線量も併記した（表 3-5）[12, 14, 20-35]．冠動脈 CTA，特に後ろ向き心電同期法の線量が高いことに注目いただきたい．多列化によって，空間分解能，時間分解能が高くなり検査の質の向上に寄与しているのだが，反面で被曝も増加していることに注意されたい．ECG-modulation を併用しない 64 列 CT の被曝は 15.2〜21.4 mSv と高いものとなっているが，

この理由として，通常 0.2 程度の pitch が使われ，80％のデータがオーバーラップして収集されることに起因する．冠動脈 CTA 被曝を世界規模で前向き調査をした研究（PROTECTION I）では CT メーカーによって被曝線量が異なるばかりではなく，施設間に大きい差異が認められた[36]．患者の体格による差もあるが，いかに被曝を最小限化するかという創意工夫の差によるものである．検査に携わるものとして線量の必要最小限化は常に取り組むべき課題である．

3. 冠動脈 CTA の被曝低減方法

後ろ向き心電同期法での ECG-modulation は 30〜50％の線量低減効果，前向き心電同期法は 77〜83％の線量低減効果を有している[27-30]．低電圧も線量低減に有効であり，線量は電圧の二乗に比例して低下する（120 kV から 100 kV で約 31％の低減効果）．低電圧ではノイズが増加するが，光電効果の上昇，コンプトン散乱効果の減少のため，CTA に有効であることが知られている[37]．Abada らは小さいまたは痩身の患者に対して 80 kV を使用し，最大限 88％までの線量低減を報告している[38]．前向き心電同期法と 100 kV〔body mass index（BMI）<25 kg$\times$m^{-2} の患者に対してなど〕の併用により，線量を著減させている報告が 64 列 CT[14, 30-32]，dual-source CT[33, 34] でもみられる．電流の制御も重要である．人体の横断面（CT スキャン断面）は球形ではなく，X 線の減衰も照射方向により異なる．電流を xy 平面で変調する（angular modulation），z 軸で変調する，または両者を併用することにより，適度の画質を得る（ノイズを制御する）ことが可能であり，Deetjen らはこの方法での 42.8％の線量低減に成功している[39]．その他，スキャン範囲を限定する，撮影 FOV を絞る，といったことがあげられる．石灰化定量などのための単純 CT は冠動脈 CTA 撮像と比較して線量が少ない．スカウト画像からは心臓の範囲を明確に判定し難いことがあるので，単純 CT の結果から冠動脈 CTA の範囲を絞るということも重要である．また検査中の体動や心拍変動は検査の成功の鍵であり，ひいては被曝線量にも影響するポイントとなる．したがって，患者の不安を取り除くような十分な説明やリハーサル，薬剤による心拍数コントロールも重要である．

C 前向き心電同期法の診断能

1. 前向き心電同期法と後ろ向き心電同期法の比較

冠動脈 CTA の有効性に関するコンセンサスはほとんど後ろ向き心電同期法による研究で得られているところであり[40]，本稿は前向き心電同期法の可能性にフォーカスして概説する．我々は 75 bpm までの安定心拍において，前向き心電同期法と後ろ向き心電同期法の 64 列冠動脈 CTA は画質，狭窄判定，CT 濃度測定において同様なパフォーマンスを示すことを動態心臓ファントムにおいて示した[41]．これを受け，75 bpm の患者（n=60）に対して前向きおよび後ろ向き心電同期法を試験したが，画質と狭窄判定は類似性を有していた[27]．前向きおよび後ろ向き心電同期法で撮影したファントム例（図 3-19），臨床例（図 3-20，図 3-21）を供覧する．Earls らは検査前の心拍数 70 bpm 未満で変動が 10 bpm 未満の患者において前向き心電同期法は後ろ向き心電同期

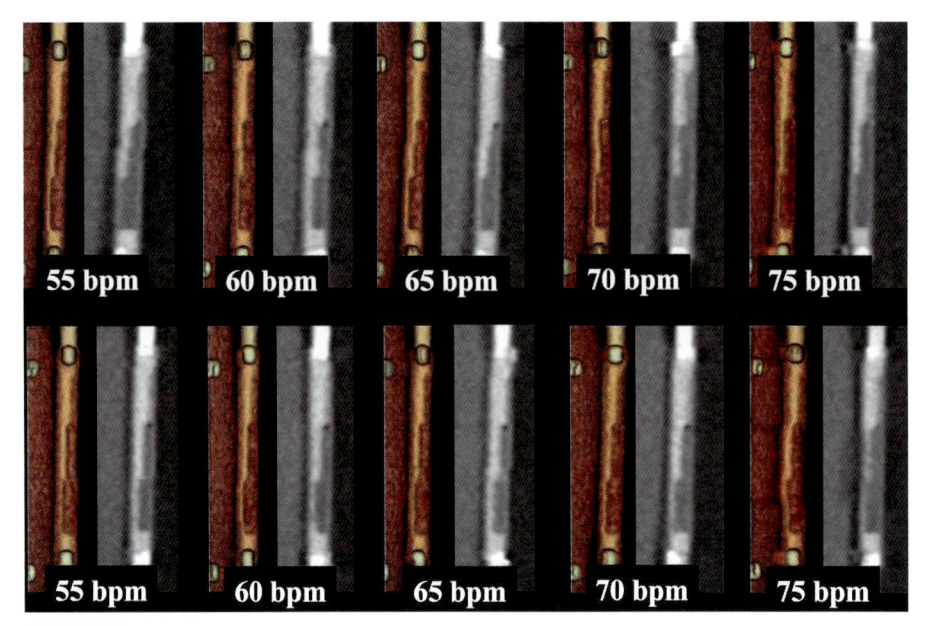

図 3-19 動態ファントムによる前向き心電同期法と後ろ向き心電同期法の比較
上段：前向き心電同期法
下段：後ろ向き心電同期法
心拍数 55 bpm〜75 bpm における volume rendering 像（左）と multiplanar reformat 像（右）のペア画像を示す．
前向き心電同期および後ろ向き心電同期法の画質は同等である．

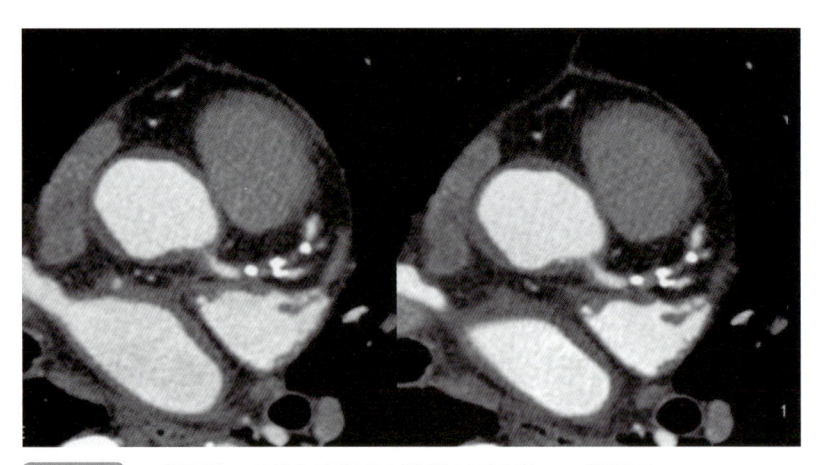

図 3-20 78 歳男性．急性心筋梗塞の患者の冠動脈 CTA 横断面
左：前向き心電同期法（心拍数 60 bpm）
右：後ろ向き心電同期法（心拍数 61 bpm）
冠動脈石灰化プラーク，非石灰化プラークが同様に描出されている．

法より画質が優れており，冠動脈評価能は同等であったとしている[30]．dual-source CT において，Alkadhi らは 70 bpm 以下の心拍数で冠動脈セグメントのうち 98％は評価可能であり，70 bpm より高い心拍数の後ろ向き心電同期法と差がなかったという[34]．

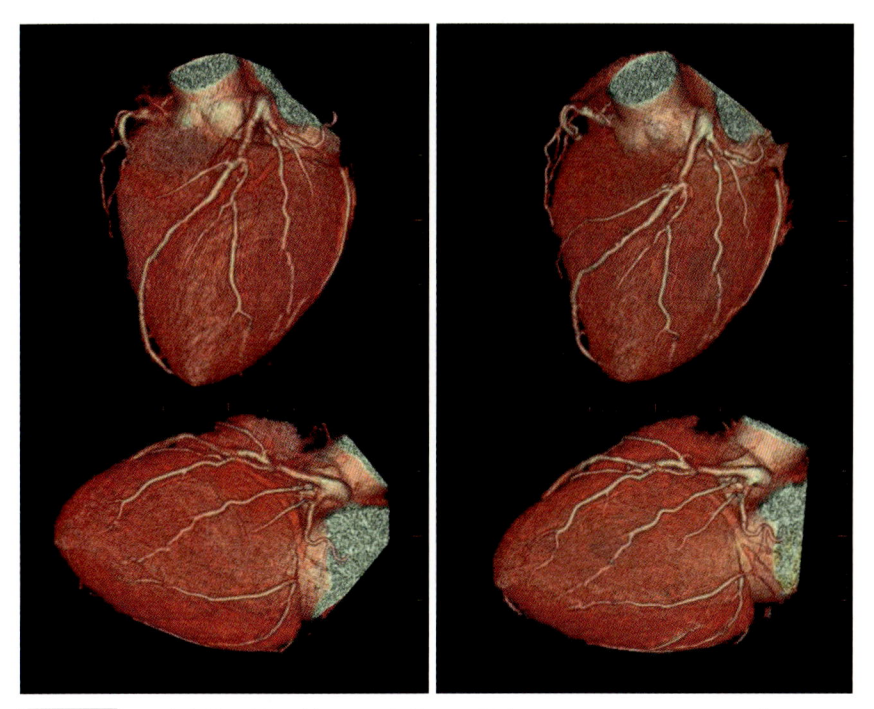

図 3-21 65 歳女性．狭心症疑いの患者の冠動脈 CTA volume rendering 像
左：前向き心電同期法（心拍数 69 bpm）
右：後ろ向き心電同期法（心拍数 65 bpm）
左前下行枝，回旋枝の狭窄が同様に描出されている．

2. 前向き心電同期法と CAG との比較

後ろ向き心電同期法と同様に，安定した低心拍患者を対象とした研究において，前向き心電同期法は冠動脈狭窄（≧50％）をほぼ100％の陰性予見率をもって正確に診断することが，64列CT[29, 31]および dual-source CT[32]で示されている．冠動脈疾患の除外診断という CTA に最も期待される要求が，従来弱点であった高被曝を克服しつつ可能であることが示唆され，大変喜ばしい．今後も狭窄判定，プラーク性状判定に関する多施設研究が望まれる．

D 前向き心電同期法の適応

1. 技術的適応

前向き心電同期法では低心拍かつ安定した心拍がよい適応である．管球回転速度が低い機種ほど，また X 線照射時間が短いほど（A-2．心臓 CT 撮像法の項参照）条件は厳しくなる．Husmannらは心拍数 63 bpm 以下では 1％のみが診断不能であったが，心拍数が 63 bpm を超えると 14.8％に診断不能例が増加し，有意差（p＜0.001）があったという[14]．時間分解能が 83 msec と高いdual-source CT でも同様な事情である．Scheffel らは心拍数 70 bpm 以下で 98％の冠動脈セグメン

トが診断に適するものであったという[32]. Stolzmann らは ROC 解析の結果, 平均心拍 59.9 bpm がモーションアーチファクト出現の域値であり, 心拍変動 2.2 bpm が stair-step アーチファクト出現の域値であったという[33]. Gutstein らはロジスティック回帰分析を用いて, 心拍 70 bpm 以上, 心拍変動 10 bpm 以上, 冠動脈石灰化指数 400 以上, BMI30 以上は心位相 RR70％再構成の dual-source CT による前向き心電同期法の独立した検査不成功因子であったとしている. 以上のように, 前向き心電同期法では低心拍かつ安定した心拍が重要であり, 禁忌でなければβブロッカーも使用した厳密な心拍数制御が求められる. 先述したように前向き心電同期法では X 線照射間のデータ不整合も診断能低下の原因であるが, 256 列あるいは 320 列 CT ではこの要素に加え, 検査中の心拍数変動という因子の影響も最小限化できるので（ただし, 撮影時に不整脈が生じたというレベルの心拍変動ではない）, 有利であることに間違いない.

2. 臨床的適応

前向き心電同期法, 特に X 線照射時間を最小限化した単一位相の撮影により被曝を低減できる. 若年者（特に女子）で高度冠動脈狭窄の可能性が低く, かつ被曝に感受性の高い患者が最もよい対象となる. 冠動脈石灰化もこのような対象に向いているが, 冠動脈硬化の初期における非石灰化プラークをも否定したいときは前向き心電同期法の CTA が推奨される[42].

まとめ

安定した低心拍患者における前向き心電同期法は, 後ろ向き心電同期法と同様な診断能を維持したまま, 放射線被曝を劇的に減少させることが可能である. 冠動脈リスクが低く, 若年者（特に女子）など放射線被曝の懸念が大きい患者において, 冠動脈疾患の除外診断における価値が高い.

文献

1) Abdulla J, Abildstrom SZ, Gotzsche O, et al. 64-multislice detector computed tomography coronary angiography as potential alternative to conventional coronary angiography: a systematic review and meta-analysis. European Heart Journal. 2007; 28: 3042-50.
2) Budoff MJ, Dowe D, Jollis JG, et al. Diagnostic performance of 64-multidetector row coronary computed tomographic angiography for evaluation of coronary artery stenosis in individuals without known coronary artery disease. J Am Coll Cardiol. 2008; 52: 1724-32.
3) Meijboom WB, Meijs MF, Schuijf JD, et al. Diagnostic accuracy of 64-slice computed tomography coronary angiography. a prospective, multicenter, multivendor study. J Am Coll Cardiol. 2008; 52: 2135-44.
4) Hoffmann U, Bamberg F, Chae CU, et al. Coronary computed tomography angiography for early triage of patients with acute chest pain: the ROMICAT (Rule Out Myocardial Infarction using Computer Assisted Tomography) trial. J Am Coll Cardiol. 2009; 53: 1642-50.
5) May JM, Shuman WP, Strote JN, et al. Low-risk patients with chest pain in the emergency department: negative 64-MDCT coronary angiography may reduce length of stay and hospital charges. Am J Roentgenol. 2009; 193: 150-4.
6) Einstein AJ, Moser KW, Thompson RC, et al. Radiation dose to patients from cardiac diagnostic imaging. Circulation. 2007; 116: 1290-305.

7) Schoenhagen P. Back to the future: coronary CT angiography using prospective ECG triggering. Eur Heart J. 2008; 29; 153-4.
8) Ritchie CJ, Godwin JD, Crawford CR, et al. Minimum scan speeds for suppression of motion artifacts in CT. Radiology. 1992; 185: 37-42.
9) Hoffmann MHK, Lessick J, Manzke R, et al. Automatic determination of minimal cardiac motion phases for computed tomography imaging: initial experience. Eur Radiol. 2006; 16: 365-73.
10) Cademartiri F, Mollet NR, Runza G, et al. Improving diagnostic accuracy of MDCT coronary angiography in patients with mild heart rhythm irregularities using ECG editing. AJR. 2006; 186: 634-8.
11) Jakobs TF, Becker CR, Ohnesorge B, et al. Multislice helical CT of the heart with retrospective ECG gating: reduction of radiation exposure by ECG-controlled tube current modulation. Eur Radiol. 2002; 12: 1081-6.
12) Hausleiter J, Meyer T, Hadamitzky M, et al. Radiation dose estimates from cardiac multislice computed tomography in daily practice: impact of different scanning protocols on effective dose estimates. Circulation. 2006; 113: 1305-10.
13) Hsieh J, Londt J, Vass M, et al. Step-and-shoot data acquisition and reconstruction for cardiac X-ray computed tomography. Medical Physics. 2006; 33: 4236-48.
14) Husmann L, Valenta I, Gaemperli O, et al. Feasibility of low-dose coronary CT angiography: first experience with prospective ECG-gating. Eur Heart J. 2008; 29; 191-7.
15) Petersilka M, Bruder H, Krauss B, et al. Technical principles of dual source CT. Eur J Radiol. 2008; 68: 362-8.
16) Kimura F, Umezawa T, Shen Y, et al. Coronary CT angiography using prospectively gated axial scans: evaluation of banding artifacts and padding time. Presented at Radiological Society of North America. 2008.
17) 1990 recommendations of the International Commission on Radiological Protection. ICRP Publication 60. Ann ICRP. 1990; 21.
18) US Food and Drug Administration Center for Devices and Radiological Health. Whole body scanning using computed tomography (CT): what are the radiation risks from CT? Available at: www.fda.gov/cdrh/ct/risks.html. Accessed January. 2009.
19) Sodickson A, Baeyens PF, Andriole KP, et al. Recurrent CT, cumulative radiation exposure, and associated radiation-induced cancer risks from CT of adults. Radiology. 2009; 251: 175-84.
20) Morin RL, Gerber TC, McCollough CH. Radiation dose in computed tomography of the heart. Circulation. 2003; 107: 917-22.
21) Einstein AJ, Moser KW, Thompson RC, et al. Radiation dose to patients from cardiac diagnostic imaging. Circulation. 2007; 116: 1290-305.
22) Hunold P, Vogt FM, Schmermund A, et al. Radiation exposure during cardiac CT: effective doses at multi-detector row CT and electron-beam CT. Radiology. 2003; 226: 145-52.
23) Achenbach S, Giesler T, Ropers D, et al. Detection of coronary artery stenoses by contrastenhanced, retrospectively electrocardiographically-gated, multislice spiral computed tomography. Circulation. 2001; 103: 2535-8.
24) Mollet NR, Cademartiri F, van Mieghem CA, et al. High-resolution spiral computed tomography coronary angiography in patients referred for diagnostic conventional coronary angiography. Circulation. 2005; 112: 2318-23.
25) Oncel D, Oncel G, Tastan A. Effectiveness of dual-source CT coronary angiography for the evaluation of coronary artery disease in patients with atrial fibrillation: initial experience. Radiology. 2007; 249: 703-11.
26) Stolzmann P, Scheffel H, Schertler T, et al. Radiation dose estimates in dual-source computed

tomography coronary angiography. Eur Radiol. 2008; 18: 592-9.
27) Hirai N, Horiguchi J, Fujioka C, et al. Prospective electrocardiography-triggered versus retrospective electrocardiography-gated 64-slice coronary CT angiography: image quality, stenoses assessment and radiation dose. Radiology. 2008; 248: 424-30.
28) Shuman WP, Branch KR, May JM, et al. Prospective versus retrospective ECG gating for 64-detector CT of the coronary arteries: comparison of image quality and patient radiation dose. Radiology. 2008; 248: 431-7.
29) Maruyama T, Takada M, Hasuike T, et al. Radiation dose reduction and coronary assessability of prospective electrocardiogram-gated computed tomography coronary angiography. J Am Coll Cardiol. 2008; 52: 1450-5.
30) Earls JP, Berman EL, Urban BA, et al. Prospectively gated transverse coronary CT angiography versus retrospectively gated helical technique: improved image quality and reduced radiation dose. Radiology. 2008; 246: 742-53.
31) Herzog BA, Husmann L, Burkhard N, et al. Accuracy of low-dose computed tomography coronary angiography using prospective electrocardiogram-triggering: first clinical experience. Eur Heart J. 2008; 29: 3037-42.
32) Scheffel H, Alkadhi H, Leschka S, et al. Low-dose CT coronary angiography in the step-and-shoot mode: diagnostic performance. Heart. 2008; 94: 1132-7.
33) Stolzmann P, Leschka S, Scheffel H, et al. Dual-source CT in step-and-shoot mode: noninvasive coronary angiography with low radiation dose. Radiology. 2008; 249: 71-80.
34) Alkadhi H, Stolzmann P, Scheffel H, et al. Radiation dose of cardiac dual-source CT: the effect of tailoring the protocol to patient-specific parameters. Eur J Radiol. 2008; 68: 385-91.
35) Rybicki FJ, Otero HJ, Steigner ML, et al. Initial evaluation of coronary images from 320-detector row computed tomography. Int J Cardiovasc Imaging. 2008; 24: 535-46.
36) Hausleiter J, Meyer T, Hermann F, et al. Estimated radiation dose associated with cardiac CT angiography. JAMA. 2009; 301: 500-7.
37) Ertl-Wagner BB, Hoffmann RT, Bruning R, et al. Multi-detector row CT angiography of the brain at various kilovoltage settings. Radiology. 2004; 231: 528-35.
38) Abada HT, Larchez C, Daoud B, et al. MDCT of the coronary arteries: feasibility of low-dose CT with ECG-pulsed tube current modulation to reduce radiation dose. AJR. 2006; 186: S387-90.
39) Deetjen A, Möllmann S, Conradi G, et al. Use of automatic exposure control in multislice computed tomography of the coronaries: comparison of 16-slice and 64-slice scanner data with conventional coronary angiography. Heart. 2007; 93: 1040-3.
40) Bluemke DA, Achenbach S, Budoff M, et al. Noninvasive coronary artery imaging: magnetic resonance angiography and multidetector computed tomography angiography: a scientific statement from the American Heart Association Committee on Cardiovascular Imaging and Intervention of the Council on Cardiovascular Radiology and Intervention, and the Councils on Clinical Cardiology and Cardiovascular Disease in the Young. Circulation. 2008; 118: 586-606.
41) Horiguchi J, Kiguchi M, Fujioka C, et al. Radiation dose, image quality, stenosis measurement, and CT densitometry using ECG-triggered coronary 64-MDCT angiography: a phantom study. AJR. 2008; 190: 315-20.
42) Gutstein A, Wolak A, Lee C, et al. Predicting success of prospective and retrospective gating with dual-source coronary computed tomography angiography: development of selection criteria and initial experience. J Cardiovasc CT. 2008; 2: 81-90.

〈堀口　純〉

4 Post image processing の実際

　冠動脈CT検査により治療や予後評価に有用な情報を提供するためには，適切な撮影プロトコールで検査を行うのはもちろんのこと，その後の画像処理も重要となってくる．言い換えれば，検査準備から撮影までの過程がいくら完璧でも，post image processing の知識が不十分であれば，せっかくの良質な画像データも十分に活用できず，宝の持ち腐れとなってしまう．muitidetector-row CT（MDCT）を用いた冠動脈CT検査をより有意義なものとするためには，MDCT装置の特徴のみならず，post image processing において重要となるワークステーションの各種機能および画像表示法にも十分精通し，評価・読影しやすい画像が迅速に提供されなければならない．本稿では，画像データ取得後に行う最適心位相の選択法，画像再構成関数の選択，不整脈出現時の画像処理法および冠動脈画像表示法の種類と特徴について述べる．

A 最適心位相の選択方法

　撮影により取得したデータをもとに画像再構成を行う際，まず最適な心位相を選択することが重要である．

　心拍動の周期は大きく収縮期と拡張期に分けられる．さらに，収縮期は，等容収縮期，駆出期に細分され，拡張期は，等容弛緩期，急速流入期，緩徐流入期，心房収縮期に細分される．また，臨床上では，収縮末期や拡張中期などの用語も頻用される．収縮末期はあまり厳密に定義されていないが，通常，駆出期後半～等容弛緩期に相当し，拡張中期は緩徐流入期に相当する．一般的に，この収縮末期と拡張中期に左室の容積変化がほとんどなくなり，心静止が得られるが，特に拡張中期の長さは心拍数に大きく依存する（図3-22）．つまり，低心拍では収縮末期に比較して拡張中期の方が長いが，高心拍になるに従い，収縮末期より拡張中期が相対的に短縮することになる．これを反映するように，冠動脈解析に用いた最適心位相に関する我々の検討（475例）において，低心拍では，拡張中期が最適心位相となる症例がほとんどであったが，高心拍では，その頻度は激減し，収縮末期が最適心位相となる症例の頻度が増加した（表3-6）．

　一般的に心拍数65/分未満では拡張中期に相当するR-R間隔75％前後（70～80％），65もしくは70/分以上では収縮末期に相当する35％前後（30～40％）で冠動脈の動きの少ない良好な画像が得られるといわれている．しかし，動きの激しい右冠動脈においては，低心拍においても収縮末期が最適心位相となることがある[1]．また，高心拍では左右の冠動脈で最適心位相が異なる症例があり，この場合には，各冠動脈で異なる最適心位相を選択し，画像再構成を行う必要がある（図3-23）．

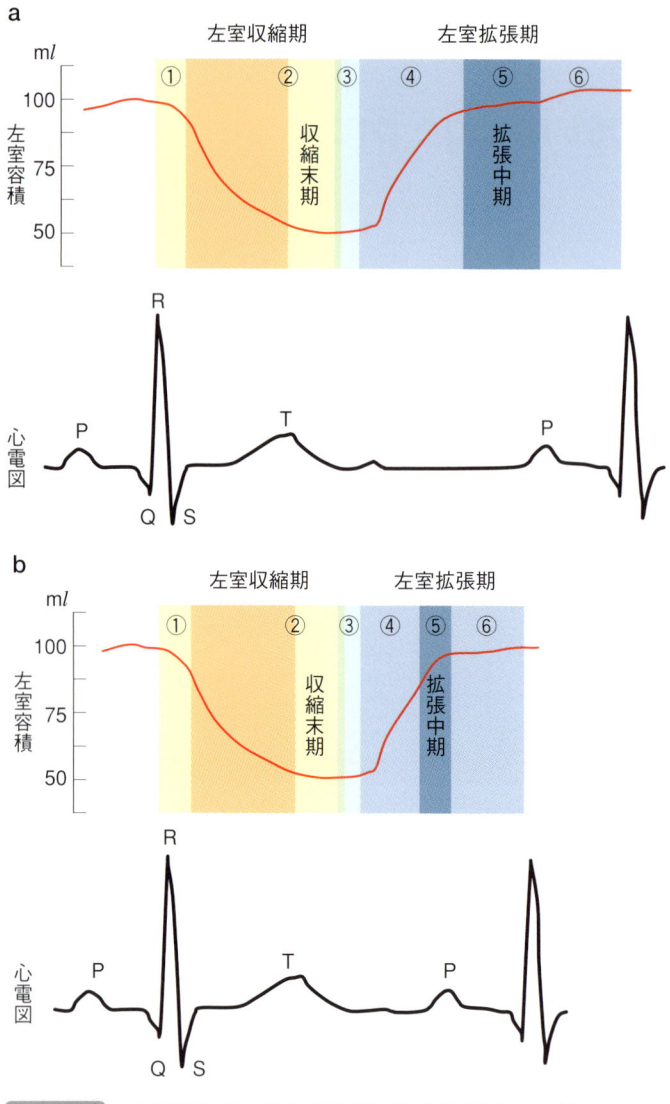

図 3-22 1 心周期における左室容積変化と心電図との関係
a：低心拍の場合，b：高心拍の場合
①等容収縮期，②駆出期，③等容弛緩期，④急速流入期，⑤緩徐流入期，
⑥心房収縮期
低心拍では収縮末期に比較して拡張中期の方が長いが（a），高心拍になる
に従い，収縮末期より拡張中期が相対的に短縮することになる（b）．

　最適心位相の選択に際し，以前は右冠動脈の #1・#2，左冠動脈の #12 レベルの各横断面を選択し，R-R 間隔 5% ごとの各心位相の画像を作成する過程を踏んできた[2]．しかし，近年の画像再構成時間の短縮やワークステーションの処理能力向上により，現在では，同時に多くの心位相データから volume rendering などの様々な表示法の画像を短時間で作成・表示することが可能となっており，これらの画像を用いて複数の心位相における冠動脈全体の観察が行えるようになった．これにより，冠動脈セグメントごとに異なる最適心位相が存在する場合においても，短時間かつ容易

表 3-6　左右冠動脈の最適心位相と心拍数との関係

心拍数（bpm）	症例数	拡張中期 70〜80%		収縮末期 30〜40%		他	
		右冠動脈	左冠動脈	右冠動脈	左冠動脈	右冠動脈	左冠動脈
〜45	18	100.0%	100.0%	0.0%	0.0%	0.0%	0.0%
46〜55	142	98.6%	97.9%	0.7%	0.7%	0.7%	1.4%
56〜65	191	96.3%	97.4%	2.1%	1.0%	1.6%	1.6%
66〜75	93	81.7%	92.5%	8.6%	1.1%	9.7%	6.5%
76〜	31	41.9%	51.6%	16.1%	12.9%	41.9%	35.5%

最適心位相は，心拍数が増加するほど拡張中期の占める割合が低下し，特に右冠動脈でその傾向が顕著である．

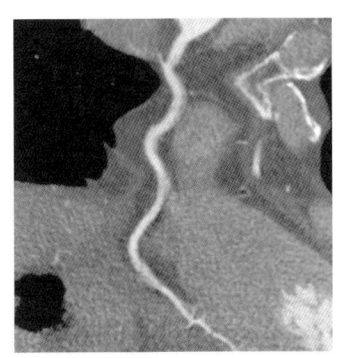

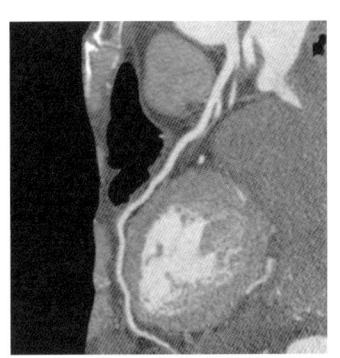

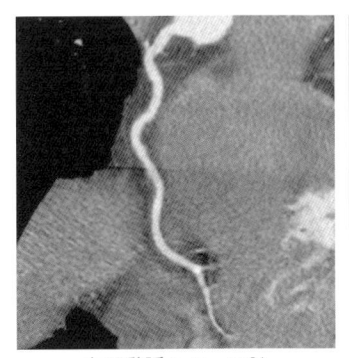

右冠動脈 R-R　75%　　　左冠動脈 R-R　75%

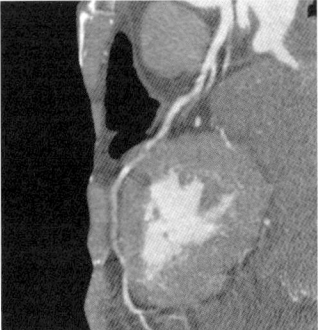

右冠動脈 R-R　45%　　　左冠動脈 R-R　45%

図 3-23　左冠動脈と右冠動脈で最適心位相が異なる症例

左冠動脈の最適心位相は拡張中期の R-R 間隔 75%であったが，同位相では右冠動脈にアーチファクト（blurring）が認められた．右冠動脈の最適心位相は収縮末期の R-R 間隔 45%であった．

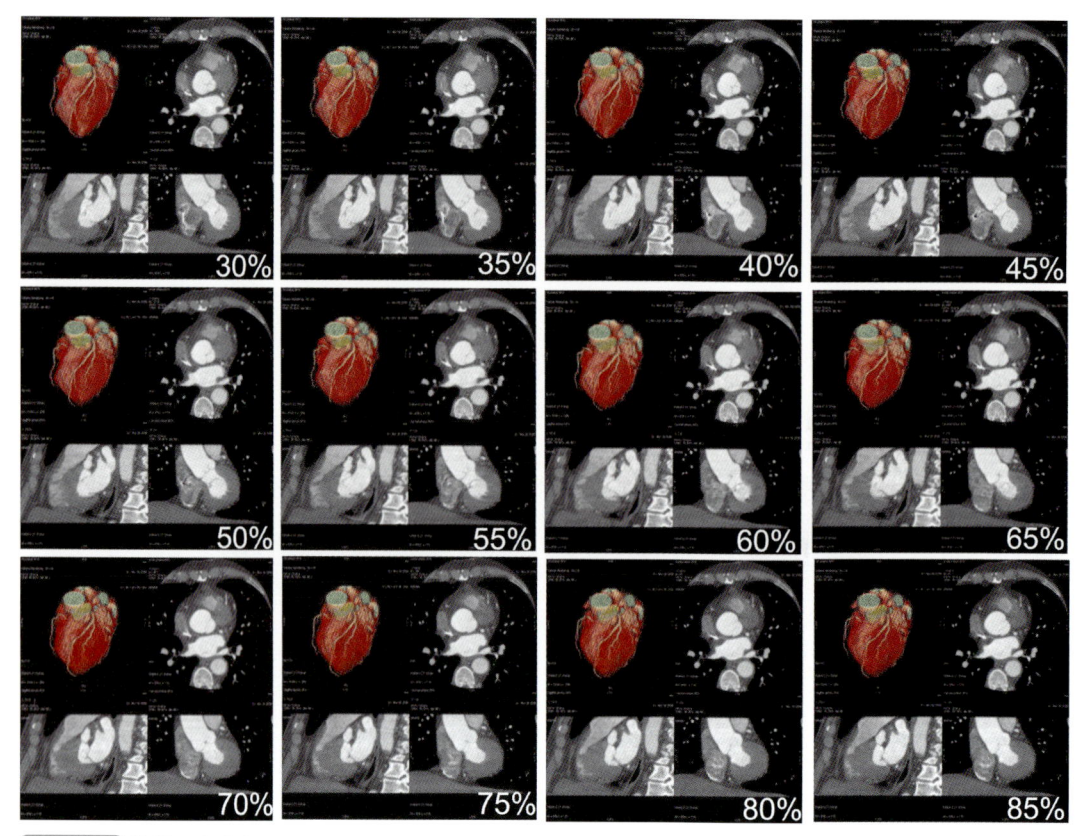

図 3-24 複数の心位相表示

最近では，複数の心位相において，冠動脈全体を観察できる様々な表示法の画像を非常に短時間で作成可能となっている．これらの画像を用いて，心位相ごとの比較を行うことにより，最適心位相を決定するというワークフローが一般的になりつつある．

に最適心位相を選択することが可能となった（図 3-24）．

B 画像再構成関数の選択

様々な空間分解能や密度（低コントラスト）分解能を有する画像再構成関数が用意されており，用途に応じて最適な関数を選択することが可能である．

空間分解能と密度分解能ならびに画像ノイズは互いにトレードオフの関係にある．高周波強調関数は空間分解能に優れるが，密度分解能の低下やノイズの増加をもたらし，石灰化や冠動脈ステントなどの高吸収物質の近傍に undershooting artifact が生じることもある．一方，低周波強調関数ではノイズが少なく密度分解能に優れるが，空間分解能は低下する．冠動脈 CT 検査で重要となるステント内腔の評価では，空間分解能が不足すると，partial volume effect に起因する blooming artifact が強くなり，冠動脈内径を過小評価してしまうおそれがある．この影響を軽減させるためには，高周波強調関数を使用することが推奨されている（図 3-25）[3]．

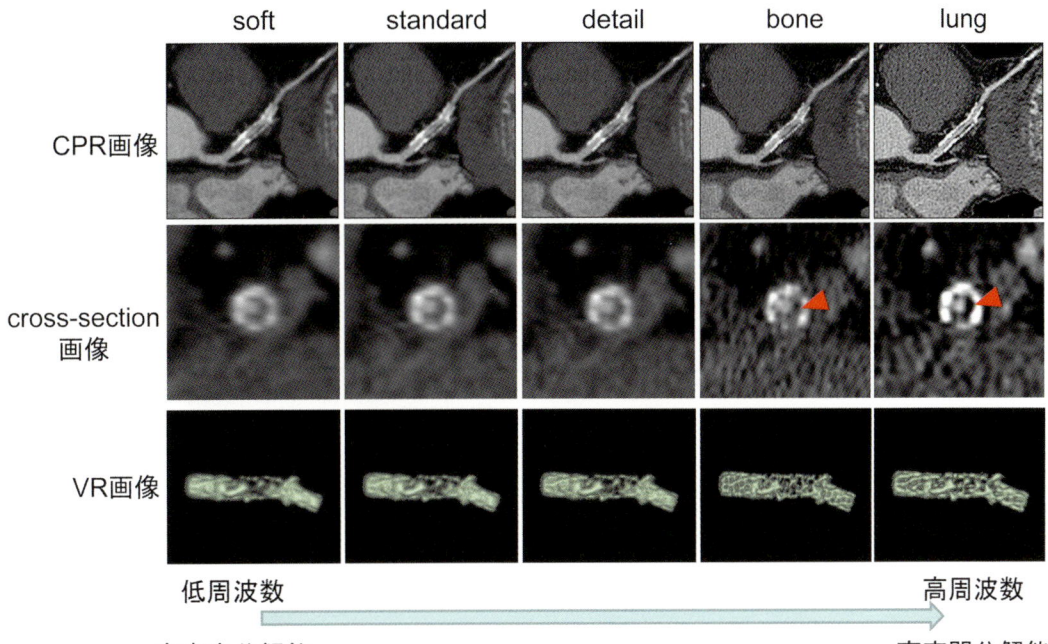

図 3-25 5 種類の異なる再構成関数による再構成画像（左冠動脈内ステント留置症例）

上段：CPR（curved planar reconstruction）画像，中段：cross-section 画像，下段：VR（volume rendering）画像
一般的に，soft は低周波，bone および lung は高周波強調関数に分類される．
soft では，blooming artifact の影響を受けてステント内腔やステントストラットの描出能が低下する．bone および lung ではこれらの描出能が向上するが，ステントからの undershooting artifact（▲）が生じてしまう．したがって，ステント留置症例には，detail などの適切な再構成関数を用いることが重要である．

C　不整脈出現時の心電図編集（edit）方法

　最近では不整脈対策機能の充実した MDCT 装置が普及しており，より簡便に心電図編集（edit）が行えるようになった（図 3-26）．これにより，従来困難とされていた期外収縮や心房細動などの不整脈症例に対する冠動脈 CT の適応が拡大されるようになった[4]．

　心電図同期を行う際，不整脈症例では心周期の同一位相における連続データ収集が困難となるため，体軸方向の画像のズレやデータ欠損によるギャップを生じうる．この対策として，劣化ないし非同期画像をもたらす再構成ウィンドウの除去や付加，ないしは移動を行うことにより画質を改善させることができる（図 3-27）．しかしながら，不整脈の程度によっては，通常のヘリカルピッチでは，たとえ edit を行っても画質の改善が得られない場合がある．よって，不整脈症例では十分ヘリカルピッチを低くして撮影を行うことが重要である．

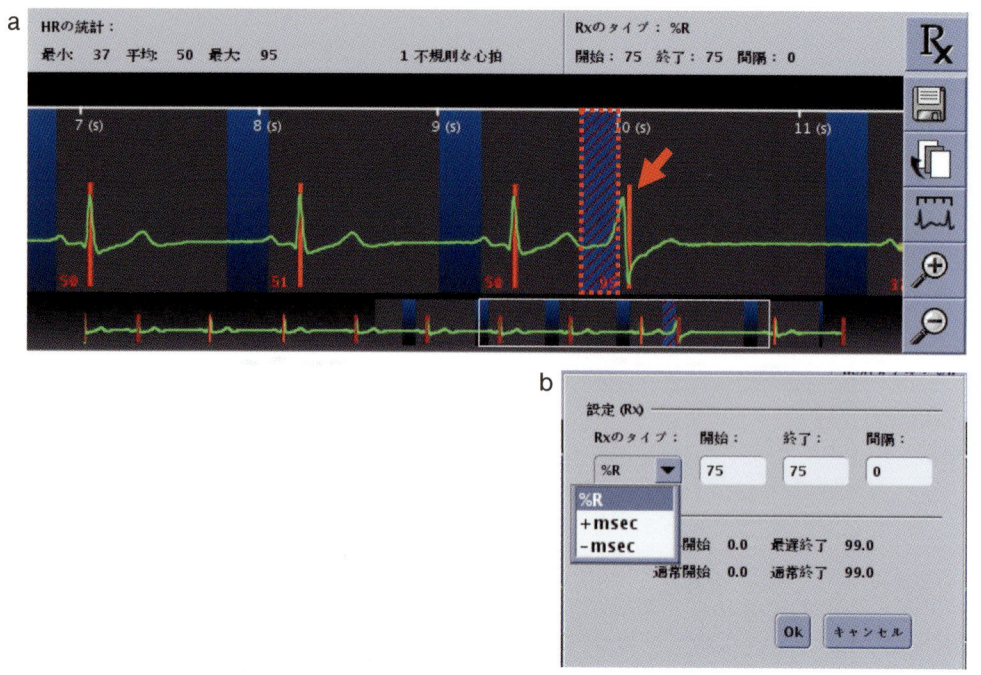

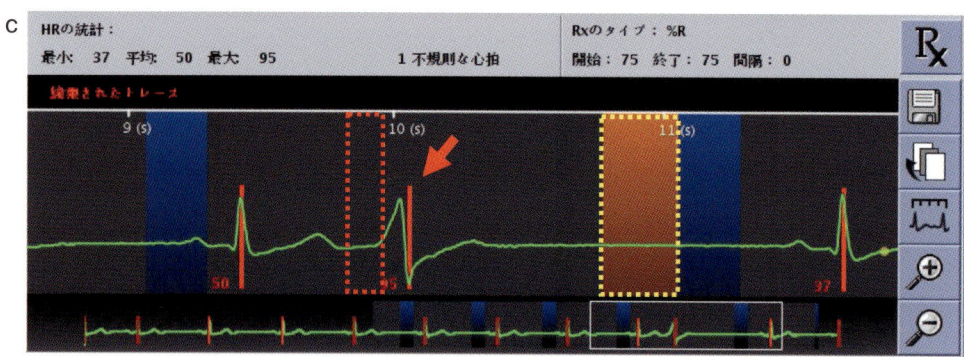

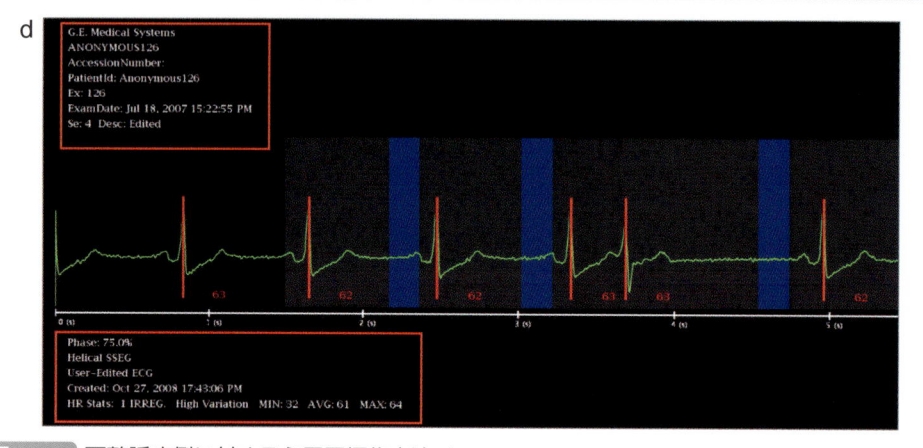

図 3-26 不整脈症例に対する心電図編集方法（GE Healthcare より提供）

a：不整脈（期外収縮）時の心電図，b：再構成位相の設定画面，c：心電図編集画面，d：心電図編集レポート表示
不整脈が出現した箇所（a：矢印）を自動認識し，相対値法や絶対値法を用いて再編成トリガー位置の編集を行うことが可能である．
不整脈出現箇所の画像再構成ウィンドウ（c：赤枠の範囲）を削除すると，画像再構成可能範囲（c：黄枠の範囲）が表示される．手動または自動で前後の画像再構成ウィンドウを移動させることにより，心電図の編集を行う．編集箇所を明記したレポートも表示可能である．

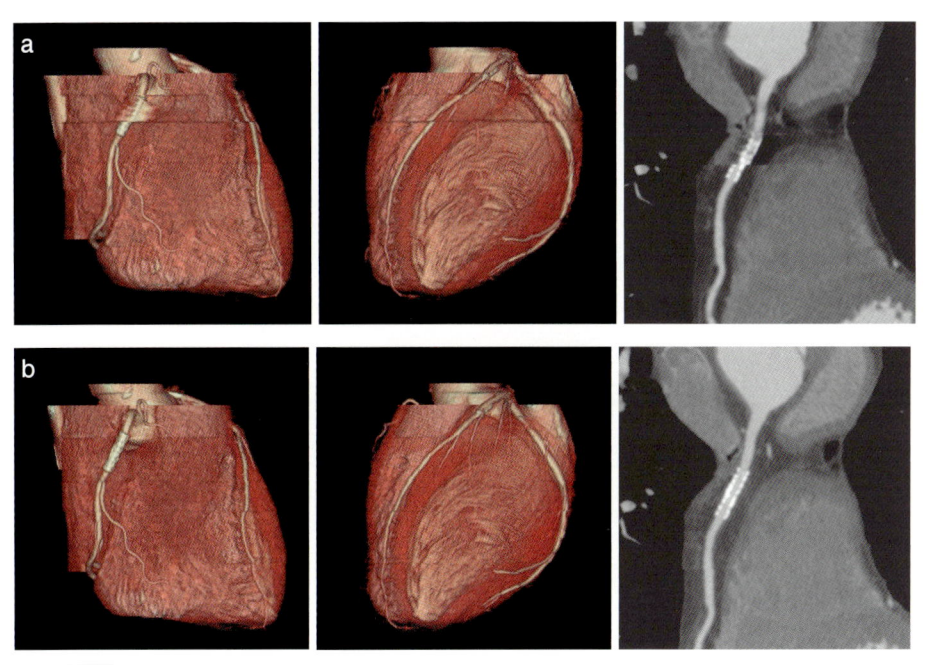

図 3-27 心室性期外収縮症例における心電図編集前後の冠動脈 CT 画像

a：心電図編集前の VR 画像と CPR 画像，b：心電図編集後の VR 画像と CPR 画像
心臓 CT 検査時，心室性期外収縮の出現によるアーチファクト（stair-step artifact）のため右冠動脈内に留置されたステント内腔の評価が困難であった．不整脈出現箇所においてトリガーの削除・移動を行うことにより，良好な画像が得られた．

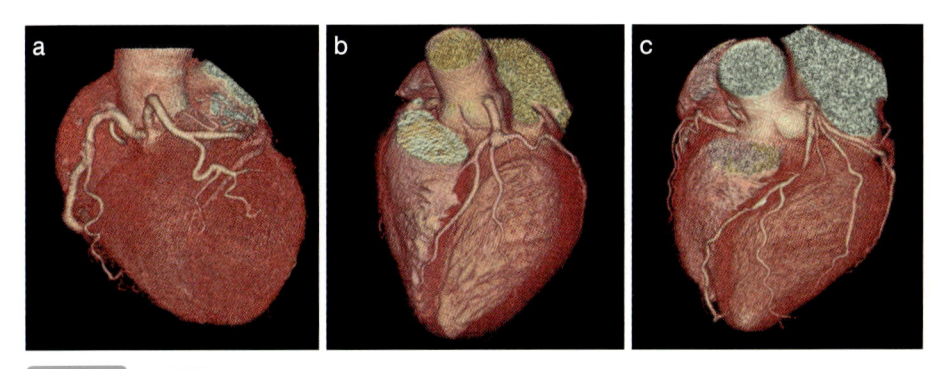

図 3-28 VR 画像

a：左冠動脈起始異常症例．左冠動脈が右 Valsalva 洞より起始している様子が把握できる．
b：川崎病症例．左冠動脈分岐部に冠動脈瘤を認める．
c：狭心症症例．左前下行枝（#6）に高度狭窄を認める．

D 冠動脈画像表示法

　MDCT を用いた冠動脈 CT の診断に際して，まず冠動脈の全体像を把握し，冠動脈病変の検出，狭窄率やプラーク性状の評価などを行わなければならない．1 つの画像表示法でこれらを十分評価

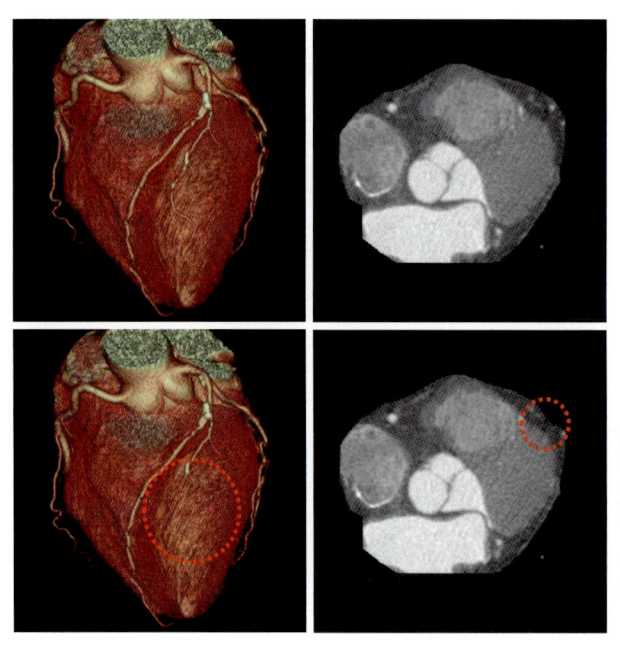

図 3-29 VR 画像作成時の注意点
左：VR 画像，右：axial 画像
VR 画像作成時には，必ず元画像を確認しながら作成する必要があり，下段のように残すべき血管を除去してしまうことにより，誤診につながる可能性がある．

することは困難であり，しばしば複数の画像表示法を用いて診断が行われている．ワークステーションの画像処理能力が飛躍的に向上しており，200 枚を超える axial 画像（ボリュームデータ）を再構成することにより多様な画像表示法が可能となっている．しかし，限られた時間内ですべての画像表示法を用いて評価・診断を行うことは非現実的であり，個々の症例に応じて最適な表示法を選択しつつ，通常は 3～5 種類程度の表示法を組み合わせて，できるだけ迅速かつ効率的に診断を行う．そのためには，各種画像表示法の十分な理解が必要であるので，その代表的な表示法についてその手法および特徴を解説する．

1. volume rendering（VR：ボリュームレンダリング）法

冠動脈を含めた心臓全体を任意の方向から立体的に観察することにより，冠動脈奇形の診断，冠動脈の走行および冠動脈瘤や狭窄病変との位置関係などの立体的把握が容易となる（図 3-28）．このため，病状の説明や手術のシミュレーションなどに非常に有用である．

VR では opacity（不透明度）といわれる表示濃度を任意に設定することが可能であるが，これを不適切に設定すると側副血行路などの微細かつ重要な血管が描出されなくなる点は注意を要する．これを防ぐためには，適切な opacity の設定が重要である．さらに，常に axial 画像と対比させながら VR 画像を作成することも肝要である（図 3-29）．

2. curved planar reconstruction（CPR：曲面変換表示）法

CPR 法は彎曲・蛇行する冠動脈を近位～遠位まで連続的に同一平面画像上に描出する方法である（図 3-30a, b）．特に，これを直線的に引き延ばした表示法は，stretched view とよばれる．CPR 法では，冠動脈のプラーク性状やリモデリングの把握，石灰化やステントが存在する冠動脈

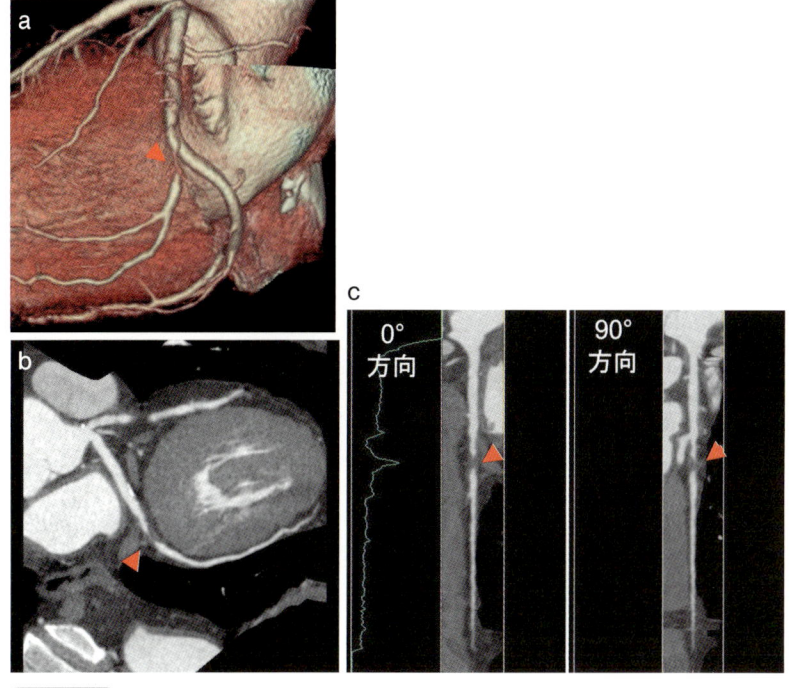

図 3-30 左冠動脈後側壁枝狭窄症例

a：VR 画像，b：CPR 画像，c：stretched view 画像
VR 画像では左冠動脈回旋枝から分岐する後側壁枝の高度狭窄は確認できるが，プラークの性状評価はできない．CPR 画像では，冠動脈プラークが狭窄の原因であることが確認できる．stretched view 画像では狭窄の程度を分枝との位置関係を含め多方向から観察可能である．

内腔の評価が可能となる．また，ワークステーション上では，任意の方向から冠動脈を観察することができるので，特に偏心性の病変に関しては複数の方向から確認でき，正確な診断に有用である．さらに，stretched view を用いることにより，冠動脈の狭窄率の評価や病変と分岐との位置関係の把握がより正確に行える（図 3-30c）．

しかし，これらの表示法は，冠動脈の中心軸を正確にトレースしないと，診断が不正確となるおそれがある．最近のワークステーションでは自動的に冠動脈がトレースされるが，正確に中心軸がトレースされているかを必ず確認すべきある（図 3-31）．

3. cross-section（直交断面）画像

直行断面像とは，CPR 作成時にトレースされた中心軸に直交する断面像であり，冠動脈短軸像に相当し，血管内超音波の短軸画像に類似する[5]．本表示法は，冠動脈病変の形態や狭窄率などの評価，およびプラーク性状の評価に有用な CT 値測定を行うのに適している（図 3-32）．通常，観察部位が stretched view とリンクして表示されるので，両者を対比させながら評価する（図 3-33）．

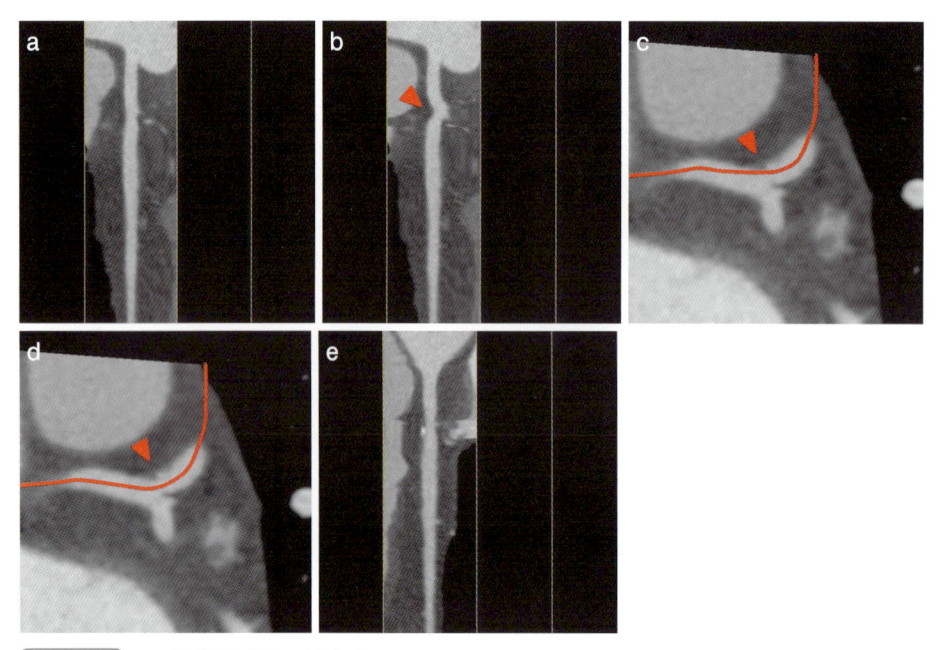

図 3-31　CPR 画像作成時の注意点

stretched view を多方向から確認すると血管の屈曲がみられる（b：矢頭）．中心軸を正確にトレースできているかの確認が重要であり，c では中心軸が血管の中心をはずれている．d のように，トレースが血管中心になるように角度を変えながら修正を行うことにより正確な stretched view が完成する（e）．

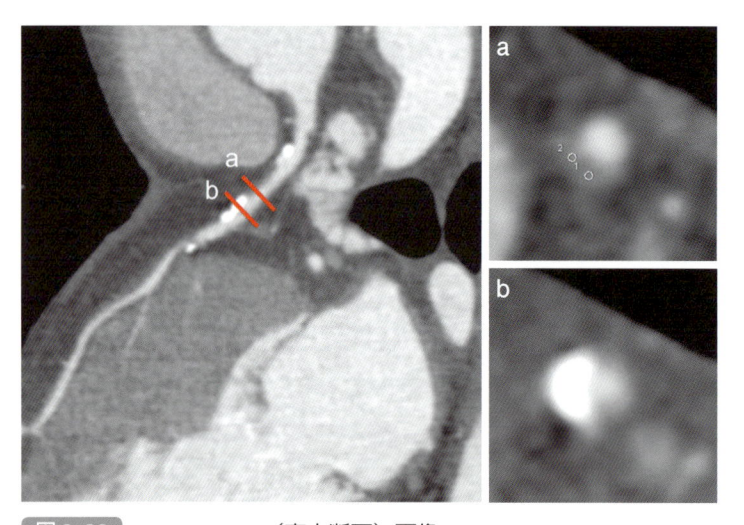

図 3-32　cross-section（直交断面）画像

左の CPR 像で，左前下行枝に石灰化プラークと非石灰化プラークが混在した狭窄性病変を認める．直交断面像では偏心性のプラークが同定され，CT 値を計測すると 20〜22 HU の脂質に富むプラークと，その周囲には 68〜72 HU の線維性プラークの存在が示唆された．

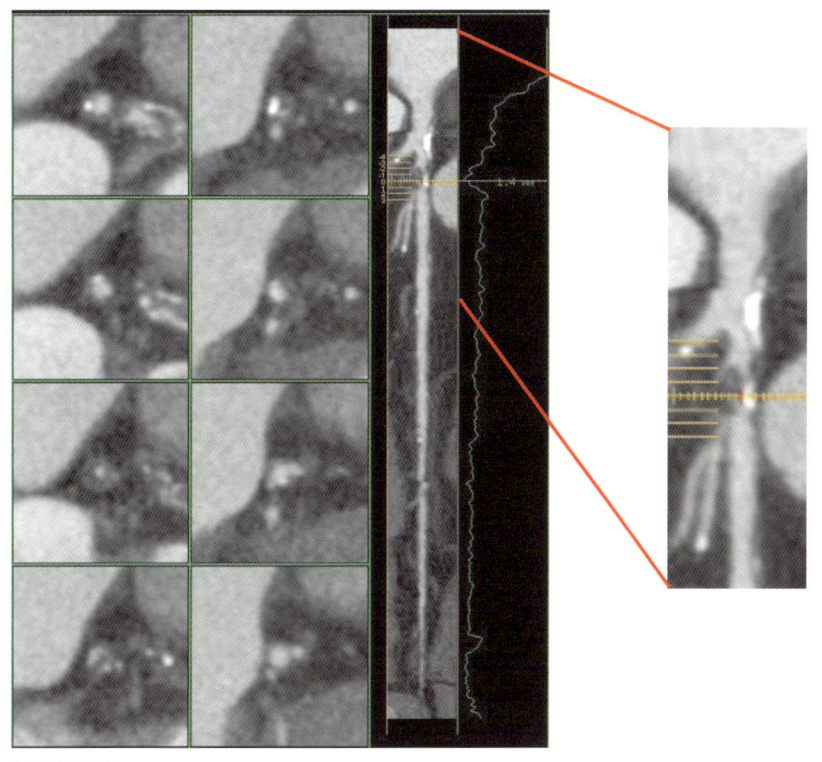

図 3-33 cross-section（直交断面）画像

右の stretched view 像で左前下行枝に狭窄性病変を認める．stretched view 像で病変位置を確認しながら直交断面画像を表示し，血管内腔の評価を行う．

4. maximum intensity projection（MIP：最大値投影）法

MIP 法は観察方向上に存在する全ボクセルがもつ最大 CT 値を投影した画像を表示する方法で，冠動脈造影に類似した画像が得られ，冠動脈の解剖の把握や狭窄などの診断が容易である．本表示法は，さらに slab maximum intensity projection（slab MIP）と angiographic view の 2 つに分類される．

slab MIP は，目的とする冠動脈に沿って，ある slab 厚の MIP 画像を作成し，それを近位〜遠位に向かってスクロールさせながら冠動脈全長の観察を行うことができる．各表示画面において，一度に観察できる範囲は限定されるが，予め冠動脈全長の画像処理を行う必要がなく，画像処理時間の短縮につながる（図 3-34）．

angiographic view は，冠動脈周囲の構造物は除去せず，心内腔の造影剤のみを除去し，冠動脈全体と心筋のみを表示する方法である（図 3-35）．この表示法は，従来の冠動脈造影では観察できない角度・方向からでも観察でき，冠動脈全体の石灰化の分布を容易に把握できる点において優れている[6]．また，カテーテル治療などの術前シミュレーションに有用とされている．

これらの MIP 表示法では，3 次元的に構築されたデータに対して，投影経路上における最大 CT 値のみが投影面に反映されるので，その他の CT 値の情報は得られない．このため，石灰化やステ

図 3-34 slab MIP 画像

予め冠動脈全長の画像処理を行わないでも，目的とする冠動脈に沿って，ある slab 厚の MIP 画像を作成し，それを近位〜遠位に向かってスクロールさせながら冠動脈全長の観察を行うことができる．各表示画面において，一度に観察できる範囲は限定されるが，画像処理時間の短縮につながる．

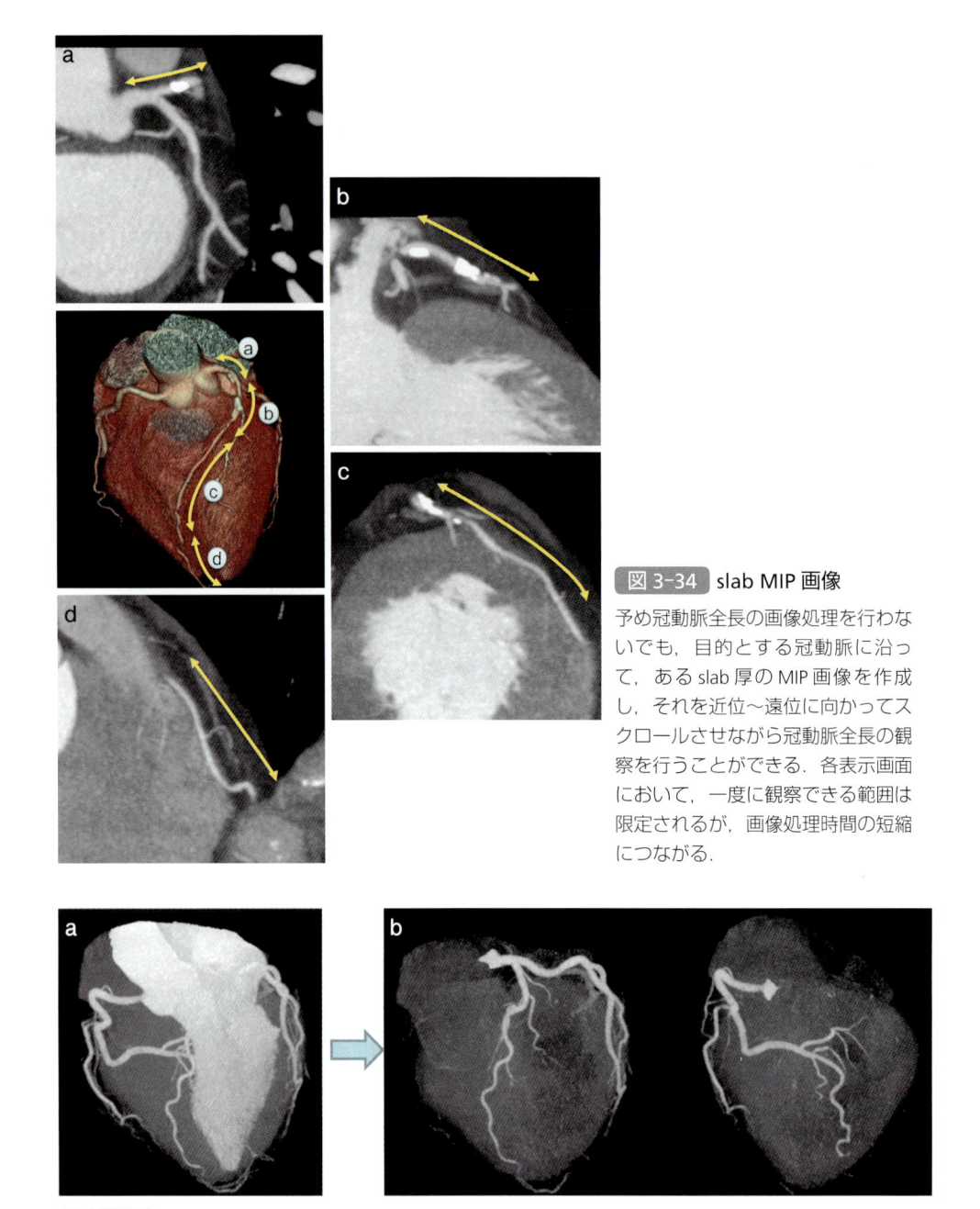

図 3-35 angiographic view 画像

a：心内腔造影剤除去前の MIP 像，b：心内腔造影剤除去後の MIP 像
a では心内腔の造影剤により，冠動脈の全体像の把握が困難であるが，心内腔の造影剤のみを除去し，冠動脈と心筋を表示することにより血管造影に類似した画像表示を行うことができる．

ントなどの高い CT 値を示す物質が存在する場合，冠動脈の評価が困難となる（図 3-36）．

おわりに

64 列 MDCT の登場以降，冠動脈 CT 検査において，時間分解能の向上により短時間で心臓全体

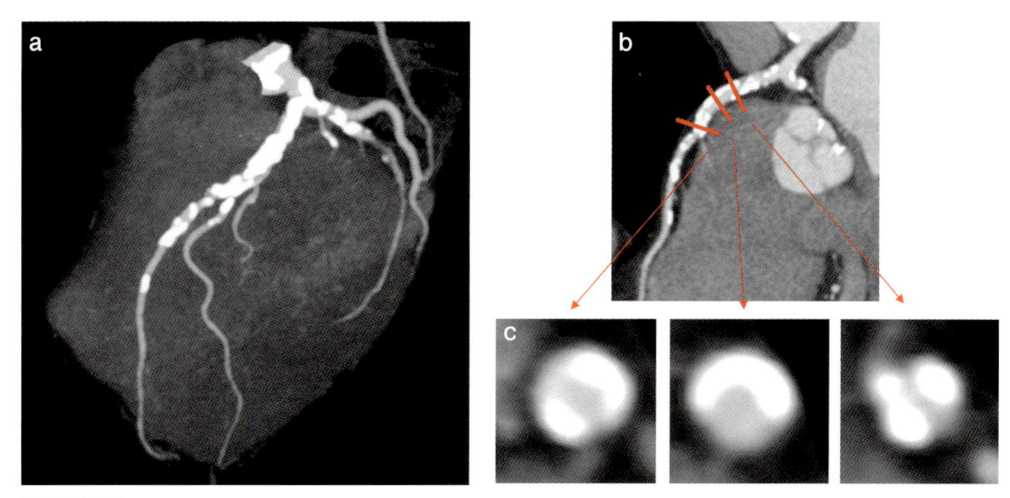

図 3-36 左冠動脈高度石灰化症例

a：angiographic view，b：CPR 画像，c：cross-section 画像
左冠動脈全体に高度の石灰化を認める．angiographic view や slab MIP などの MIP 表示像では石灰化プラークなどの高い CT 値をもった物質がある場合では病変部位の評価が困難である．

を撮影でき，さらに空間分解能の向上により高精細のボリュームデータが容易に得られるようになった[7]．このボリュームデータを十分に活用し，診断により有用な画像が提供されるためには，今後さらに post image processing に関する正確な知識や習熟した技術が求められることになるであろう．

■文献■

1) Achenbach S, Ropers D, Holle J, et al. In-plane coronary arterial motion velocity: measurement with electron-beam CT. Radiology. 2000; 216: 457-63.
2) Vembar M, Garcia MJ, Heuscher DJ, et al. A dynamic approach to identifying desired physiological phases for cardiac imaging using multislice spiral CT. Med Phys. 2003; 30: 1683-93.
3) Maintz D, Burg MC, Seifarth H, et al. Update on multidetector coronary CT angiography of coronary stents: in vitro evaluation of 29 different stent types with dual-source CT. Eur Radiol. 2009; 19: 42-9.
4) Matsutani H, Sano T, Kondo T, et al. ECG-edit function in multidetector-row computed tomography coronary arteriography for patients with arrhythmias. Circ J. 2008; 72: 1071-8.
5) Kopp AF, Schroeder S, Baumbach A, et al. Non-invasive characterisation of coronary lesion morphology and composition by multislice CT: first results in comparison with intracoronary ultrasound. Eur Radiol. 2001; 11: 1607-11.
6) Jinzaki M, Sato K, Tanami Y, et al. Diagnostic accuracy of angiographic view image for the detection of coronary artery stenoses by 64-detector row CT: a pilot study comparison with conventional post-processing methods and axial images alone. Circ J. 2009; 73: 691-8.
7) Hu H. Multi slice helical CT; scan and reconstruction. Med Phys. 1999; 26: 5-18.

〈田中　功〉

§4 CT冠動脈造影画像が示すもの

1 Plain撮像とカルシウムスコア

A はじめに―心臓CTにおける単純撮影

　我々循環器内科医が最もなじみのある冠動脈造影のときには，動画を撮影開始した後数秒後から冠動脈に造影剤を注入することが基本である（いわゆる"空シネ"）．カテーテル検査においても冠動脈の石灰化の有無を無意識のうちに確認している．単純心臓CT撮影はこの"空シネ"に相当するものと筆者は認識している．冠動脈，大動脈壁，弁の石灰化，心筋層の脂肪沈着，さらには肺病変など多くの情報を有している．造影剤が不要でかつ，被曝線量も少なく，数分の撮影時間で多くの情報を得ることができることから，日常のCT冠動脈造影の前にぜひ行うべき検査法であると考える．

　本邦において多列CTが普及し，急速な勢いでCT冠動脈造影が行われている．しかし，心臓CTの歴史は決して造影から始まったわけではなく，冠動脈壁石灰化を検出し定量化することから始まり，米国を中心に膨大なエビデンスを生んできた事実を認識すべきである．石灰化沈着は高度狭窄病変の存在を示すものではなく，プラークの広がりを示すものである．現在のカルシウムスコアの臨床的意義や見解について表4-1に記した[1,2]．本稿では冠動脈石灰化の病理的根拠から意義，スコアのもつ臨床的重要性について述べる．

B 冠動脈石灰化定量評価法の病理組織学的根拠

　動脈硬化の進展過程からみると，動脈硬化の初期には内膜の肥厚が起こるものの，内腔を一定の径に保つような代償機転が働き，プラークは血管壁の外方へ進展することが明らかになった（Gragov現象[3]）．急性冠症候群の発生はこういったpositive remodelingをきたした病変において脆弱なプラークが破綻し，血栓性閉塞をきたすことが主因と考えられている．それとともに，動脈

表 4-1 冠動脈（石灰化）カルシウムスコアのとらえ方[1]

1. カルシウムスコアは冠動脈粥状硬化巣の広がり（プラーク量）を反映する．
2. カルシウムスコア計測には造影剤は必要なく単純撮影のみで測定できる．被曝線量も低値である（推定 1〜2 mSv）．
3. カルシウムスコアの目的
   ①無症候性患者に対する心血管疾患のリスク評価
   ②非典型的な胸部症状を有する患者に対する冠動脈疾患の評価
4. 石灰化沈着が狭窄や不安定プラークが存在することを示すものではない．
5. スコア増加につれ冠動脈疾患保有率やイベント発生率が上昇する．
6. カルシウムスコア 0 は冠動脈疾患保有やイベント発生はほぼ否定ができる．
7. フラミンガムリスクスコアといった冠危険因子と組み合わせる．特に中リスク患者における冠動脈疾患のリスク層別化に有効である．

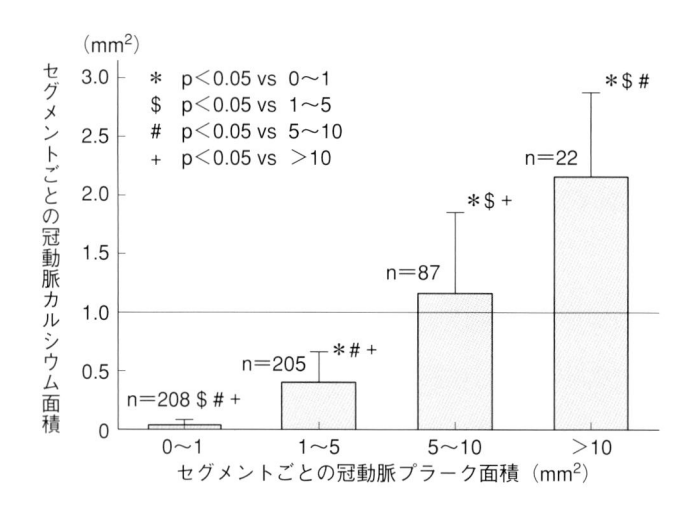

図 4-1 522 切片の剖検冠動脈組織と EBCT 石灰化との相関

プラーク面積と石灰化面積との比較（Rumberger らより[5]）

硬化進展過程において，fatty streak から atheroma 形成といった，初期の段階において，動脈硬化巣内に微少な石灰化が形成されるとされている（Stary stage III[4]）．

Rumberger ら[5]により剖検心を用いた病理組織的検討から石灰化部分の面積はプラーク面積の約 20％を占め，両者に正の相関があることが示された（図 4-1）．すなわち，冠動脈石灰化総量はプラークの総量に比例することから，臨床的には石灰化を定量化したカルシウムスコアは冠動脈粥状硬化の量的な指標であると考えられる．

C 冠動脈カルシウムスコア化の意義

冠動脈石灰化が冠動脈粥状硬化病変に存在するという関係については，急性心筋梗塞患者の剖検研究から内膜アテロームの特異的なマーカーであることが古くは 1961 年に報告されている[6]．さ

らに，X線透視検査[7]により冠動脈石灰化は虚血性心疾患のイベントの独立した予後因子であることが報告された．1990年代になるとX線CTのように管球を回転させることなく，ビームから電子線を照射することで高速撮影の可能な電子ビームCT〔Electron Beam (Computed) Tomography: EB(C)T〕(Imatron社製) が開発され，心臓領域の撮影が始まった．特にEBTは石灰化の検出に用いられ，1990年にはAgatstonらにより冠動脈石灰化を定量評価したカルシウム（石灰化）スコアが提唱された[8]．その後，スコア化が冠動脈疾患の検出や冠動脈疾患患者のリスク評価に有用であるとの多くの報告がなされ，その地位を確立してきている．2000年以降，多列CTの技術が急速に進歩し，様々な新しいCTの機種が普及しているが，撮影技術，カルシウムスコア測定方法やスコアのもつ臨床的意義は引き継がれている[9,10]．カルシウムスコアは単純撮影のみで測定できる容易な方法で冠動脈疾患の有無を予測可能であるだけでなく，冠危険因子と組み合わせることでリスク層別化にも有用であり，膨大なエビデンスがあることから無視することはできない[1,11]．

D カルシウムスコアの撮影方法と計測方法

現在，多列CTにおいて撮影がなされカルシウムスコア算出がなされているが，多列CTにおいてもEBTによるものと測定結果に差はないことが報告されている[9,10]．

1. 撮影方法

現在当院に導入されている64列CT（GE社，VCT）によるカルシウムスコア測定のための心臓単純撮影方法の1例を示す[12]．
FOV: 25 cm，電圧120 kV
被曝線量を抑えるため前向き心電図同期法で拡張末期（70〜80％RR間隔）ないし収縮末期（40％RR間隔）の時相で，大動脈基部から心尖部まで2.5〜3.0 mm間隔，30〜40枚の撮像のhalf-scanを行う．
推定被曝線量は約1 mSvである[1]．

2. 計測方法

カルシウムスコアには前述したAgatstonスコア[8]，Volumeスコア[13]，Massスコア[14]が用いられている．Agatstonスコアはカルシウム面積とカルシウム病変のピークCT値と病変数から算出される．得られた画像からCT値>130 HU，3ボクセル以上の領域を石灰化と定義し，石灰化のCT値に応じて，1=130〜200，2=200〜300，3=300〜400，4=400<として，Σ（density factor×Ca面積）として算出される．volumeスコアは各断面におけるCT値>130 HUの石灰化病変をpartial volume effectを最小限にするよう補完して立体としてとらえその総和を石灰化体積（mm³）として表す．患者個人の冠動脈石灰化の進展や退縮といった経年変化の指標として特に有用であるとされている[15]．massスコアは冠動脈内の石灰化体積にその石灰化病変の平均CT値を掛け算して算出する．

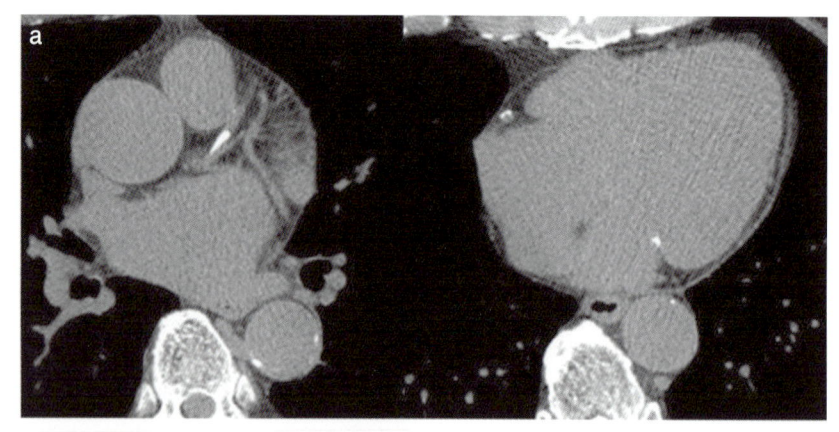

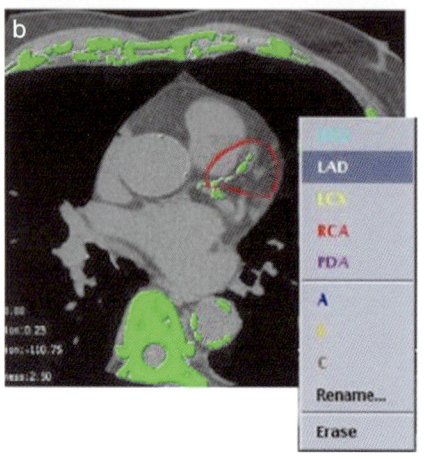

図 4-2 64 列 CT による心臓単純撮影（a）と GE 社製 Smartscore（Advantage 4.4）によるカルシウムスコア測定方法（b）

a：80 歳男性，左前下行枝近位部の石灰化（左図），右冠動脈中位部の石灰化（右図）を認める．冠動脈以外にも僧帽弁輪，下行大動脈壁にも石灰化を認める．
カルシウムスコアは Agatston 150，Volume 140，Mass 408
b：CT 値≧130 のピクセルが緑色に表示されている．冠動脈の石灰化病変におのおの各枝を選択することで，各枝および全体のカルシウムスコアが自動的に算出される（GE Healthcare 社から提供）．

以上の測定方法のうち，最も一般的に用いられているのは Agatston スコアであり，以下のデータも本方法での成績を示す．図 4-2 に単純撮影とカルシウムスコア算出法を示す．

E カルシウムスコアの臨床意義

2007 年 ACCF/AHA 合同委員会はカルシウムスコアを，①無症候性患者に対する心血管疾患のリスク評価，②非典型的な胸部症状を有する患者に対する冠動脈疾患の評価を目的とすることを推奨している[1]．

1. カルシウムスコアと有意狭窄検出

Agatstonらの報告を示す[8]．年齢上昇によりカルシウムスコアも高くなるため，各年齢層にカットオフ値を設定することにより，冠動脈造影上有意狭窄を有する閉塞性冠動脈疾患（OCAD）検出に対して，71～74％の感度，81～90％の特異度を有する．そして，陰性予測値（NPV）が98～100％と高いことが特徴である．

OCADについて各種負荷試験による検出能と比較したメタ解析の結果から[16-19]，カルシウムスコアはトレッドミルよりも高い診断能であることが明らかである（表4-2）．

a. カルシウムスコアとイベント予測

無症候者25,257名のカルシウムスコア層別による12年間の観察期間の生存曲線を示すと，スコア0の累積生存率は99.4％であり，スコアが高くなるにつれ生存率は低下し，スコア＞1000では76.9％であった（図4-3）[20]．さらに，白人，黒人，ヒスパニック系，アジア系の4つの人種間でのカルシウムスコアと心血管イベント発症の比較調査を目的としたMESA（Multi-Ethnic Study of Atherosclerosis）研究では6,722人を平均3.8年追跡調査し，カルシウムスコアが人種の違いによらず，将来の心血管イベント予測因子であることが明らかにされた[21]．

b. カルシウムスコア＝0の意義

病理学的に石灰化がみられない粥状硬化プラークには閉塞性病変を認めないという報告があり[22]，すなわち石灰化を有さない場合には冠動脈疾患が否定できるという臨床の事実の根拠となっている．CTで石灰化が検出されない場合，冠動脈プラークの存在が否定的であり，さらには，プラーク破綻の可能性もほとんどなく，その後の心血管イベント発生の可能性も非常に低いと考えられている．

Sarwarら[23]によるメタ解析では13研究中64,873例の症候性患者のうち，スコア0であった場合，50％以上の狭窄を有する閉塞性冠動脈疾患に対するNPVは93％であった．心血管イベント発生率については，スコア0のスコア＞0に対する累積相対危険度0.09（スコア0：1.8％，スコア＞0：8.9％）であった．さらに，心電図判定が不能のトロポニンT陰性例（431例）において，急性冠症候群はカルシウムスコア0で1.1％，スコア＞0で31％含まれ，NPV 99％，オッズ

表4-2 各種試験による冠動脈疾患の検出率（Budoff MJら[18]より）

	症例数	感度（％）	特異度（％）
トレッドミル運動負荷[16]	2456	52	71
運動負荷SPECT[16, 17]	4480	87	73
負荷心エコー[16]	2637	85	77
カルシウムスコア[18, 20]	5730	85	75

Budoffら[20]の報告から無症候者1851名でのカルシウムスコアのカットオフ値を80に設定した場合，感度79％，特異度72％，Haberlら[19]の報告から無症候者3615名でのカットオフ値を100に設定した場合の感度95％，特異度79％の合計の成績．

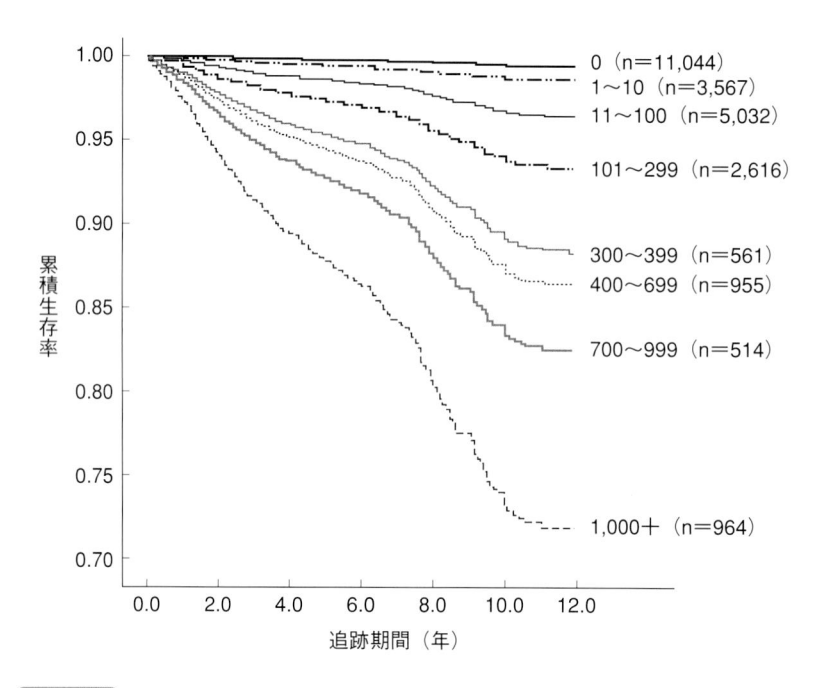

図 4-3 無症候者 25,257 名の冠動脈カルシウムスコア別の累積生存曲線
(Budoff MJ ら[20] より)
$\chi^2 = 1363, p < 0.0001$

比 0.07 であり，スコア 0 は急性冠症候群の除外にも有用であった．

Blaha ら[24] の 44,052 名の無症候者に対するメタ解析結果から危険度はスコア 0 (n=19,898) で 0.87/1000 人年，スコア 1〜10 (n=5,388) で 1.92/1000 人年，スコア>10 (n=18,766) で 7.48 であった．以上から胸部症状の有無にかかわらずカルシウムスコア 0 の場合，心血管リスクが否定的であることが示された．

c. カルシウムスコアとリスク層別化 (図 4-4)[25, 26]

無症候で危険因子をもつ患者に対するリスク評価として，フラミンガムリスクスコアが用いられ，低リスクから高リスクまで 3 群への層別が行われる．そのうち中リスク群（10 年の心血管イベント発症率 10〜20%）に対してカルシウムスコアを用いた再層別化が勧められている．

中リスク患者 9,807 例のリスク再層別化を行ったところ，三分位（I）（スコア 0〜99）の心血管病発生危険率 0.4% は低リスク群 0.5〜0.6%，三分位（III）（スコア>400）の 2.4% は高リスク群 2% に匹敵することから，カルシウムスコアは中リスク群での再層別化に有用であることがうかがえる．

症例：50 歳男性，無症状

冠危険因子：喫煙なし，血圧 140/85 mmHg，総コレステロール 210 mg/dl，HDL コレステロール 32 mg/dl，LDL コレステロール 137 mg/dl，空腹時血糖正常値，家族歴なし．

フラミンガムリスクスコアから「中リスク群」：9%/10 年と評価される．次に CT を行いカルシウムスコア>80 であれば高リスク群（20%/10 年）へと再評価され積極的なリスク是正治療が選

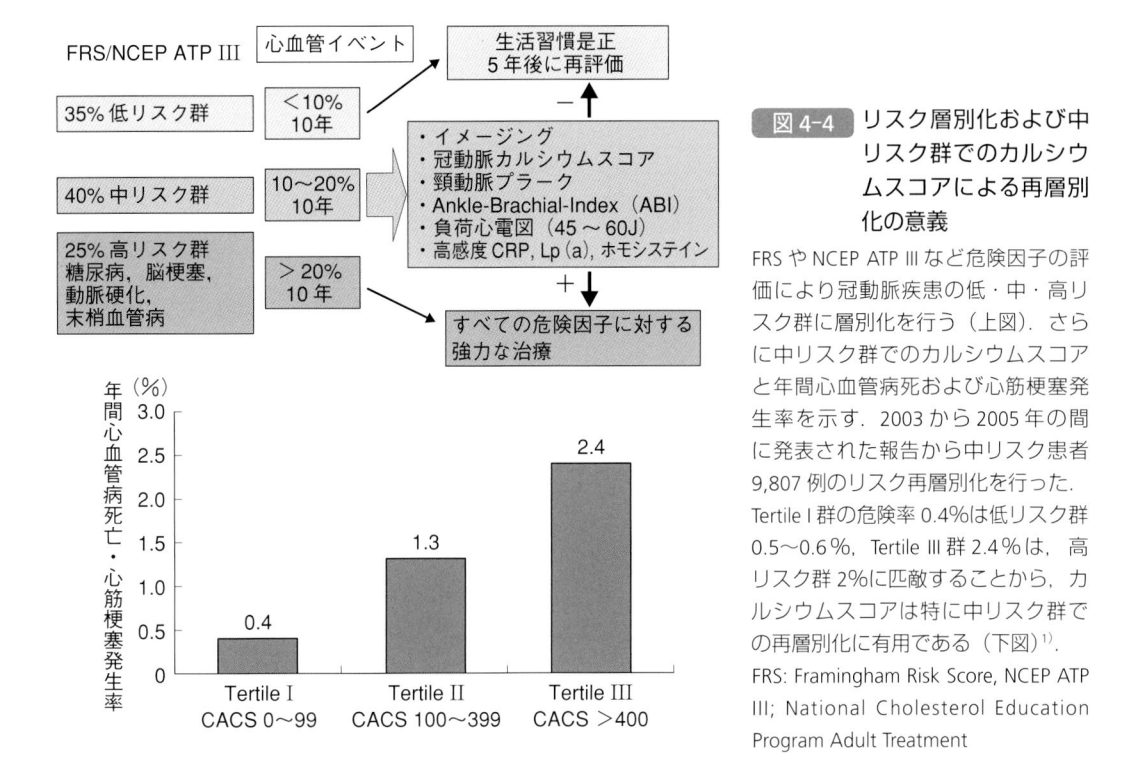

図4-4 リスク層別化および中リスク群でのカルシウムスコアによる再層別化の意義

FRS や NCEP ATP III など危険因子の評価により冠動脈疾患の低・中・高リスク群に層別化を行う（上図）．さらに中リスク群でのカルシウムスコアと年間心血管病死および心筋梗塞発生率を示す．2003 から 2005 年の間に発表された報告から中リスク患者 9,807 例のリスク再層別化を行った．Tertile I 群の危険率 0.4％は低リスク群 0.5～0.6％，Tertile III 群 2.4％は，高リスク群 2％に匹敵することから，カルシウムスコアは特に中リスク群での再層別化に有用である（下図）[1]．
FRS: Framingham Risk Score, NCEP ATP III; National Cholesterol Education Program Adult Treatment

択される．一方，スコア 0 であれば低リスク群（1.9％/10 年）に再評価され生活習慣の是正を推奨し，5 年後に再度リスクを見直すという方針がとられることになる．

F わが国でのカルシウムスコアの成績（有病率と予後）

本邦でのカルシウムスコアによる冠動脈疾患検出率や他のモダリティーとの比較成績は欧米からのものと比べて大きな差はない[27-30]．しかし，予後についての検討は十分なされていない．

広島大学病院の成績を示す．1993 年から 2004 年までの間に冠動脈造影およびカルシウムスコア計測を行い，1 年以上の追跡のできた症例での検討を示す．OCAD の有病率はスコア 0 で 5％であったが，階層が上がるに従い有病率も上昇し＞1000 では 95％であった．CT 後の冠血管再建治療（PCI あるいは CABG），心血管病死，致死性心筋梗塞発症を合わせた心血管イベント発生率はスコア 0 で 3％であり，スコア 100～400 での相対危険度が最も高く，スコア 0 に対する補正後の相対危険度 5.81 倍であった（図4-5）．

また，2006 年以後，64 列 CT 冠動脈造影を行った連続 427 例について脆弱成分を有する非石灰化プラーク[30]の存在頻度について検討した．スコア 0 において 8％にのみ存在していたが，スコアの階層が上がるに従い出現頻度も高く，スコア 100～399 で 55％と最も高率であった（スコア 100～400 のスコア 0 に対する補正オッズ比 9.9 倍）（図4-6）．

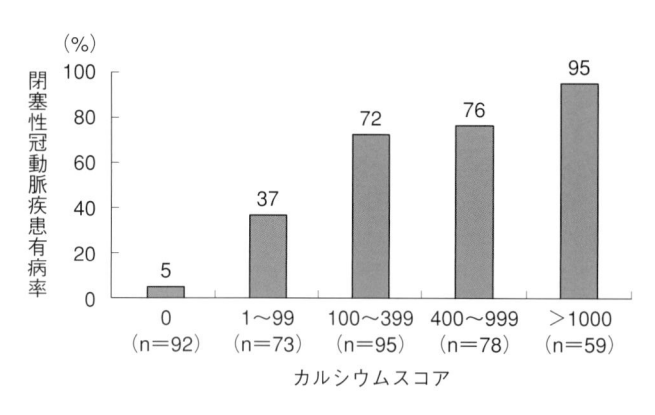

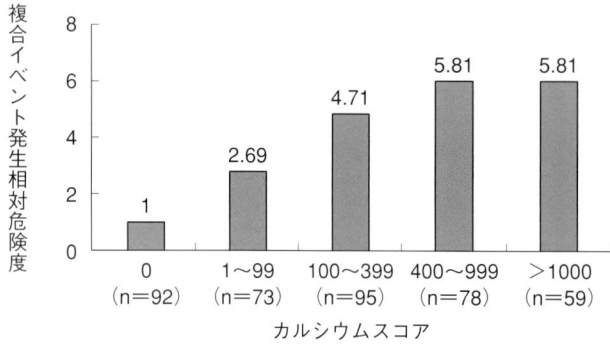

図 4-5 カルシウムスコア別の冠動脈造影上有意狭窄を有する閉塞性冠動脈疾患有病率（上図）と複合エンドポイント発生危険度（下図）

上図：冠動脈造影を施行されかつカルシウムスコアを算出した 368 例を対象とした．カルシウムスコアは冠動脈造影上 50% 以上の有意狭窄をもつ閉塞性冠動脈疾患（OCAD）の有病率と正の関係が認められた．
下図：年齢，性別，BMI，高血圧，高脂血症，糖尿病，喫煙で補正した複合イベント＝心血管死，心筋梗塞，血行再建治療に対する相対危険度．平均観察期間 5.8 年．

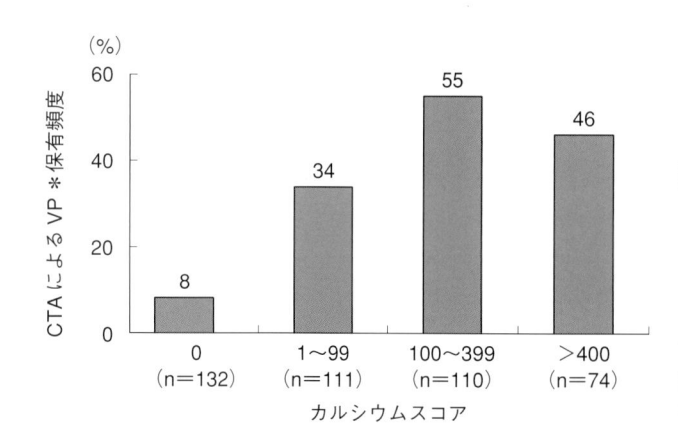

図 4-6 64 列 CT 冠動脈造影を施行した 427 例において冠動脈カルシウム（CAC）スコア別の脆弱化成分を有する非石灰化プラーク（VP）の頻度

プラーク CT 値 ≦38 HU かつ病変部血管外径が近位正常部の 1.05 倍以上の陽性リモデリング所見を有するもの．$p<0.0001$

G　今後の展望

　石灰化沈着部位は必ずしも狭窄や不安定プラークが存在することを示すものではないものの，スコアが高い患者では非石灰化部位においてすでに動脈硬化病変が進行し急性冠症候群の母地である脆弱化プラークが形成されている可能性が高いと考えられる．

　今日，点状石灰化沈着がプラークの炎症反応の痕跡を示すもので不安定プラークの存在を示唆する指標として注目されている[30,31]．カルシウムスコアはプラークの量的診断法であったが，石灰

表4-3 年代別による閉塞性冠動脈疾患（OCAD）の頻度と石灰化スコアの分布（A）および石灰化スコアによる年代別冠動脈疾患検出率（B）（Agatstonら[8]より）OCAD＝冠動脈造影で＞50%の有意狭窄を有するもの

(A)

	年代（yr）			
	30s	40s	50s	60s
患者数				
OCAD（−）	113	181	116	68
OCAD（＋）	3	17	54	35
石灰化スコア				
OCAD（−）	5	27	83	187
OCAD（＋）	132	291	462	786
病変数				
OCAD（−）	0.6	1.6	4.6	7.1
OCAD（＋）	6.7	11.4	14.4	25.3

(B)

年齢	石灰化スコア	感度	特異度	石灰化スコア	陰性予測値
40〜49	50	0.71	0.90	0	0.98
50〜59	50	0.74	0.70	0	0.94
60〜69	300	0.74	0.81	0	1.0

化の形態評価を組み合わせることでプラークの質的診断を行いうる可能性が期待できる．また，カルシウムスコアが将来の心血管イベント予測因子であるという確立したエビデンスをもつことをふまえたうえで，造影CTにより検出可能な非石灰化脆弱プラークの評価が，カルシウムスコアがもつ臨床的な意義以上にイベント予測が可能であるかどうか診断を進めていくことが今後の課題である．日本人のカルシウムスコアに関するエビデンスはいまだ明らかでない．今後，前向き研究も含め明らかにしていく必要がある．

文献

1) Greenland P, Bonow RO, Brundage BH, et al. ACCF/AHA 2007 clinical expert consensus document on coronary artery calcium scoring by computed tomography in global cardiovascular risk assessment and in evaluation of patients with chest pain: a report of the American College of Cardiology Foundation Clinical Expert Consensus Task Force（ACCF/AHA Writing Committee to Update the 2000 Expert Consensus Document on Electron Beam Computed Tomography）. 2007; 115: 402-26.
2) Schroeder S, Achenbach S, Bengel F, et al. Cardiac computed tomography: indications, applications, limitations, and training requirements: report of a Writing Group deployed by the Working Group Nuclear Cardiology and Cardiac CT of the European Society of Cardiology and the European Council of Nuclear Cardiology. Eur Heart J. 2008; 29: 531-56.
3) Glagov S, Weisenberg E, Zarins CK, et al. Compensatory enlargement of human atherosclerotic coronary arteries. N Engl J Med. 1987; 316: 1371-3.
4) Stary HC, Blankenhorn DH, Chandler AB, et al. Definition of the intima of human arteries and

of its atherosclerosis-prone regions. A report from the Committee on Vascular Lesions of the Council on Arteriosclerosis, American Heart Association. Circulation. 1992; 85: 391-405.
5) Rumberger JA, Simons DB, Fitzpatrick LA, et al. Coronary atherosclerotic plaque area: a histopathologic correlative study. Circulation. 1995; 92: 2157-62.
6) Blankenhorn DH. Coronary calcification: a review. Am Med Sci. 1961; 242: 1-9.
7) Margolis JR, Chen JT, Kong Y, et al. The diagnostic and prognostic significance of coronary artery calcification. A report of 800 cases. Radiology. 1980; 137: 609-16.
8) Agatston AS, Janowitz WR, Hildner FJ, et al. Quantification of coronary artery calcium using ultrafast computed tomography. J Am Coll Cardiol. 1990; 15: 827-32.
9) Detrano RC, Anderson M, Nelson J, et al. Coronary calcium measurements: effect of CT scanner type and calcium measure on rescan reproducibility-MESA study. Radiology. 2005; 236: 477-84.
10) Horiguchi J, Yamamoto H, Akiyama Y, et al. Coronary artery calcium scoring using 16-MDCT and a retrospective ECG-gating reconstruction algorithm. Am J Roentgenol. 2004; 183: 103-8.
11) Budoff MJ, Achenbach S, Blumenthal RS, et al. Assessment of coronary artery disease by cardiac computed tomography: a scientific statement from the American Heart Association Committee on Cardiovascular Imaging and Intervention, Council on Cardiovascular Radiology and Intervention, and Committee on Cardiac Imaging, Council on Clinical Cardiology. Circulation. 2006; 114: 1761-91.
12) Horiguchi J, Matsuura N, Yamamoto H, et al. Variability of repeated coronary artery calcium measurements by 1.25 mm 2.5 mm thickness images prospective electrocardiography triggered-64-slice CT. Eur Radiol. 2008; 18: 209-16.
13) Callister TQ, Cooil B, Raya SP, et al. Coronary artery disease: improved reproducibility of calcium scoring with electron-beam CT volumetric method. Radiology. 1998; 208: 807-14.
14) Hong C, Becker CR, Schoepf UJ, et al. Coronary artery calcium: absolute quantification in non-enhanced and contrast-enhanced multi-detector row CT studies. Radiology. 2002; 223: 474-80.
15) Callister TQ, Raggi P, Cooil B, et al. Effect of HMG-CoA reductase inhibitors on coronary artery disease as assessed by electron-beam computed tomography. N Engl J Med. 1998; 339: 1972-8.
16) Fleischmann KE, Hunink MG, Kuntz KM, et al. Exercise echocardiography or exercise SPECT imaging? A meta-analysis of diagnostic test performance. J Nucl Cardiol. 2002; 9: 133-4.
17) Klocke FJ, Baird MG, Lorell BH, et al. American College of Cardiology; American Heart Association; American Society for Nuclear Cardiology. ACC/AHA/ASNC guidelines for the clinical use of cardiac radionuclide imaging-executive summary: a report of the American College of Cardiology/ American Heart Association Task Force on Practice Guidelines (ACC/AHA/ASNC Committee to Revise the 1995 Guidelines for the Clinical Use of Cardiac Radionuclide Imaging). J Am Coll Cardiol. 2003; 42: 1318-33.
18) Budoff MJ, Diamond GA, Raggi P, et al. Continuous probabilistic prediction of angiographically significant coronary artery disease using electron beam tomography. Circulation. 2002; 105: 1791-6.
19) Haberl R, Becker A, Leber A, et al. Correlation of coronary calcification and angiographically documented stenoses in patients with suspected coronary artery disease: results of 1,764 patients. J Am Coll Cardiol. 2001; 37: 451-7.
20) Budoff MJ, Shaw LJ, Liu ST, et al. Long-term pognosis associated with coronary calcification: obervations from a registry of 25,253 patients. J Am Coll Cardiol. 2007; 49: 1860-70.
21) Detrano R, Guerci AD, Carr JJ, et al. Coronary calcium as a predictor of coronary events in four racial or ethnic groups. N Engl J Med. 2008; 358: 1336-45.

22) Simons DB, Schwartz RS, Edwards WD, et al. Noninvasive definition of anatomic coronary artery disease by ultrafast computed tomographic scanning: a quantitative pathologic comparison study. J Am Coll Cardiol. 1992; 20: 1118-26.
23) Sarwar A, Shaw LJ, Shairo MD, et al. Diagnostic prognostic value of absence of coronary artery calcification. J Am Coll Cardiol Cardiovasc Img. 2009; 2: 675-88.
24) Blaha M, Budoff MJ, Shaw LJ, et al. Absence of coronary artery calcification and all-cause mortality. J Am Coll Cardiol Cardiovasc Img. 2009; 2; 692-700.
25) Smith SC Jr, Greenland P, Grundy SM. AHA conference proceedings: Prevention Conference V: beyond secondary prevention: identifying the high-risk patient for primary prevention: executive summary: American Heart Association. Circulation. 2000; 101: 111-6.
26) Greenland P, LaBree L, Azen SP, et al. Coronary artery calcium score combined with Framingham score for risk prediction in asymptomatic individuals. JAMA. 2004; 291: 210-5.
27) Kajinami K, Seki H, Takekoshi N, et al. Noninvasive prediction of coronary atherosclerosis by quantification of coronary artery calcification using electron beam computed tomography: comparison with electocardiographic and thalium exercise sterss test results. J Am Coll Cardiol. 1995; 26: 1209-21.
28) 那須和広, 吉岡邦浩. 電子ビームCTによる冠動脈石灰化指数を用いた虚血性心疾患の診断—日本人での検討—. 日本医放会誌. 2002; 62: 701-6.
29) Yamamoto H, Imazu M, Hattori Y, et al. Predicting angiographic narrowing ＞or＝50％ in diameter in each of the three major arteries by amounts of calcium detected by electron beam computed tomographic scanning in patients with chest pain. Am J Cardiol. 1998; 81: 778-80.
30) Kitagawa T, Yamamoto H, Horiguchi J, et al. Comprehensive evaluation of noncalcified coronary plaque characteristics detected using 64-slice computed tomography in patients with proven or suspected coronary artery disease. Am Heart J. 2007; 154: 1191-8.
31) Ehara S, Kobayashi Y, Yoshiyama M, et al. Spotty calcification typifies the culprit plaque in patients with acute myocardial infarction: an intravascular ultrasound study. Circulation. 2004; 110: 3424-9.

〈山本秀也〉

2 CT冠動脈造影による狭窄度評価：カテーテル法との比較

　非侵襲的に冠動脈の狭窄率を評価することは循環器内科医にとって夢であった．冠動脈造影（CAG）はきわめて有用な検査であるが，時間的拘束，経済的負担はCT冠動脈造影（CTCA）に劣り，また検査自体の合併症があり，ときには致死的である．急速にCTハードウエアは進歩しており，CT装置自体の値段も下がってきている．今後ますます冠動脈CTは各病院に常備されていくと思われる．

　また，急性心筋梗塞を予知・予防することは我々循環器の専門医にとって究極の目的である．しかしながら，現代の医学をもってしても予知することはきわめて難しいのが現状である．高血圧，糖尿病，高脂血症，肥満，喫煙などの動脈硬化危険因子をもっていると，将来，心筋梗塞を発症する可能性が高いとは予測できる．あくまでも遠い将来の予測である．急性心筋梗塞の発症メカニズムは不安定プラークの破裂に伴う血栓性閉塞が主な機序である．冠動脈の狭窄が徐々にくるのは安定狭心症であり，事前に症状があり心筋梗塞の予知は可能であるが，実際は50％以下の狭窄からプラークが突然破れて血栓性閉塞を引き起こし発症する場合の方が多い．冠動脈の診断という場合，狭窄率の評価はもちろんのこと，そのプラークの不安定さを診断する必要がある．運動負荷や薬物負荷による検査は不安定プラークの同定には使えないし，冠動脈造影もあまり役立たない．現在臨床で使用可能な有効な方法は血管内超音波 intravascular ultrasound（IVUS）や光干渉断層法 optical coherence tomography（OCT）である．しかしながら，侵襲的であることからそのスクリーニング手法には限界がある．今後，最も期待できる冠動脈狭窄率，不安定プラークの検出方法は非侵襲的検査の multidetector-row computed tomography（MDCT）である．最も，CTCAにも様々な欠点がある．64列MDCTによる冠動脈診断の現状を症例中心に述べたい．

A　CT冠動脈造影による冠動脈狭窄の評価

　MDCTによる冠動脈狭窄の評価はほぼ確立されている．表4-4はメタアナリシスによる冠動脈造影に対するMDCTの感度・特異度であるが，それぞれ97.7％，91.0％である．部位別でも同様の感度・特異度であり，末梢の感度が84.8％とやや劣る[1]．CTCA短軸像はCAGにはできない評価方法である．空間分解能は劣るものの血管内超音波法 intravascular ultrasound（IVUS）とよく似た画像を得ることができる（図4-7）．図4-8はMDCTによる短軸像での狭窄率自動計測ソフトである．狭窄部位の前後のリファレンスと狭窄ポイントを決定すると，CT値の違いにより自動で内腔と血管を選択し断面狭窄率を算出してくれる．

　また，Leber[2]らはIVUSと64列MDCTによるプラーク容積算出は良好な相関関係があると報

表 4-4　冠動脈狭窄に対する血管造影とのメタアナリシス（文献1から改変）

parameter	感度		特異度	
	mean	95% CI	mean	95% CI
patients	0.977	0.962-0.987	0.910	0.885-0.931
all segments	0.908	0.890-0.924	0.957	0.952-0.961
proximal segments	0.942	0.923-0.957	0.941	0.934-0.948
distal segments	0.848	0.811-0.880	0.969	0.964-0.974

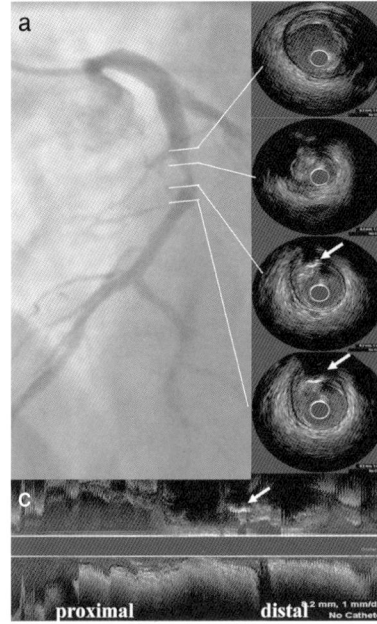

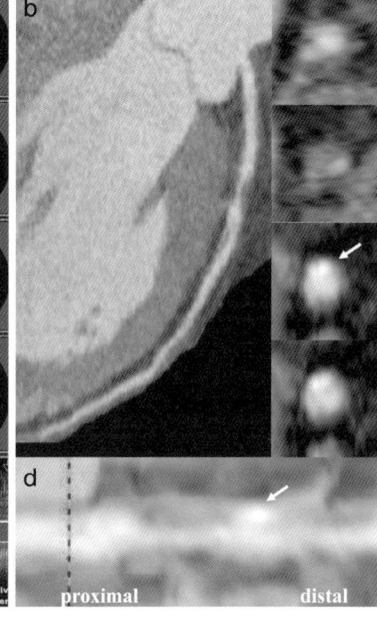

図 4-7　冠動脈造影，IVUSとMDCTによる病変形態，病変長測定画像の比較
a: IVUSによる各スライス画像
b: MDCTでのmulti-projection reconstruction（MPR）表示画像と短軸画像
c: IVUSの長軸方向への再構成画像
d: IVUSに似せた長軸方向へのMDCT画像構成
矢印は石灰化を表す．

告している（図4-9）．さらに，64列MDCTによるプラーク同定はIVUSと比較して感度84％，特異度94％であったと報告している（表4-5）．

B　プラーク性状診断と冠動脈造影の限界

　図4-10は無症状の62歳男性の冠動脈造影であるが，LAD近位部に25〜50％の狭窄を認める．冠動脈造影の限界は，得られた画像があくまでも造影剤を映し出す影絵であるために，血管壁の性状が判別不能なことである．図4-11cはその場所のIVUS像であるが，eccentric plaqueで一部薄い線維性被膜，内部のlipid pool like imageが明瞭に判別できる．冠動脈造影はあくまでも造影剤の影絵であり，プラークの分布，性状を評価できないし，往々にしてこのようなプラークを過小評価する．図4-11aはCTCAによる短軸像であるが，IVUS像とよく一致する．図4-11bはそのCT値によるカラーマップ像であるが，lipid coreと思われるCT値は7±6 HUと低値である．図4-12は血糖コントロールが良好で，症状がない高血圧，糖尿病患者であるが，精査目的で外来に

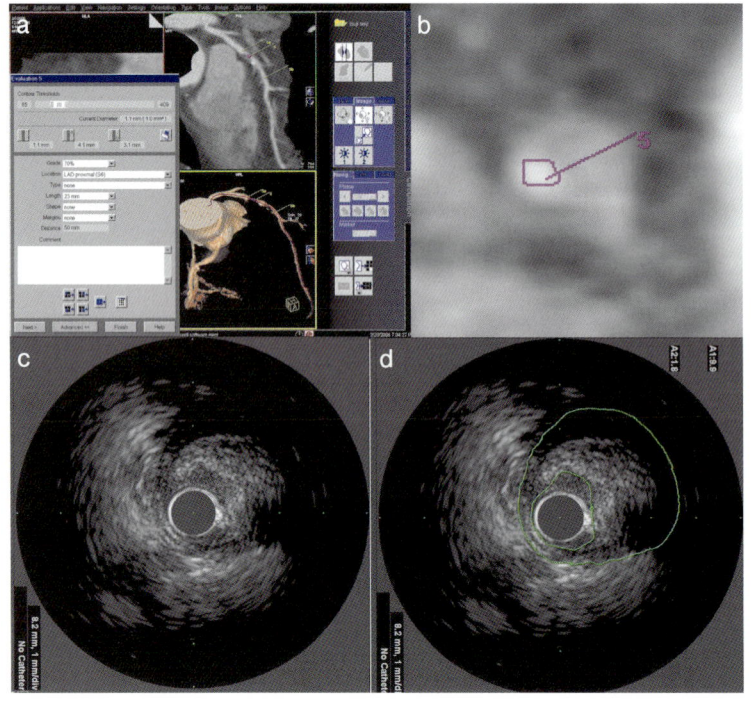

図 4-8　64列 MDCT による断面狭窄率自動計算ソフト

a: 病変の近位部と遠位部のリファレンスポイントを決定し，最後に病変部位を決定すると断面狭窄率が計算される．
b: そのときの内腔部位を視覚的に確認できる．狭窄率は 70% である．
c: 同部位に対応する IVUS 画像
d: 内腔と血管面積により狭窄率を算出する．狭窄率は 81% である．

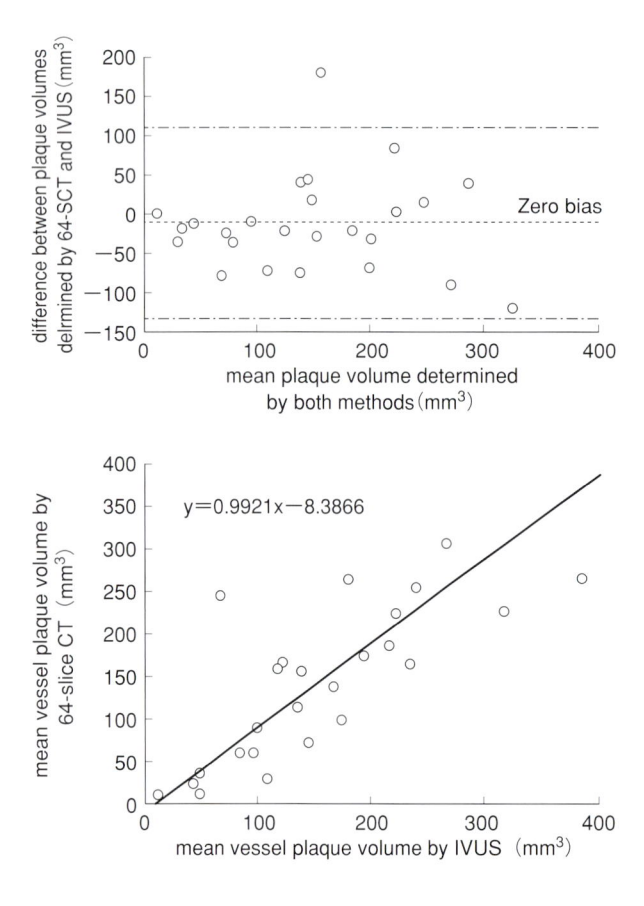

図 4-9　IVUS と 64 列 MDCT による冠動脈プラーク容積の算出[2]

104　§4. CT 冠動脈造影画像が示すもの

表 4-5　IVUS と比較しての 64 列 MDCT の冠動脈プラーク検出率[2]

	感度		特異度	
RCA	(5/6)	83%	(6/6)	100%
LM	(5/5)	100%	(11/11)	100%
LAD	(26/30)	87%	(13/14)	93%
RCX	(10/14)	71%	(10/13)	77%
Total	(46/55)	84%	(40/44)	91%

CT: computed tormography, IVUS: intravascular ultrasound,
LAD: left anterior descending artery, LM: left main artery,
RCA: right coronary artery, RCX: right circumflex artery.

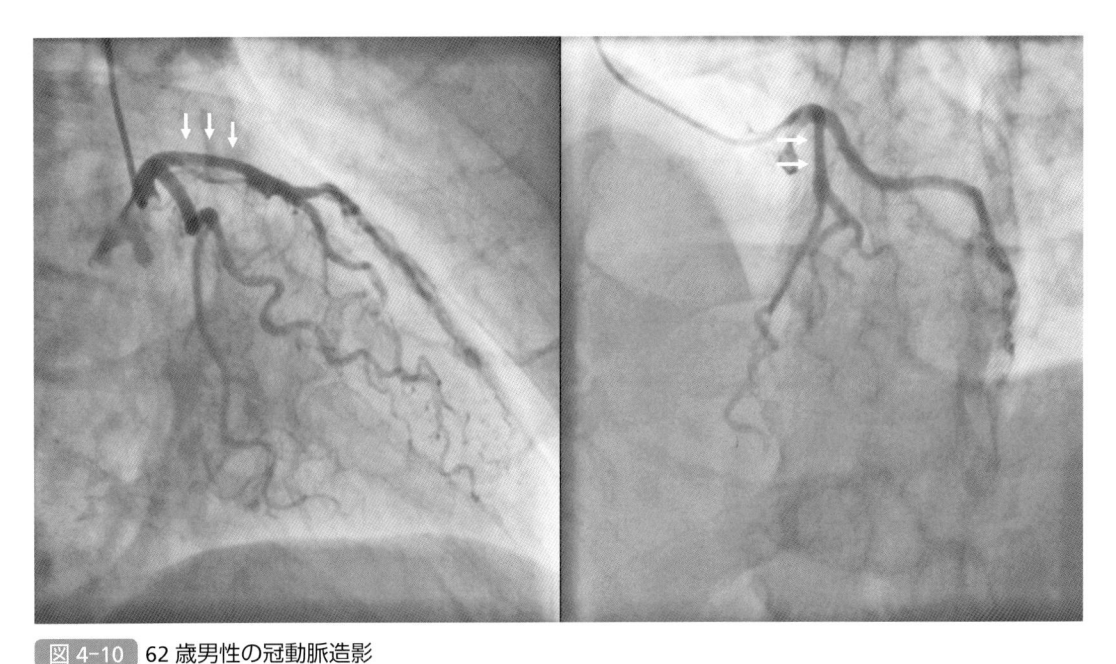

図 4-10　62 歳男性の冠動脈造影
左前下行枝近位部（図中矢印）に 25% 程度の狭窄を認める．

て冠動脈 CT 検査となった．RCA 近位部に 25% 狭窄があり，curved image にて潰瘍様にみえる造影剤のしみ出しが観察された．図 4-13 は長軸の 0.6 mm スライス画像である．短軸像にてはプラークラプチャーがあり，内腔とプラークの連続性が疑われ，その 2 週間後に冠動脈造影が施行された．IVUS ではプラークラプチャーが観察され，おそらくはその治癒過程をみていて，内腔との交通は確認できなかった（図 4-14）．

C　CT 冠動脈造影の弱点

　CTCA は体格，不整脈，脈拍数などにより大きな変動を受けることが弱点である．胸壁の厚い被験者の画像はどうしても鮮明ではない．また，64MDCT ではまだ脈拍数の影響を受けやすい．

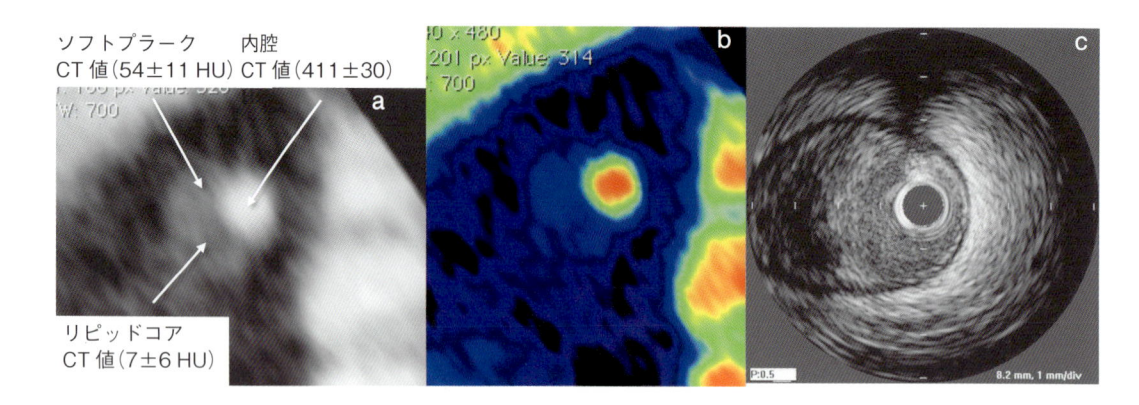

図 4-11 MDCT 短軸像と IVUS 画像

a: 内腔は造影剤のプーリングで CT 値は 411 と高く，プラークは CT 値が極端に低い部分と 50 台のソフトプラークの 2 種類が明瞭に観察される．
b: CT 値によるカラーマッピングした画像である．よりはっきりとリピッドプールが観察される．
c: その場所に対比する IVUS 画像である．eccentric plaque とリピッドプール，一部薄い線維性被膜が観察される．

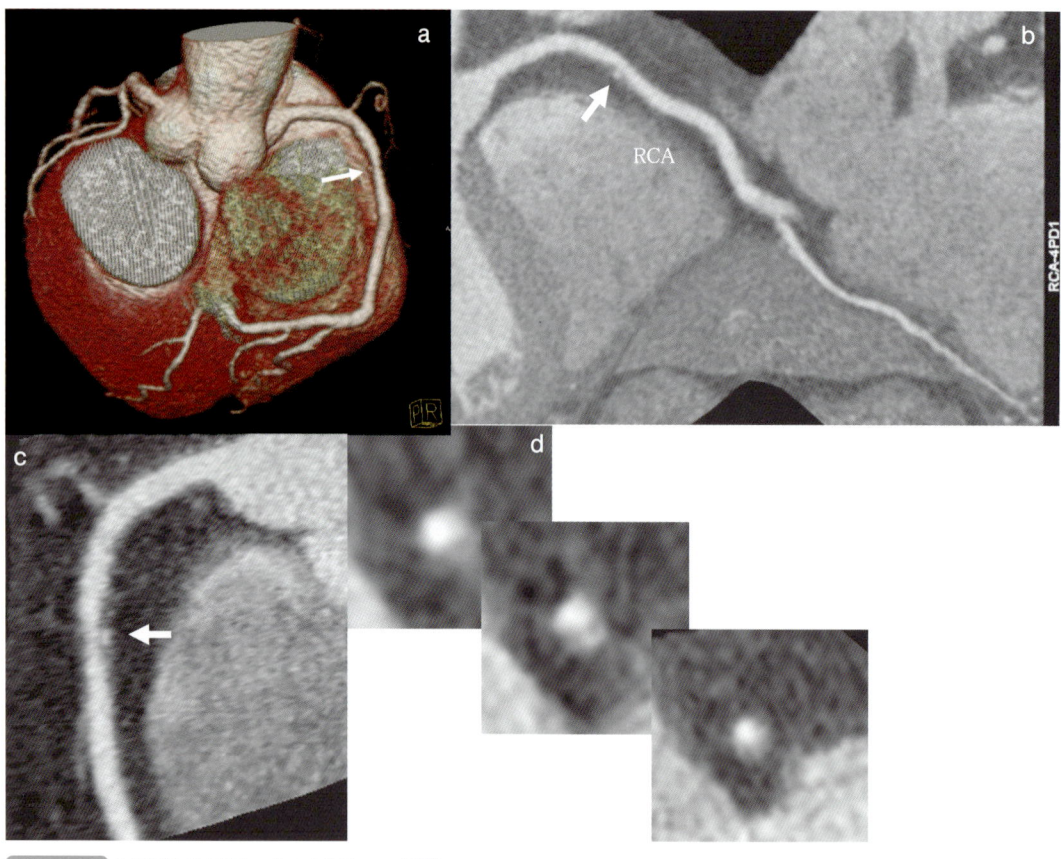

図 4-12 無症候性プラークラプチャー症例

a: MDCT volume rendering 画像で RCA 近位部に軽度の狭窄を認める．
b: MDCT curved PR 画像で同部位に造影剤のプーリングを認める．
c: 別な角度からの MDCT curved PR 画像
d: MDCT 短軸画像で造影剤の内腔とプラークの交通を認める．

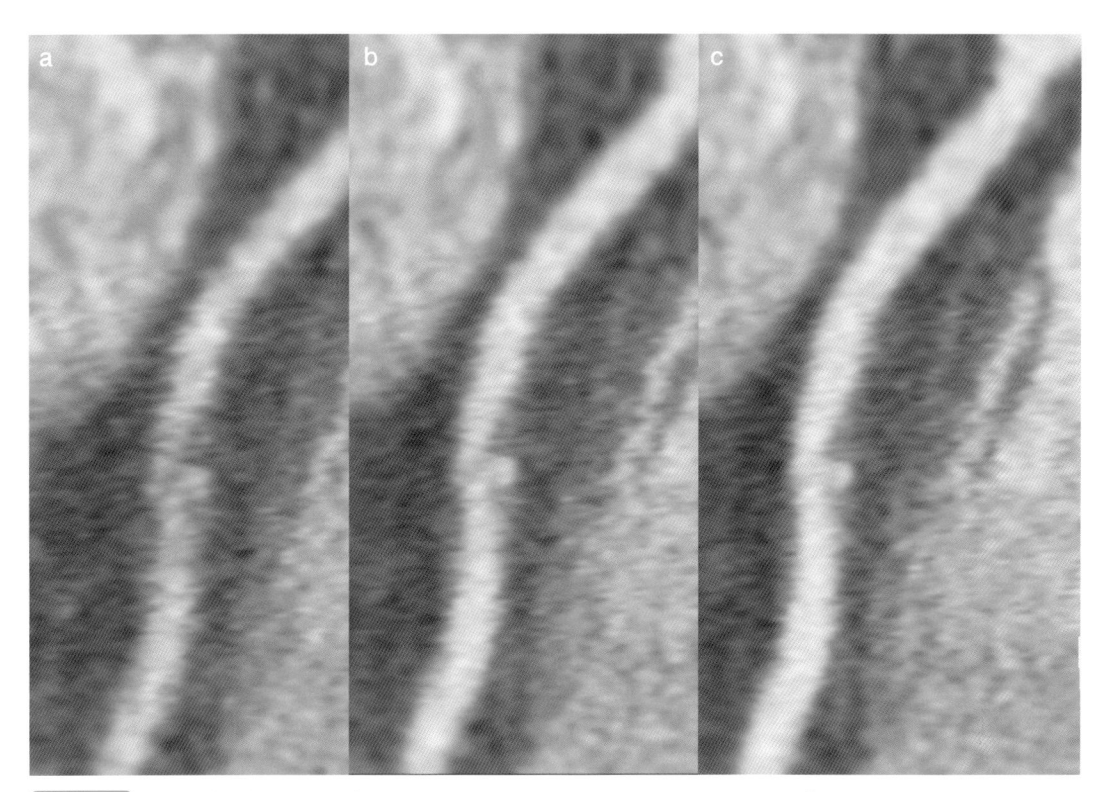

図 4-13 無症候性プラークラプチャー症例の MDCT curved PR thin slices 画像

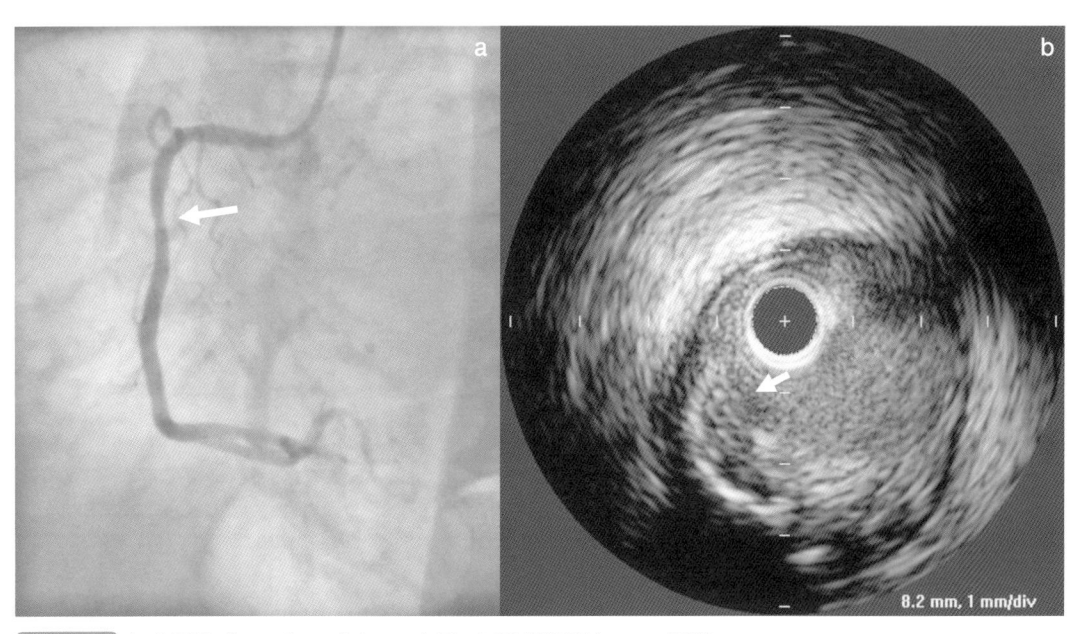

図 4-14 無症候性プラークラプチャー症例の冠動脈造影と IVUS 画像
矢印の部分にプラークラプチャーを認めるが内腔との交通はなかった．

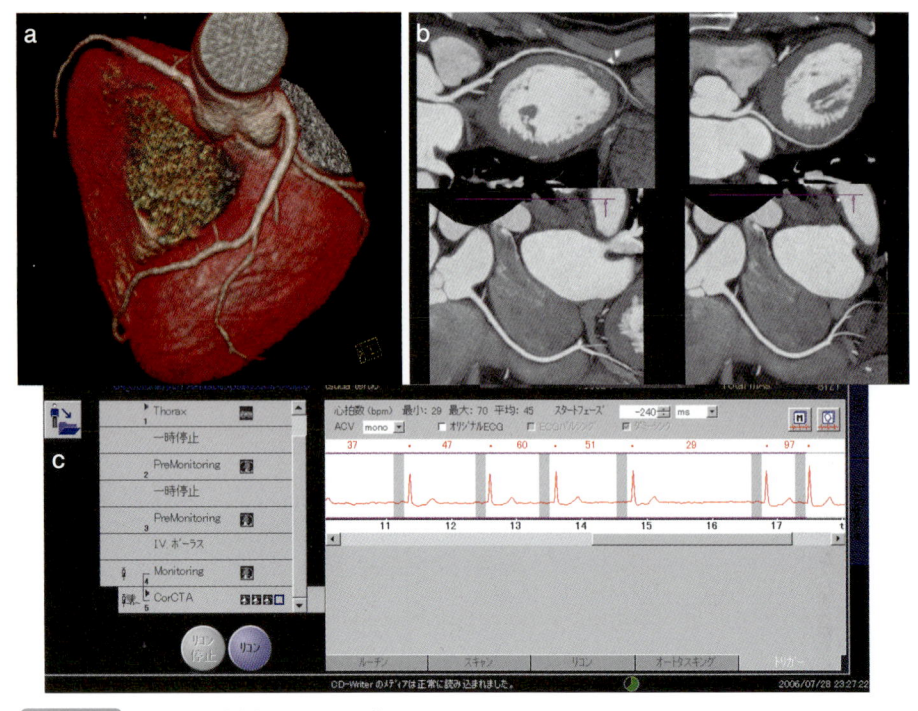

図 4-15 心房細動症例の CTCA 画像

a: volume lendering 画像
b: MPR 画像
c: 画像構成に用いた心電図画像

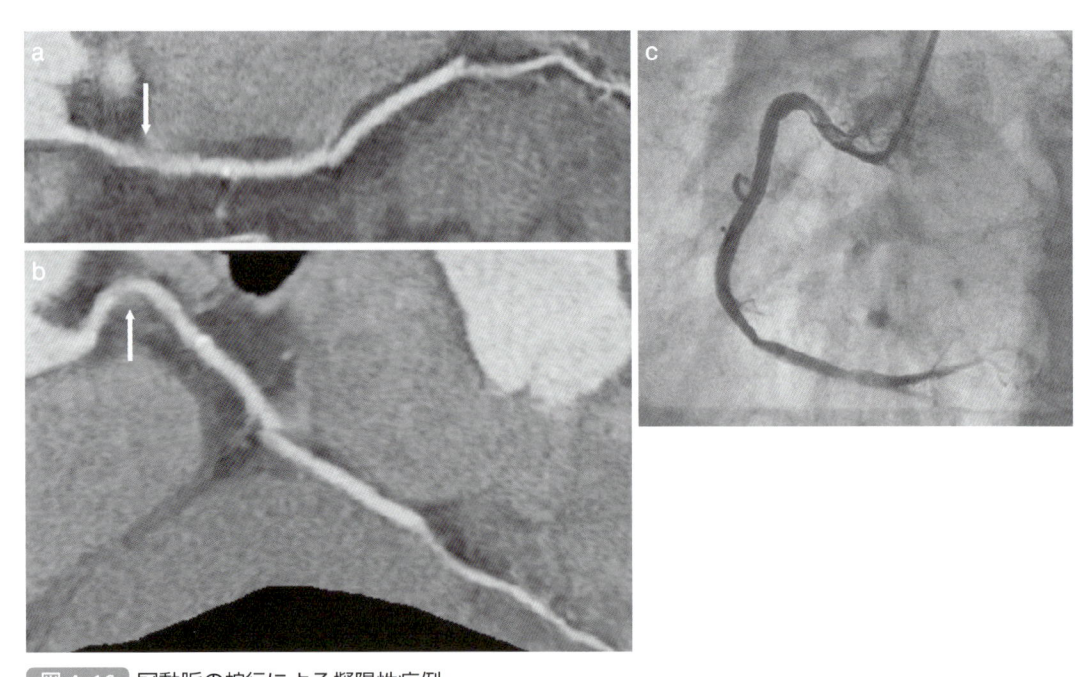

図 4-16 冠動脈の蛇行による擬陽性症例

a, b は CTCA の MPR 画像を示す.
c は冠動脈造影.

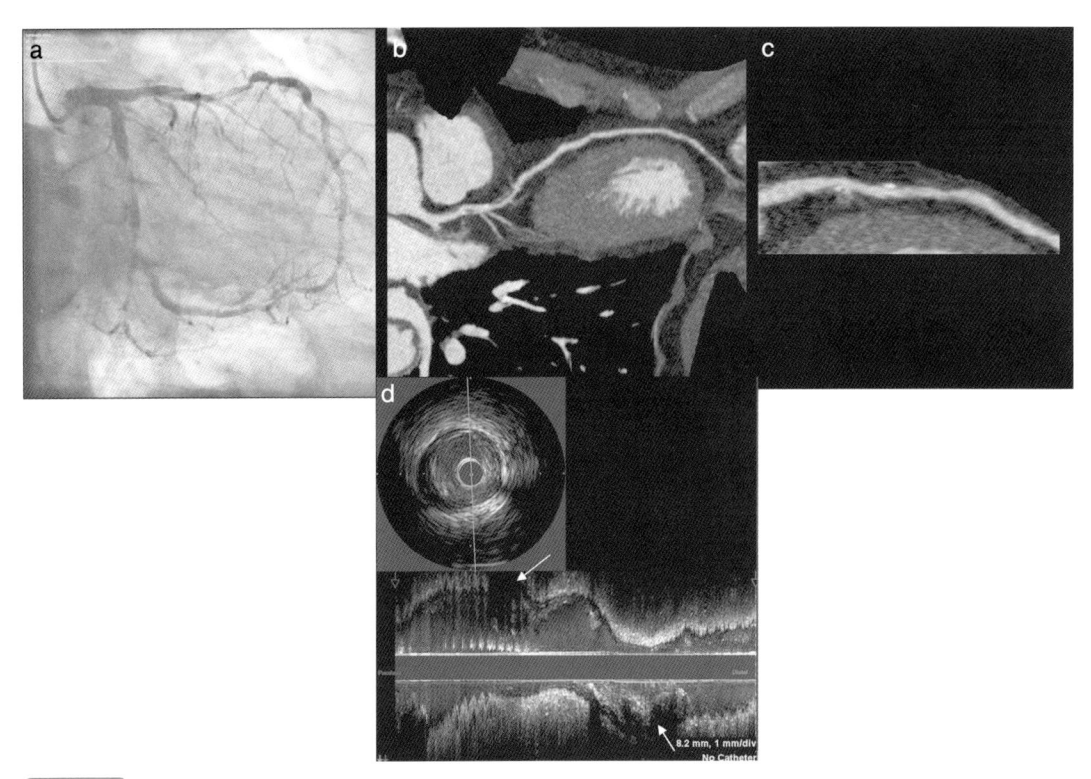

図 4-17 冠動脈微小石灰化症例

左冠動脈に有意な狭窄を認める．aの冠動脈造影では石灰化ははっきりしない．bのMDCT画像では微小な石灰化が捉えられている．cはその拡大である．dはそのIVUS画像の長軸方向断面であるが，矢印の部位に音響陰影を伴い石灰化が観察される．

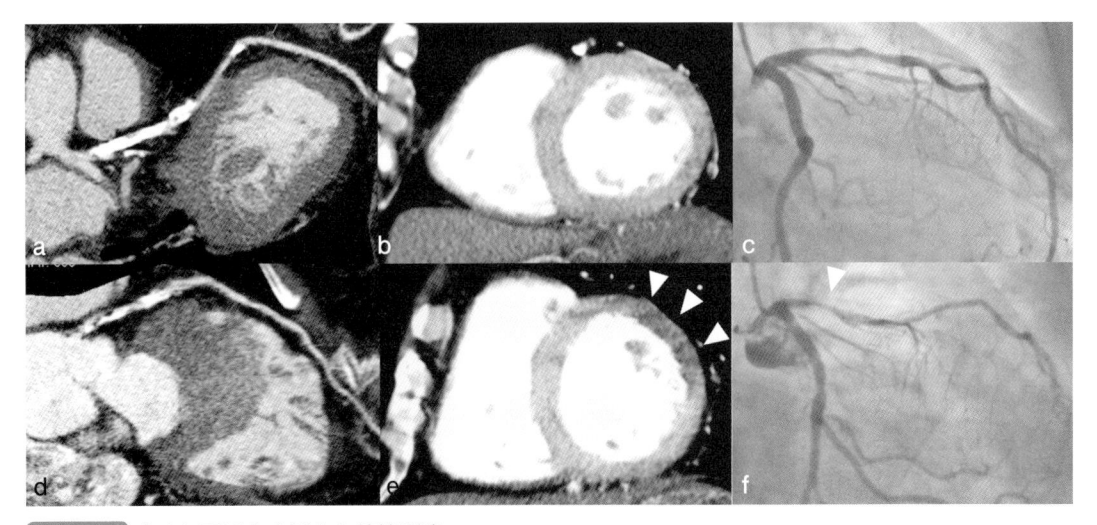

図 4-18 高度な石灰化症例と心筋染影度

a．dともに高度な石灰化のために判定困難である．
bの心筋染影に異常はなくeは前壁の心筋染影が低下している．
fの冠動脈造影は有意な狭窄を示している．

高齢者に多い心房細動も問題である．しかしながら，β遮断薬の前投与によりかなり鮮明な画像が得られるようになってきた．また，さらなるCTの多列化の恩恵にて脈拍数の問題は解決される方向である．図4-15は心房細動であるがβ遮断薬の前投与により問題なく撮像された症例である．冠動脈の蛇行や曲がりの部位も注意すべきである．ていねいに短軸像を解析していけば問題ないが，MIPやMPRを漠然と読影すると狭窄と間違える（図4-16）．

CTCAが冠動脈造影やIVUSに優る点は冠動脈の石灰化がきわめて詳細にかつ立体的に把握できることである．図4-17のように冠動脈造影ではみえない石灰化も把握することが可能である．通常は冠動脈の長軸方向への断面像（multiplanar reconstruction: MPR）で観察するが，CTCAがもつ撮像法にmaximum intensity projection（MIP）という方法があり，ある方向からの投影で最大のCT値をもつボクセル値のみを反映させたものである．石灰化に関しては冠動脈全体の情報が1枚の画像の中に反映される．ただし，過大に描出されてしまうことも事実であるので留意が必要である．筆者らは長年急性冠症候群のプラークをIVUSで観察してきたが，それらの特徴の1つである微小石灰化（spotty calcification）の同定にCTCAはきわめて有用である[3-6]．

逆に，CTCAの最大の弱点は高度な石灰化病変である．図4-18は高度な石灰化のためにCTCAでは狭窄度が判別困難な2症例である．同時に心筋の染影度を考慮にいれて判定すると少なくとも高度な狭窄病変を見逃すことはない[7]．

D 今後の展開

冠危険因子をもっている患者の管理は，それこそ個人差があり千差万別である．最近はやりのメタボリック症候群も，より危険な患者を見分けようとする医者側の分類と捉えることができる．それでも，日本に2000万いるとされており，メタボリック症候群がすぐに心筋梗塞発症とは結びつかない．高血圧患者のなかでもリスクの高い患者を見分けて，治療計画を立てることが必要とされる．MDCTのような非侵襲的画像診断と採血因子，血圧などを総合的に評価して不安定な患者をみつけていくことがますます重要になっていくと考えられる．

■文献■

1) Meijer AB, O YL, Geleijns J, et al. Meta-analysis of 40-and 64-MDCT angiography for assessing coronary artery stenosis. AJR. 2008; 191: 1667-75.
2) Leber AW, Knez A, von Ziegler F, et al. Quantification of obstructive and nonobstructive coronary lesions by 64-slice computed tomography a comparative study with quantitative coronary angiography and intravascular ultrasound. J Am Coll Cardiol. 2005; 46: 147-54.
3) Tanaka A, Shimada K, Sano T, et al. Multiple plaque rupture and C-reactive protein in acute myocardial infarction. J Am Coll Cardiol. 2005; 45: 1594-9.
4) Ehara S, Kobayashi Y, Yoshiyama M, et al. Spotty calcification typifies the culprit plaque in patients with acute myocardial infarction an intravascular ultrasound study. Circulation. 2004; 110: 3424-9.
5) Sano T, Tanaka A, Namba M, et al. C-Reactive protein and lesion morphology in patients with

acute myocardial infarction. Circulation. 2003; 108: 282-5.
6) Tanaka A, Shimada K, Yoshida K, et al. Non-invasive assessment of plaque rupture by 64-slice multidetector computed tomography comparison with intravascular ultrasound. Circ J. 2008; 72: 1276-81.
7) Yoshida K, Shimada K, Tanaka A, et al. Quantitative analysis of myocardial contrast enhancement by first-pass 64-multidetector computed tomography in patients with coronary heart disease. Circ J. 2009; 73: 116-24.

〈島田健永〉

3 CT冠動脈造影におけるプラーク解析の基礎

　64列 multidetector-row CT（MDCT）は，冠動脈を非侵襲的に観察可能で冠動脈造影 coronary angiography（CAG）に代わるツールとして利用されている．その特徴は，冠動脈狭窄の有無だけでなく血管壁状態も観察可能で冠動脈プラークの検出と質的評価が可能である．急性冠症候群 acute coronary syndrome（ACS）の発症は，不安定プラークの破綻と局所の血栓形成による血管閉塞が原因となることが示されている[1]．したがってプラーク性状の正確な評価は，動脈硬化進展を把握し ACS 発症を含めた冠動脈疾患の予知，治療方針の決定，薬剤による治療効果判定などに有用である．本稿では CT による基礎的な冠動脈プラーク解析法と有用性，問題点について我々の実験データを交えて解説する．

A　MDCTによるプラーク描出法

　冠動脈を解析する場合に，volume rendering（VR），maximum intensity projection（MIP），angiographic view（AGV），multiplanar reconstruction（MPR），curved MPR（CPR），stretched CPR，cross sectional image が一般的に用いられる．冠動脈プラークの観察は，VR や AGV にて冠動脈全体を把握し狭窄を評価した後に冠動脈に沿った CPR や血管断面である cross sectional image にてプラークの性状（偏心性または求心性，プラーク CT 値，remodeling，石灰化の有無，プラーク量など）を評価する．

B　プラーク性状評価

　プラークは，石灰化プラークと非石灰化プラークに分類される．非石化プラークは脂質成分に富んだもの（lipid-rich/soft）と線維成分が主体であるもの（fibrous/intermediate）とに分けられている．血管内超音波 intravascular ultrasound（IVUS）のプラーク評価と MDCT におけるプラークの CT 値の比較は過去にいくつかの報告[2-5]があるが（表 4-6），ソフトプラークは CT 値が低く石灰化プラークは CT 値が高い傾向にある．
　Schroeder ら[2]は，4列 MDCT を用いて冠動脈プラークのランダムな16ポイントを少なくとも4スライス以上で CT 値を測定し IVUS と比較検討した結果，CT 値＜50 HU を soft plaque，50 HU～119 HU を intermediate plaque，＞120 HU を calcified plaque と定義した．Motoyama ら[5]は，16列 MDCT を使用して CT 値＜30 HU を soft plaque，30 HU～150 HU を intermediate plaque と非石灰化プラークを定義している．

表 4-6　IVUS 所見とプラーク CT 値の比較

	detector	soft	intermediate	calcified	lumen
Schroeder, 2001[2]	4 slice	14±26	91±21	126±736	
Schroeder, 2004[3]	16 slice	42±22	70±21	715±328	
Carrascosa, 2006[4]	16 slice	71.5±32.1	116.3±35.7	383.3±186.1	
Motoyama, 2007[5]	16 slice	11±12	78±21	516±198	258±43

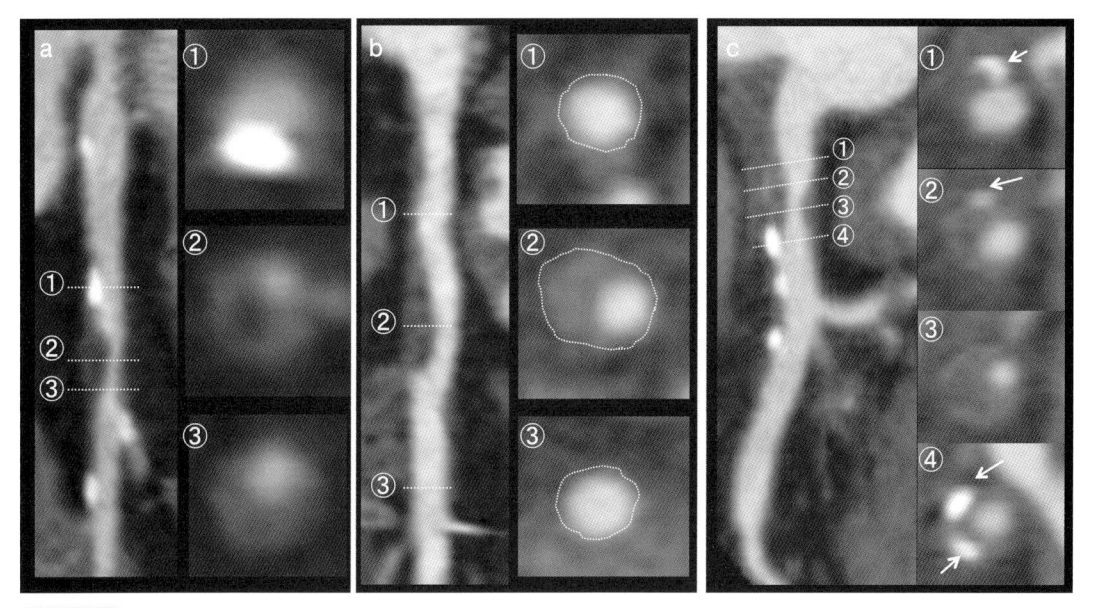

図 4-19　特徴的なプラーク画像

左列：a, b: stretched curved multiplanar reconstruction 像，c: curved multiplanar reconstruction 像
右列：番号部位の cross sectional image

a：労作性狭心症症例（左前下行枝 #6～#7）に認められた典型的な 3 種類のプラーク：①粗大石灰化プラーク，②ソフトプラーク：血管内腔の直下に CT 値−27 HU の脂質コアを含む偏心性プラーク，③線維化した安定化プラーク：CT 値 56 HU.
b：不安定狭心症症例（左前下行枝 #6）に認められた positive remodeling: RI（remodeling index）は，病変部②の血管面積/近位部①の参照血管面積より求め，RI＝23 mm^2/13 mm^2＝1.8＞1.05 であった．破線は冠動脈外縁を示す．RI を病変部②の血管面積を近位部①と遠位部③の血管面積の平均値で除して求める場合もある．
c：狭心症症例（左主幹部）に認められた spotty calcification を伴うプラーク：①，②，④断面で診断基準を満たす微細な石灰化像を認めた（←）．③断面で不均一な偏心性ソフトプラークを認めた．

　同一臨床例において，石灰化プラークと非石灰化プラークを有する例を示す（図 4-19a）．粗大石灰化プラークは，blooming artifact のため石灰化の程度が強調されることが多い（図 4-19a①）．非石灰化プラークは，CT 値によりおのおのソフト，線維化プラークと診断した（図 4-19a②，③）．プラーク内の 5 カ所に 1 mm^2 の関心領域 region of interest（ROI）を設定し計測，その最小値をプラーク CT 値としてプラーク分類を行った[6]．また臨床では視覚的に評価することも多いが，注意すべき点は window width と window level を常に一定にしなければならないことである．
　一方，ACS の病態における不安定プラークの特徴は，1）脂質コアが大，2）陽性血管リモデリ

ング positive remodeling（PR），3）微小石灰化 spotty calcification（SC），4）偏心性，5）線維性被膜が薄い，6）黄色調，7）プラーク内出血を有する，8）マクロファージに富むなどであり，MDCT では 1）～4）までが判定可能となる．また Kolodgie ら[7] は，thin-cap fibroatheroma の 81％ が冠動脈の中枢側に存在したと報告している．したがって不安定プラークは冠動脈近位部に多く存在し，MDCT で描出できる可能性がある．

PR は，冠動脈内腔狭窄の進行に伴って血管が代償性に拡大する現象で，プラークの不安定性に関与する．図 4-19b に示す例では，病変部血管断面積を近位部正常部血管断面積で除したものを remodeling index（RI）と定義し，RI＞1.05 を PR と判定しているが，正常血管面積を病変の近位部と遠位部の血管面積の平均値とする場合もある．Motoyama ら[8] は，30 HU 以下の CT 値の lipid-rich なソフトプラークと PR の両方を有する患者は，両者を有しない患者よりも有意に ACS 発症のリスクが高い（22.2％ vs 0.5％）と報告した．Achenbach ら[9] は，MDCT と IVUS による血管面積と RI が良好に相関することを報告している．しかし現在の CT 解像度では血管外縁の判定が困難な場合もあり，さらに血管断面面積はマニュアルトレースにより測定されるので，RI の解釈に注意を要する．

また ACS 症例の責任病変に SC が高率に存在することを Ehara ら[10] は IVUS を用いた検討により報告している．MDCT では石灰化の検出力が非常に優れており，Kitagawa ら[11] は，ACS 症例で SC を伴うプラーク頻度が有意に高いことを報告している．MDCT における SC 定義は，血管径をもとにした石灰化の長さと幅で規定したもの[12] や円周角と実際の石灰化の長さで規定したもの[8] など様々である．我々は，円周角が 90°以下で，長さが 2 mm 以下の石灰化を SC として評価している（図 4-19c）．Abedin ら[13] は，プラーク破綻は硬さの異なる物質間の界面で起こるので，プラーク破綻の危険性は石灰化の周囲面積の合計が大きい SC ほど高率になるが，逆に周囲面積の合計が小さい癒合した粗大石灰部分ではプラークは安定化すると報告している．臨床的に SC の存在が不安定化プラークで認められることや粗大石灰化は動脈硬化の終息像であると考えるとこの仮説が理解しやすい．また不安定プラークの特徴として微細な SC の他に vasa vasorum によるプラーク辺縁の濃染を指摘する場合もあるが，両者の鑑別として心電同期単純 CT との比較が有効である．

C CT 値を用いたプラーク評価の注意点

表 4-6 の報告でプラーク CT 値の境界値が，様々な値を示す．原因として CT 値自体が種々の要因に影響を受けること，CT 値が近似したプラークと血栓では両者の鑑別が困難であることなどが考えられる．したがって現時点での CT 値によるプラーク性状評価には限界があることを認識しておかなければならない．CT 値を基準としたプラーク性状評価で留意すべき点を以下に述べる．

1．空間分解能の関与

CT の面内分解能は腹部標準関数で 0.7 mm 程度，スライス厚も 0.5 mm 程度であり，冠動脈評価

において十分ではない．病変部に接する非病変部が同一スライス面に含まれるため部分容積効果 partial volume effect も関与し，小病変プラーク CT 値の測定時は注意を要する．

2. 時間分解能の関与

時間分解能は，心拍数と管球回転速度により決定される．64 列 MDCT の管球回転速度は，0.33〜0.42 秒であり，高心拍数症例で motion artifact を生じることが多い．したがって β-blocker を使用し心拍数を調整する必要がある．

3. 血管内腔造影剤の関与

プラーク CT 値は血管内腔 CT 値の影響を強く受ける．Cademartiri ら[14]は，血管内腔 CT 値と周囲組織 CT 値を ex vivo で検討し，血管内腔 CT 値によりプラーク CT 値が変化すると報告した．我々は[15]，血管内腔 CT 値がプラーク CT 値に及ぼす影響を評価するために，直径 4 mm のアクリル製チューブ内に ABS 樹脂（アクリロニトリルブタジエンスチレン：42 HU）製の階段状狭窄病変（25％，50％，75％狭窄）を作製し，模擬血管内の CT 値を 50 HU 間隔で 150〜450 HU まで変化させ心電図同期下にて撮影を行った（図 4-20）．冠動脈の至適 CT 値については，Becker ら[16]が 4 列 MDCT を用いた検討で 250〜300 HU と述べている．さらに Cademartiri ら[17]は 16 列 MDCT を使用し血管内腔の CT 値が 326 HU 以上の群において感度，特異度とも優れていたと報告した．以上より，診断精度やプラーク評価に影響を与えない血管内腔 CT 値は 300〜350 HU であると考えている．

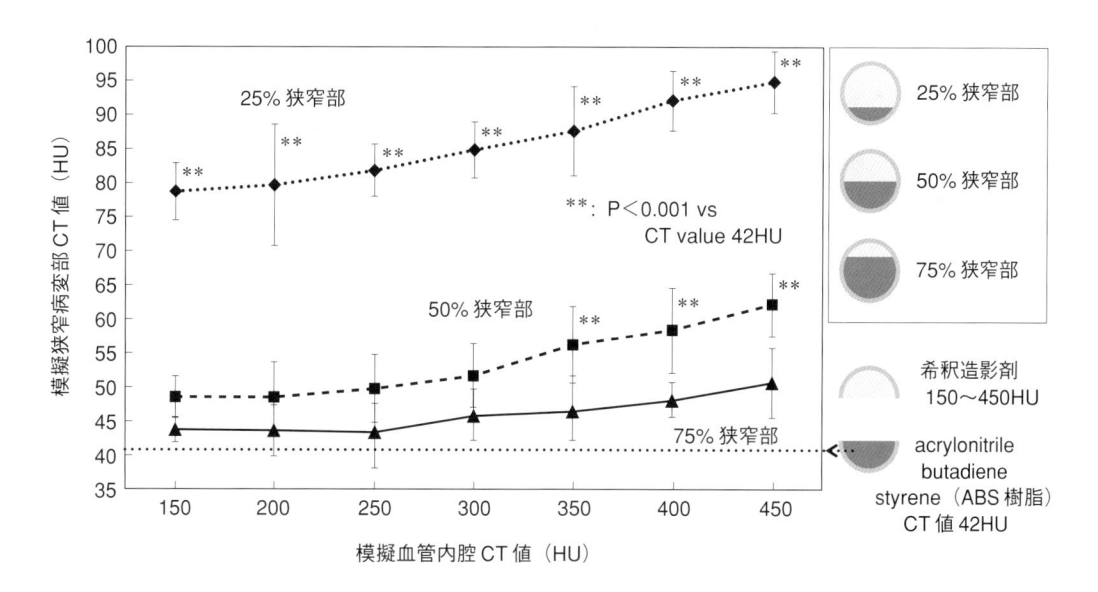

図 4-20 模擬血管内腔 CT 値と狭窄病変部 CT 値との関係

25％狭窄部では血管腔の占める割合が多く，狭窄病変への CT 値の影響が大きく現れた．50％狭窄部の CT 値は，血管内腔 CT 値が 350 HU 以上で狭窄病変の CT 値は有意に上昇する結果となった．75％狭窄部では模擬血管内造影剤の影響は少なく，模擬狭窄病変の CT 値に有意差を認めなかった．

4. 実効エネルギー (keV) の関与

実効エネルギーも物質のCT値に大きな影響を与える．我々の検討では，64列CT装置の実効エネルギーは4社装置間で付加フィルタの影響により10 keV程度異なっていた．各社装置の実効エネルギーが，プラークCT値に与える影響を評価する目的でプラークファントム (ABS-natural; 公称CT値：－20 HU) を撮影した結果，管電圧120 kVp時のプラークファントムCT値はおのおの，－35，－30，－24，－21 HUとなり，最大14 HUの差が生じた．某1社装置にて，希釈造影剤，プラークファントム，ラードを140, 120, 100, 80 kVpにて撮影実験を行った（図4-21）．管電圧（実効エネルギー）の低下に伴い希釈造影剤のCT値は上昇したが，プラークファントムおよびラードのCT値は減少した．したがって同一症例で経時的プラーク評価を行う場合は，同一機種，同一管電圧を使用しなければならない．

5. 石灰化によるbeam hardening効果の関与

石灰化プラークのbeam hardening効果により石灰化周辺にundershooting artifactが生じ，非石灰化プラークのCT値が低く示される．読影の際にソフトプラークと誤診しないことが大切である（図4-22a）．

6. プラークの不均一性の関与

プラークは脂質，線維成分などが混在し，両者を明確に分類することは困難である．Pohleら[18]は，IVUSを使用した非石灰化プラーク分類においてhypo-echogenic（soft）とhyper-echogenic（fibrous）なプラークのCT値がオーバーラップすることを報告した．さらにプラークCT値測定は，ROIサイズによってCT値が異なるためpixel valueを用いることが望ましい（図4-22b, c）．プラーク内の不均一を臨床的に観察するにはプラークのcolor code化が優れている．

D color codeを利用したプラークの性状評価

小松ら[19]は，8列MDCTでプラークCT値をカラー表示するPlaque Map Systemを開発し，IVUSと比較，各プラークの感度は，90％程度と報告している．Color Code Plaque™ (CCP) は，CPR像の1ボクセル毎にCT値に応じた配色を設定しカラー表示させるアプリケーションである．我々は[20,21]，Schroeder分類およびソフトプラークのCT値の上限を38 HUとするデータ[6]と対応させ，CCP色調を（－25～40 HU；soft：黄色系4階調，40～120 HU；intermediate：青色系2階調，120～500 HU；造影血管内腔：透明，500～2000 HU；石灰化：赤1階調）に分割し，プラーク性状評価を行っている．冠動脈形成術施行時にslow flow現象を生じた狭心症症例におけるCCPを含めたMDCT画像と組織のカラー表示が可能なintegrated backscatter IVUS (IB-IVUS) によるプラーク性状評価の比較を示す（図4-23）．我々の検討では，IB-IVUSのプラーク評価をgold standardとしたCCP診断の感度は，soft plaque群で84％，intermediate plaque群では88％，全

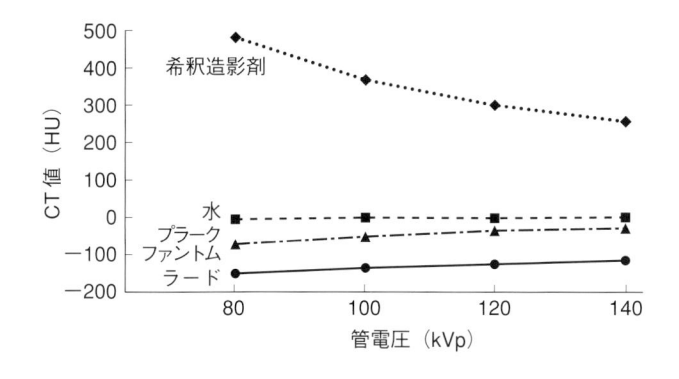

図 4-21 某 1 社装置における管電圧と各物質の CT 値との関係

管電圧（実効エネルギー）の低下に伴い希釈造影剤の CT 値は上昇したが，プラークファントム（ABS-natural；公称 CT 値：－20 HU）およびラードの CT 値は減少した．水の CT 値は管電圧に依存せず 0 HU であった．

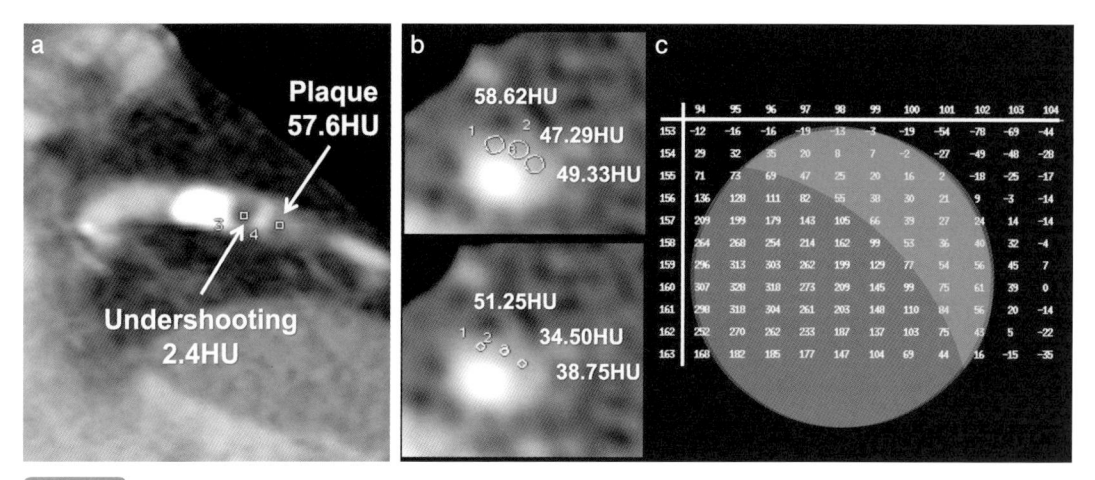

図 4-22 CT 値を用いたプラーク評価の注意点

a：石灰化による beam hardening 効果：石灰化プラークの beam hardening 効果により石灰化周辺に undershooting artifact が生じ，非石灰化プラークの CT 値が実際よりも低く示される．
b：プラークの不均一性：上段は関心領域 region of interest（ROI）1 mm² の CT 値．下段は最小 ROI サイズの CT 値．プラークは脂質，線維成分などが混在するため ROI サイズにより CT 値が異なる．
c：血管 b のプラーク，内腔および周囲の 1 ピクセル毎の CT 値（pixel value）：円は血管，半月形部分がプラーク，その左下方が血管腔，円周囲が血管外組織を示す．
  プラーク内の不均一性を表現するために pixel value が適する．

体の正診率は 87％であった．Kawasaki ら[22] の報告より IB-IVUS から病理組織を約 90％の確率で推定可能であるので，CCP による非石灰化プラークの病理組織診断正診率は約 80％と考えられる．しかし CCP の原理が，CT 値を基準としているため前述の CT 値に関する問題点を考慮すべきである．

CT 値分析に関する問題点（造影方法，機種，管電圧など）を考慮し，経年的プラーク性状を比較し得た例を示す（図 4-24）．経年的なプラークの安定化と退縮が診断でき[23]，プラーク性状毎にプラーク量の変化も追跡可能であった．

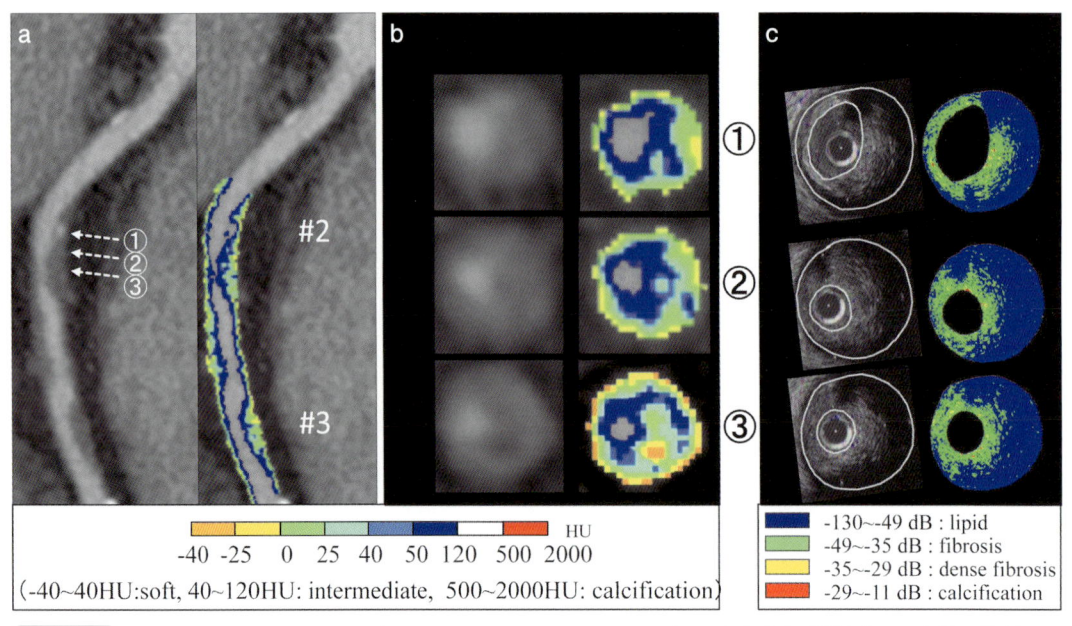

図 4-23 MDCT と IVUS, IB-IVUS (integrated backscatter IVUS) による右冠動脈プラーク像の比較

(PCI 時に slow flow を生じた労作性狭心症症例)
a: curved multiplanar reconstruction と color code plaque (CCP) 長軸像
b: cross sectional image (左列) と CCP 短軸像 (右列): ①~③部位
c: IVUS 像 (左列) と IB-IVUS 像 (右列): ①~③部位と同レベル
CCP 画像で, 内部に CT 値の低い lipid core を有するソフトプラークを広範に認めた: ③部位.
IVUS でエコー輝度の減衰 (attenuation) を認め, IB-IVUS では lipid 成分が広範に存在し, MDCT 所見と一致した: ①~③部位.

E 今後の展望: dual energy を利用したプラーク評価

　混在する複数の物質を多色X線により撮影することで beam hardening が起こり, 各物質が有する実効エネルギー毎の質量減弱係数が正確に計算されず CT 値の精度不足が指摘され, それを解決する手段として dual energy 撮影が有効である.

　心臓領域 (冠動脈) においては1つの管球にて view 毎で 80/140 kVp の高速管電圧切替による同一時相かつ同一管球角度によるデータ収集[24]が必要となる. この方法では2種類の物質における beam hardening 補正を行えるので (従来法では1種類), 精度の高い補正が可能となる. 結果, 従来の物質弁別画像だけではなく, ①物質密度画像と, ②仮想単色X線等価画像が作成可能となる. 粗大石灰化プラークの除去が可能となれば, その部分の血管狭窄率を高い精度で診断可能となる. さらに beam hardening artifact が補正されるため造影血管腔周辺の非石灰化プラーク CT 値の上昇を回避できプラーク CT 値の精度が向上し, ステント直下の内膜肥厚や血管内腔の観察が可能になる. 仮想単色X線等価画像による減衰または増加曲線を用いた物質弁別の可能性が考えられる (図 4-25).

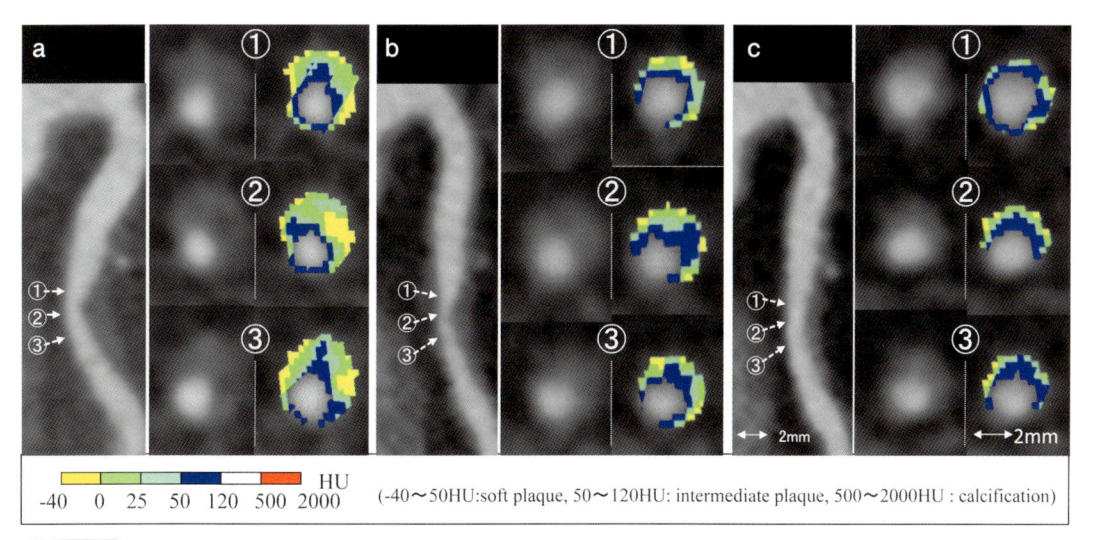

図 4-24 経年的プラーク性状変化：冠攣縮性狭心症症例

a: 治療前，b: atorvastatin 10mg 投与 1 年後，c: 投与 2 年後
左列：curved multiplanar reconstruction 長軸像，中央列：①〜③部位における cross sectional image，右列：color code plaque 短軸像
CT 値分析に関する問題点を考慮した（1〜5）．
1. 狭窄部近位造影血管腔 CT 値：a: 303 HU, b: 300 HU, c: 310 HU，2. 同一機種，3. 管電圧：120 kVp，4. motion artifact：なし，5. 石灰化による beam hardening 効果：なしの条件下でプラーク性状を比較した．

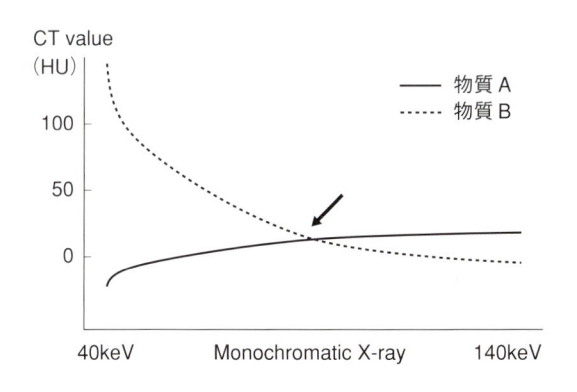

図 4-25 仮想単色 X 線を使用した物質の同定の原理

（物質 A をソフトプラーク、物質 B を血栓もしくは安定プラークと仮定した場合）
物質 A と B は 70 keV 付近で，ほぼ同様な CT 値を認める（←）．
しかし物質 A は，仮想単色 X 線の電圧が低値になれば CT 値が減少し，逆に物質 B は，仮想単色 X 線の電圧が低値になれば CT 値が増加し CT 値の差が拡がる．さらに，2 種の物質を仮想単色 X 線の減衰または増加曲線の特性を物質毎に決定すれば，仮想単色 X 線で物質 A と B の弁別が可能となる．

おわりに

冠動脈プラークの非侵襲的な画像化は初めて MDCT で可能となり，臨床において大きな役割を担っている．正確なプラーク評価のためには，空間分解能や時間分解能のさらなる向上に加え dual energy の応用が期待される．

■文献■

1) Falk E, Shah PK, Fuster V. Coronary plaque disruption. Circulation. 1995; 92: 657-71.
2) Schroeder S, Kopp AF, Baumbach A, et al. Noninvasive detection and evaluation of atherosclerotic coronary plaques with multislice computed tomography. J Am Coll Cardiol. 2001; 37: 1430-5.
3) Schroeder S, Kuettner A, Leitritz M, et al. Reliability of differentiating human coronary plaque morphology using contrast-enhanced multislice spiral computed tomography: a comparison with histology. J Comput Assist Tomogr. 2004; 28: 449-54.
4) Carrascosa PM, Capunay CM, Garcia-Merletti P, et al. Characterization of coronary atherosclerotic plaques by multidetector computed tomography. Am J Cardiol. 2006; 97: 598-602.
5) Motoyama S, Kondo T, Anno H, et al. Atherosclerotic plaque characterization by 0.5-mm-slice multislice computed tomographic imaging. Circ J. 2007; 71: 363-6.
6) Kitagawa T, Yamamoto H, Ohhashi N, et al. Comprehensive evaluation of noncalcified coronary plaque characteristics detected using 64-slice computed tomography in patients with proven or suspected coronary artery disease. Am Heart J. 2007; 154: 1191-8.
7) Kolodgie FD, Burke AP, Farb A, et al. The thin-cap fibroatheroma: a type of vulnerable plaque: the major precursor lesion to acute coronary syndromes. Curr Opin Cardiol. 2001; 16: 285-92.
8) Motoyama S, Sarai M, Harigaya H, et al. Computed tomographic angiography characteristics of atherosclerotic plaques subsequently resulting in acute coronary syndrome. J Am Coll Cardiol. 2009; 54: 49-57.
9) Achenbach S, Ropers D, Hoffmann U, et al. Assessment of coronary remodeling in stenotic and nonstenotic coronary atherosclerotic lesions by multidetector spiral computed tomography. J Am Coll Cardiol. 2004; 43: 842-7.
10) Ehara S, Kobayashi Y, Yoshiyama M, et al. Spotty calcification typifies the culprit plaque in patients with acute myocardial infarction: an intravascular ultrasound study. Circulation. 2004; 110: 3424-9.
11) Kitagawa T, Yamamoto H, Horiguchi J, et al. Characterization of noncalcified coronary plaques and identification of culprit lesions in patients with acute coronary syndrome by 64-slice computed tomography. JACC Cardiovasc Imaging. 2009; 2: 153-60.
12) Kajinami K, Seki H, Takekoshi N, et al. Coronary calcification and coronary atherosclerosis: site by site comparative morphologic study of electron beam computed tomography and coronary angiography. J Am Coll Cardiol. 1997; 29: 1549-56.
13) Abedin M, Tintut Y, Demer LL. Vascular calcification: mechanisms and clinical ramifications. Arterioscler Thromb Vasc Biol. 2004; 24: 1161-70.
14) Cademartiri F, Mollet NR, Runza G, et al. Influence of intracoronary attenuation on coronary plaque measurements using multislice computed tomography: observations in an ex vivo model of coronary computed tomography angiography. Eur Radiol. 2005; 15: 1426-31.
15) 山口裕之. よりよい心臓CT検査のために：撮影技術の現状と課題. Innervision. 2007; 22: 59-64.
16) Becker CR, Hong C, Knez A, et al. Optimal contrast application for cardiac 4-detector-row computed tomography. Invest Radiol. 2003; 38: 690-4.
17) Cademartiri F, Mollet NR, Lemos PA, et al. Higher intracoronary attenuation improves diagnostic accuracy in MDCT coronary angiography. AJR Am J Roentgenol. 2006; 187: W430-3.
18) Pohle K, Achenbach S, Macneill B, et al. Characterization of non-calcified coronary atherosclerotic plaque by multi-detector row CT: comparison to IVUS. Atherosclerosis. 2007; 190: 174-80.

19) Komatsu S, Hirayama A, Omori Y, et al. Detection of coronary plaque by computed tomography with a novel plaque analysis system, 'Plaque Map', and comparison with intravascular ultrasound and angioscopy. Circ J. 2005; 69: 72-7.
20) 藤井　隆. 冠動脈評価を目的とした心臓CTの進歩. 映像情報メディカル. 2006; 38: 47-53.
21) 藤井　隆. MDCTの有用性：64列MDCTの一歩進んだ活用方法. Innervision. 2008; 23: 4-11.
22) Kawasaki M, Bouma BE, Bressner J, et al. Diagnostic accuracy of optical coherence tomography and integrated backscatter intravascular ultrasound images for tissue characterization of human coronary plaques. J Am Coll Cardiol. 2006; 48: 81-8.
23) Kunita E, Fujii T, Urabe Y, et al. Coronary plaque stabilization followed by color code plaque analysis with 64-slice multidetector row computed tomography. Circ J. 2009; 73: 772-5.
24) Wu X, Langan DA, Xu D, Thomas M, et al. Monochromatic CT image representation via fast switching dual kVp. SPIE: medical imaging. 2009; 7258 725845-6.

〈藤井　隆　山口裕之〉

4 冠動脈壁性状評価：CT 冠動脈造影，IVUS，血管内視鏡

　近年の病理学的検討から急性冠症候群 acute coronary syndrome（ACS）は不安定プラークの破綻により発症することが明らかとなった[1,2]．また破綻しやすい不安定プラークの特徴として，薄い線維性被膜を有していること，大きな脂質コアを有していること，positive remodeling をきたしていること，偏心性のプラークであること，活動性炎症細胞が浸潤していることなどの所見が認められることも解明された[1-3]．

　従来の冠動脈狭窄病変診断のゴールドスタンダードである冠動脈造影 coronary angiography（CAG）は冠動脈内腔の狭窄を正確に評価することはできるものの，ACS を引き起こす不安定プラークなどの冠動脈壁内の情報は得ることができない．これに対し 1990 年代に入り冠動脈内に直接超音波プローブを挿入する冠動脈内超音波 intravascular ultrasound（IVUS）が臨床使用されるようになり，冠動脈壁内のプラークの性状や局在について，より詳細な観察が可能となった[4-6]．この IVUS は定性的評価のみならず，血管外径や血管面積，内腔面積，プラーク面積を算出するなど定量的な評価も可能であり，冠動脈インターベンション percutaneous coronary intervention（PCI）時のステントサイズの決定など，PCI をガイドするのに必須なツールとして利用されている[4-7]．さらに IVUS は，スタチン製剤によるプラーク容積の進展抑制や退縮，ステントフラクチャーによる薬剤溶出性ステントの再狭窄のメカニズムの解明など冠動脈病変，病態の解明に寄与するところは大きい[8,9]．

　しかし 1990 年より用いられてきた gray-scale IVUS（GS-IVUS）では組織診断の精度は低く，また不安定プラークの同定は困難であることなど課題も残っている．そのため最近では，高周波信号 radiofrequency signal（RF signal）のスペクトルを解析することによりプラーク組織特性を評価することができる integrated backscatter IVUS（IB-IVUS），virtual histology IVUS（VH-IVUS），さらには i-MAP IVUS などが用いられ，組織性状の評価が行われるようになってきている[10-12]．

　また，血管内視鏡 angioscopy は冠動脈内に光ファイバーを挿入し直接病変を観察することができる唯一のモダリティーであり，プラークの色調，表面性状，血栓の存在，内腔への突出を評価することができ，不安定プラークの存在を検出しうる方法と考えられている[13,14]．

　一方，multidetector-row computed tomography（MDCT）の進歩により，ガントリー回転速度の高速化や解析可能なスライス厚の菲薄化が図られ，時間および空間分解能が著しく向上し，冠動脈狭窄病変を非侵襲的に診断できるようになった[15-17]．64 列 MDCT から 256 列，最近では 320 列の MDCT が登場し，その診断精度もさらに向上している[16,17]．MDCT の進歩により冠動脈狭窄度の診断にとどまらず，その豊富な 3 次元情報をもとに，positive remodeling，low attenuation plaque（LAP），spotty calcification などの冠動脈壁内性状評価も可能となった．

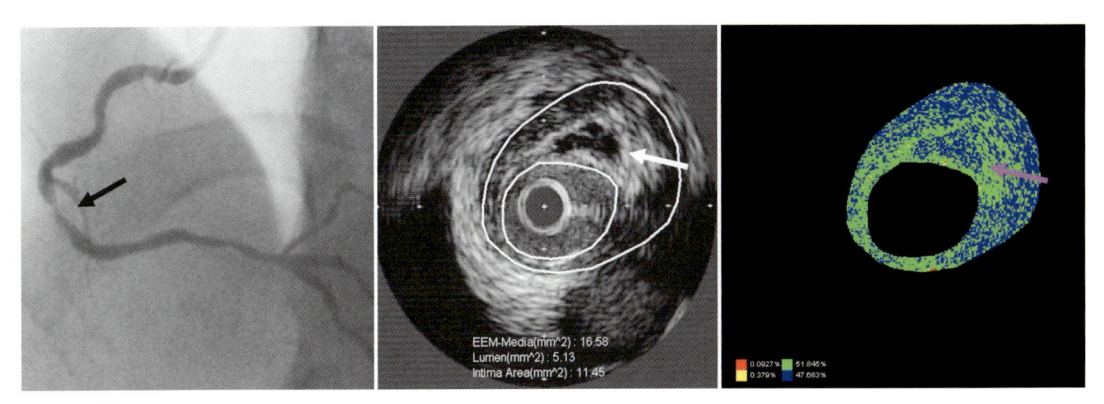

図 4-26 急性冠症候群（ACS）症例の CAG，gray-scale IVUS および IB-IVUS 所見

CAG では右冠動脈に有意狭窄を認める．同狭窄部位の gray-scale IVUS では 1 時方向に lipid pool を疑う hypoechoic area を認める（白色矢印）．GS-IVUS で認められた hypoechoic area 像は IB-IVUS 上青色にて表示され，lipid pool が示唆される（桃色矢印）．また全体像における脂質成分も 47%と高率であり，ACS 症例と合致した IB-IVUS 像である[11]．

今回これらの非侵襲的な MDCT および侵襲的な IVUS（GS-IVUS，IB-IVUS，VH-IVUS），angioscopy などの冠動脈内イメージングモダリティーの有用性について述べる．

A 冠動脈内超音波（gray-scale IVUS: GS-IVUS）

1990 年代に入って gray-scale IVUS（GS-IVUS）が臨床使用され，冠動脈疾患の多くの病態が解明されてきた[4-6]．GS-IVUS による不安定プラークの特徴としては positive remodeling を伴った spotty calcification や低輝度エコーが描出されることが多い[6]．さらに偏心性のプラーク，高度な石灰化を認めないにもかかわらず後方エコーが減衰する attenuation plaque も不安定プラークの所見とされている．またこの不安定プラークが破綻した ACS 症例では，GS-IVUS 所見上，プラーク内への亀裂や破綻像を認め，時に脂質コアそのものが観察されることもある（図 4-26）．このように GS-IVUS は低輝度プラークの描写や偏心性プラークの存在，あるいは positive remodeling の存在により，ある程度 ACS の診断に有用であるものの，血栓の判別や soft plaque の場合はその性状評価の感度や特異度は必ずしも高くないことが問題である[18]．

B 冠動脈内超音波（RF-signal IVUS；IB-IVUS, VH-IVUS, iMAP-IVUS）

GS-IVUS の限界を克服するため，RF signal を解析する IB-IVUS や VH-IVUS によるプラーク性状評価が最近試みられている[10-12]．IB-IVUS は物質ごとに異なる音響インピーダンスの差を利用し，超音波が構造物で反射する後方散乱波のエネルギーを求める方法で，組織を色付けし分類する．Kawasaki らは，RF signal を積分して得られた IB 値を用いてプラークの性状評価を行い，組織性状の違いにより，これらが有意に異なることを示し，IVUS による組織性状の違いを色彩の違いで表示することが可能なことを報告した[10, 11]．また IB-IVUS では病理組織像との対比でも所見が合致しており，脂質成分は青色，石灰化は赤色，線維成分は緑色で表示され，特に青色で示され

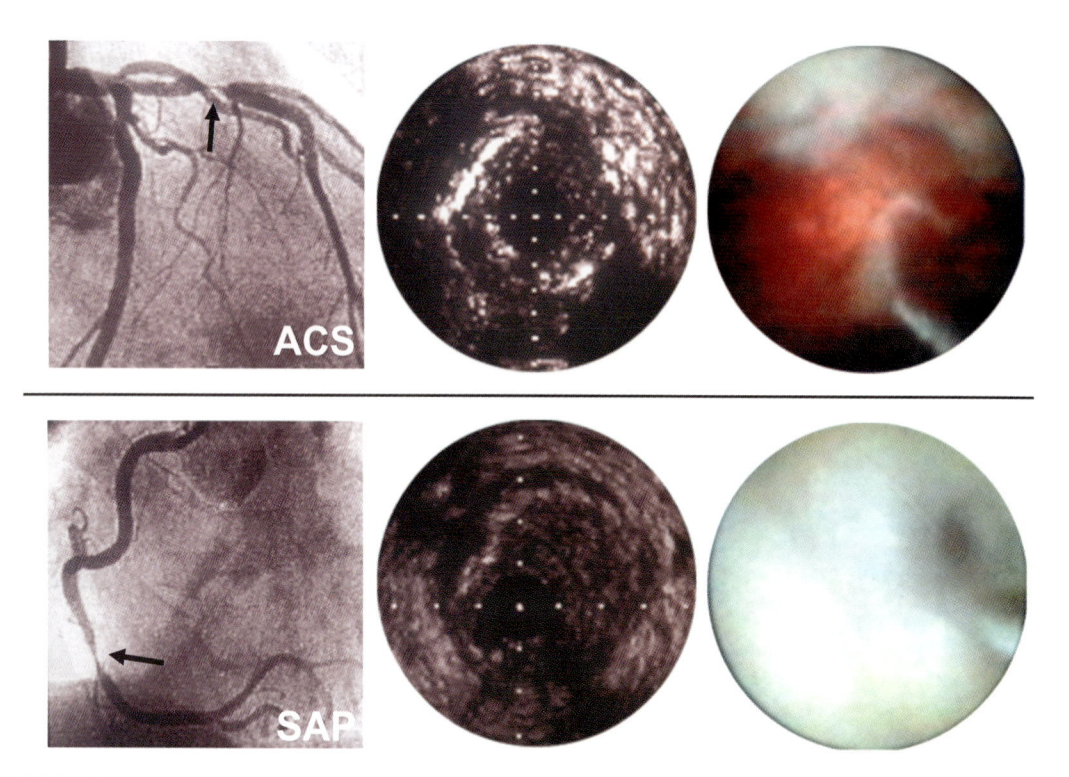

図 4-27 急性冠症候群（ACS）および安定狭心症（SAP）症例の冠動脈造影検査（CAG）および血管内視鏡所見[14]

ACS，SAP 症例とも CAG にて冠動脈に有意狭窄を認めるものの（黒色矢印），血管内視鏡の所見は異なっており，ACS 症例では黄色プラークおよび混合血栓を認め，一方 SAP 症例では白色プラークを認める．

る脂質成分が多い病変ほど ACS を発症する不安定プラークである可能性が高いことも明らかとなっている（図 4-26）[11]．

一方 VH-IVUS も IB-IVUS と同様に RF signal のスペクトルを解析し，多数の組織標本とパラメータとの対比から得られた分類ツリーに基づいてプラークの組織性状診断を行うことが可能であり，この VH-IVUS を用いて冠動脈病変部位の観察を行った結果，ACS 病変の同定が可能であることも報告されている[12]．

このように IB-IVUS，VH-IVUS のいずれでも不安定プラーク評価の可能性が示唆され，今後は診断精度のさらなる向上が期待される．

C 血管内視鏡　angioscopy

血管内視鏡は 3000 または 6000 ピクセルの画質をもつ 2.3Fr のファイバーから構成されており，冠動脈内に挿入し冠動脈内腔のプラーク色調，血栓の存在，表面形態，内腔への突出を直接観察することができる[13,14]．プラーク色調は黄色および白色に分類され，特に黄色プラークでは線維性被膜が薄く，また大きな脂質を有することが多く不安定プラークであると考えられている[13,14]．

他方，白色プラークは線維性被膜も厚く，安定化したプラークと考えられている．また血栓はその色調から赤色，白色，混合血栓に分けられ，特に混合血栓は急性心筋梗塞や不安定狭心症に多く観察されることも報告されている（図 4-27）[13]．このように angioscopy は血栓の存在やプラーク色調の診断には高い感度を有するため，病変部位の性状評価には強力な診断ツールであることに加え，直接病変部位を観察できることから，黄色プラークに対するスタチン製剤内服治療後の治療効果判定にも有用とされている[19]．しかし，観察可能な範囲が限られる場合があるなど今後克服すべき点も存在する．

D MDCT（64-slice, 256-slice, 320-slice MDCT）

急性冠症候群（ACS）は致死的な疾患であり，その治療ストラテジーは早期診断，早期治療が基本である．心電図上の ST 変化や血液検査上での心筋トロポニン I などの心筋逸脱酵素の上昇などの所見が得られた場合には，早期の冠動脈造影検査（CAG）が行われ，有意冠動脈狭窄を認めれば速やかな PCI が行われる．しかし，実際の臨床現場では，ST 変化や心筋逸脱酵素の上昇を認めない ACS も存在する．ST 変化や心筋逸脱酵素の上昇があれば CAG の選択が望ましいが，これらの所見が認められず，まずは非侵襲的な検査法にて診断を行いたい場合に MDCT は有用である．また同時に大動脈解離や肺血栓塞栓症などの除外診断も可能なことも利点である．

近年の 64 列以上の MDCT では感度および特異度とも 90％程度と優れていることから，狭窄病変検出には十分使用可能と思われ，高度石灰化病変を多数含まれる症例を対象としなければ，高い陰性的中率 negative predictive value（NPV）を有するため，冠動脈の器質的病変の見逃しはほとんどないと考えられている[15-17]．

このように MDCT は狭窄病変の診断には有用であるものの，一方，冠動脈内プラークの評価については疑問の残るところがあった．しかし 2001 年に Schroeder らにより，MDCT 上でのプラークの CT 値を測定することでその Housfield Unit（HU）値からプラークの性状評価も可能であることが報告された[15]．当院でも MDCT を用いて CT 値を測定しこれに基づきプラーク性状評価を行い，CT 値が 30 HU 以下ならソフトプラーク，31〜150 HU なら線維性プラーク，血管内腔は 151〜350 HU，220 HU 以上であれば石灰化病変と分類し，さらにこの分類を用いて急性冠症候群および安定狭心症の病変を観察した[16]．その結果 positive remodeling（PR），soft plaque（＝low attenuation plaque: LAP），spotty calcification の 3 つの特徴が，安定狭心症例に比べ ACS 症例に有意に多く認められ，不安定プラークの同定に MDCT が有用であることを報告した（図 4-28, 29）[16]．さらに近年，連続 1059 例を対象に positive remodeling と low attenuation plaque の有無により，4 群に分け，2 年 3 カ月間追跡したところ，この PR と LAP という 2 つの特徴をもつ群では，有意に ACS に陥る可能性が高く，心事故を起こしやすいことも明らかとなった（図 4-30）[20]．

しかし，MDCT には冠動脈評価を苦手とするケースもある．高度な石灰化が存在する場合には石灰化辺縁の部位が低吸収域として描出される undershooting artifact の問題や，息止め困難例や極端な頻拍による motion artifact の問題も存在し，今後克服しなければならない課題である．こ

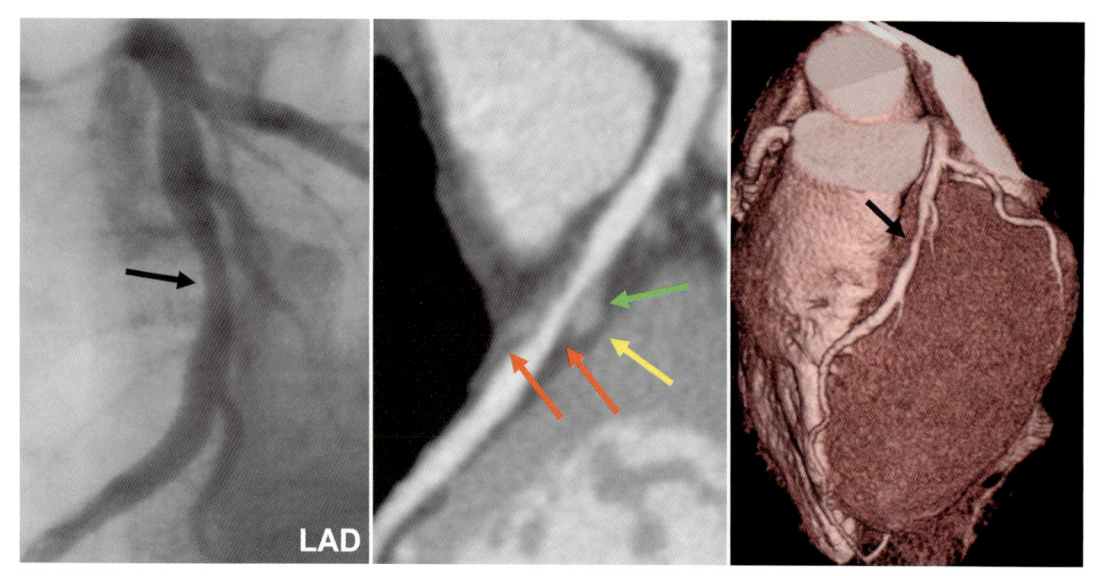

図 4-28 左前下行枝に狭窄を有する急性冠症候群（ACS）症例の冠動脈造影検査（CAG）および MDCT 所見 [16]

CAG，MDCT のいずれでも有意狭窄を認める（黒色矢印）．MDCT では狭窄部位に positive remodeling を認め（黄色矢印），また CT 値の低い soft plaque の存在を認める（赤色矢印）．なお large calcification はないものの，一部に fibrous plaque を認める（緑色矢印）．

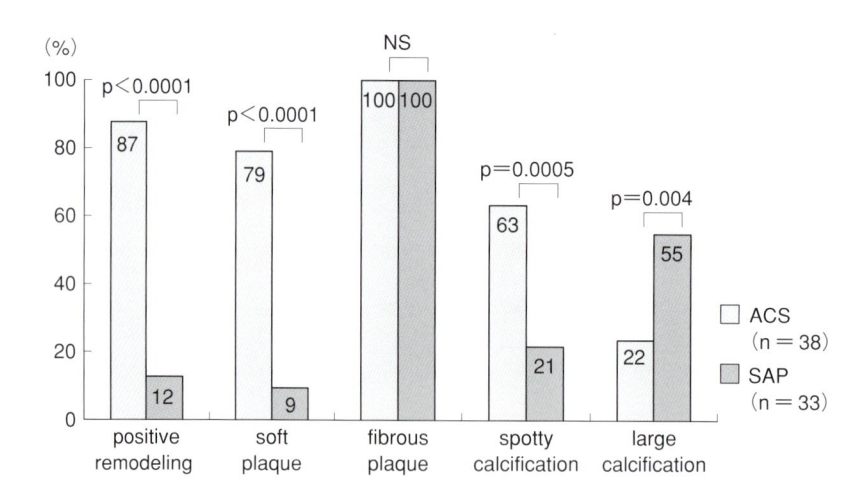

図 4-29 急性冠症候群（ACS）および安定狭心症（SAP）における責任病変のプラーク評価 [16]

ACS 群では SAP 群に比べ，positive remodeling，soft plaque，spotty calcification を有意に多く認める．

の1つの解決法として，当院では 2005 年には 256-slice MDCT を，また 2007 年 10 月からは 320-slice MDCT を導入し，画質の向上に努め，診断能力の改善に努めている．しかし，いまだこれらの問題は完全には解決されたとは言い切れない [17]．

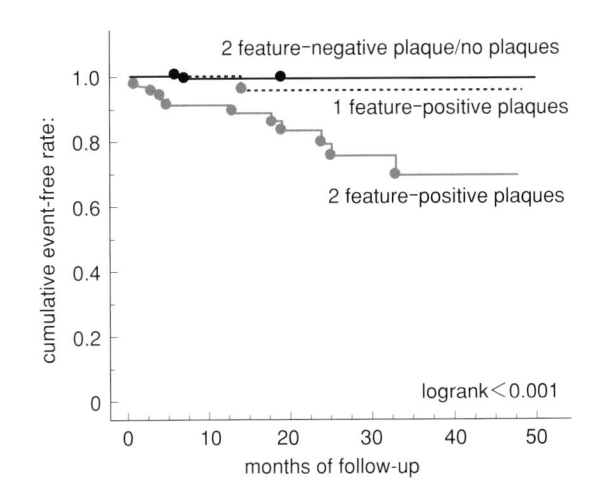

図 4-30[21)]

positive remodeling および low attenuation plaque の有無によって 4 群に分け，平均 2 年 3 カ月の予後を検討した．他の群（2 feature-negative plaque / no plaques 群 および 1 feature positive plaques 群）に比し，positive remodeling および low attenuation plaque の両者をもつ群（2 feature-positive plaques 群）では ACS の発生が多く，予後が有意に悪化した．

表 4-7　急性冠症候群および安定狭心症に対する各イメージングモダリティーの所見の相違

	ACS	stable angina
grey-scale IVUS		
remodeling mode	positive	negative
spotty calcification	frequent	less
IB-IVUS		
lipid area（blue area）	large	small
VH-IVUS		
necrotic core（red area）	great	less
angioscopy		
thrombus	frequent	less frequent
yellow plaque	common	less common
surface roughness/ulceration	typical	atypical
MDCT		
positive remodeling	common	less common
low attenuation plaque	frequent	less frequent
spotty calcification	occasional	sometimes

E　急性冠症候群および安定狭心症に対するイメージングモダリティーの比較

　冠動脈壁内性状評価法としては，GS-IVUS，IB-IVUS，VH-IVUS，angioscopy などの侵襲的なモダリティーおよび MDCT による非侵襲的な方法があげられる．緊急または早期の PCI などを必要とする急性冠症候群か，もしくは安定狭心症で薬物療法を先行させ侵襲的な治療は後に行えばいいかの判断は，実際の治療現場ではきわめて重要である．この 2 つの病態における冠動脈プラーク性状の違いを，各々のデバイスごとに述べた（表 4-7）．侵襲的なモダリティーはその解像度は高く，より詳細な観察が可能であるが，侵襲的なモダリティーで得られた病変性状を非侵襲的

なMDCTにおいても再現し，診断能力を向上させることが，今後必要と思われる．

おわりに

Gray-scale IVUSから始まったプラーク性状評価は，IB-IVUS，VH-IVUS，angioscopyの登場により詳細にプラーク性状の観察が可能となった．さらに近年の64-slice, 256-slice, 320-slice MDCTの進歩により，非侵襲的なプラーク性状の評価も可能となりつつある．各々の診断デバイスの限界を知った上でこれらのイメージングデバイスを使いこなしていくことが，冠動脈疾患のメカニズムの解明に重要であるとともに，侵襲的なGS-IVUS，IB-IVUS，VH-IVUSおよびangioscopyから得られた詳細なプラーク性状の評価を，非侵襲的なMDCTに反映し，診断性能を向上させていくことが，その後の病態を踏まえた，虚血性心疾患の最善の治療の提供に役立つものと期待される．

■文献■

1) Schaar JA, Muller JE, Falk E, et al. Terminology for high-risk and vulnerable coronary artery plaques. Report of a meeting on the vulnerable plaque, June 17 and 18, 2003, Santorini, Greece. Eur Heart J. 2004; 25: 1077-82.
2) Fuster V, Badimon L, Badimon JJ, et al. The pathogenesis of coronary artery disease and the acute coronary syndromes (1). N Engl J Med. 1992; 326: 242-50.
3) Naghavi M, Libby P, Falk E, et al. From vulnerable plaque to vulnerable patient: a call for new definitions and risk assessment strategies: Part I. Circulation. 2003; 108: 1664-72.
4) Tobis JM, Mallery J, Mahon D, et al. Intravascular ultrasound imaging of human coronary arteries in vivo. Analysis of tissue characterizations with comparison to in vitro histological specimens. Circulation. 1991; 83: 913-26.
5) Ozaki Y, Violaris AG, Kobayashi T, et al. Comparison of coronary luminal quantification obtained from intracoronary ultrasound and both geometric and videodensitometric quantitative angiography before and after balloon angioplasty and directional atherectomy. Circulation. 1997; 96: 491-9.
6) Ehara S, Kobayashi Y, Yoshiyama M, et al. Spotty calcification typifies the culprit plaque in patients with acute myocardial infarction: an intravascular ultrasound study. Circulation. 2004; 110: 3424-9.
7) Mintz GS, Nissen SE, Anderson WD, et al. American College of Cardiology Clinical Expert Consensus Document on Standards for Acquisition, Measurement and Reporting of Intravascular Ultrasound Studies (IVUS). A report of the American College of Cardiology Task Force on Clinical Expert Consensus Documents. J Am Coll Cardiol. 2001; 37: 1478-92.
8) Hiro T, Kimura T, Morimoto T, et al. Effect of intensive statin therapy on regression of coronary atherosclerosis in patients with acute coronary syndrome: a multicenter randomized trial evaluated by volumetric intravascular ultrasound using pitavastatin versus atorvastatin (JAPAN-ACS [Japan assessment of pitavastatin and atorvastatin in acute coronary syndrome] study). J Am Coll Cardiol. 2009; 54: 293-302.
9) Okumura M, Ozaki Y, Ishii J, et al. Restenosis and stent fracture following sirolimus-eluting stent (SES) implantation. Circ J. 2007; 71: 1669-77.
10) Kawasaki M, Takatsu H, Noda T, et al. In vivo quantitative tissue characterization of human coronary arterial plaques by use of integrated backscatter intravascular ultrasound and com-

parison with angioscopic findings. Circulation. 2002; 105: 2487-92.
11) Sano K, Kawasaki M, Ishihara Y, et al. Assessment of vulnerable plaques causing acute coronary syndrome using integrated backscatter intravascular ultrasound. J Am Coll Cardiol. 2006; 47: 734-41.
12) Rodriguez-Granillo GA, Garcia-Garcia HM, Mc Fadden EP, et al. In vivo intravascular ultrasound-derived thin-cap fibroatheroma detection using ultrasound radiofrequency data analysis. J Am Coll Cardiol. 2005; 46: 2038-42.
13) Mizuno K, Miyamoto A, Satomura K, et al. Angioscopic coronary macromorphology in patients with acute coronary disorders. Lancet. 1991; 337: 809-12.
14) de Feyter PJ, Ozaki Y, Baptista J, et al. Ischemia-related lesion characteristics in patients with stable or unstable angina. A study with intracoronary angioscopy and ultrasound. Circulation. 1995; 92: 1408-13.
15) Schroeder S, Kopp AF, Baumbach A, et al. Noninvasive detection and evaluation of atherosclerotic coronary plaques with multislice computed tomography. J Am Coll Cardiol. 2001; 37: 1430-1435.
16) Motoyama S, Kondo T, Sarai M, et al. Multislice computed tomographic characteristics of coronary lesions in acute coronary syndromes. J Am Coll Cardiol. 2007; 50: 319-26.
17) Motoyama S, Anno H, Sarai M, et al. Noninvasive coronary angiography with a prototype 256-row area detector computed tomography system: comparison with conventional invasive coronary angiography. J Am Coll Cardiol. 2008; 51: 773-5.
18) Nakamura M, Nishikawa H, Mukai S, et al. Impact of coronary artery remodeling on clinical presentation of coronary artery disease: an intravascular ultrasound study. J Am Coll Cardiol. 2001; 37: 63-9.
19) Takano M, Mizuno K, Yokoyama S, et al. Changes in coronary plaque color and morphology by lipid-lowering therapy with atorvastatin: serial evaluation by coronary angioscopy. J Am Coll Cardiol. 2003; 42: 680-6.
20) Motoyama S, Sarai M, Harigaya H, et al. Computed tomographic angiography characteristics of atherosclerotic plaques subsequently resulting in acute coronary syndrome. J Am Coll Cardiol. 2009; 54: 49-57.

〈奥村雅徳　皿井正義　尾崎行男〉

5 PCIのストラテジーを決める

　MDCTによる心臓血管画像の撮影技術の進歩は目覚ましく，そこから得られる情報量は従来の心臓カテーテル検査（CAG）による情報量を凌駕するといっても過言ではない．すなわちMDCTは冠動脈の3次元構築が可能で密度分解能に優れているため，冠動脈の解剖学的構造や冠動脈壁の性状およびそこに存在する冠動脈病変（プラーク，石灰化など）の鮮明な描出が可能であることなどから，病変の局在の判断のみではなく，病変性状の評価やその治療方針の検討までもが可能となってきた．今回，MDCT時代を迎えた現在の，PCIの治療戦略決定におけるMDCTの役割・活用について概説する．

A　病変形態の把握

　現在主流となっている64列MDCTでは理論的には0.3 mm程度の空間分解能を有するとされるが，心拍数，体格などの影響もあり実質的には0.5〜0.6 mm程度の空間分解能として認識されている．通常はワークステーション上で展開されるcurved multi-planar reconstruction（CPR）画像やstretched CPR画像および直交するcross section（CS）画像により必要な情報が得られる．大まかな病変長や血管径の計測およびプラークの性状評価が可能である．

　CPR画像やstretched CPRは3次元的な構成要素を含むため，病変部分の血管径や病変長に関してはかなり正確な測定が可能である（図4-31a）．PCIのときに使用するステントのサイズバリエーションが多くなった現在，事前のサイズ予測に関して必要性が薄らいできている部分もあるが，治療方針の一助となることは間違いない．またCS画像ではIVUS様の画像表示が可能で，プラークの形態（石灰化か非石灰化か，求心性か偏心性か，プラークの組成，リモデリングの程度など）が容易に判断可能である（図4-31b）．さらにCT値に応じてプラーク性状を表示することも可能で（color code mapping），視覚的にプラーク性状が容易に把握できる（図4-31c）．

B　slow flowの予測

　PCIにおける大きな問題点の1つに，治療中に発生するslow flow, no reflow現象があげられる．これらの現象はPCIにより冠動脈病変が十分に拡張されたにもかかわらず，その灌流域の血流がきわめて悪くなる状態である．その主な原因の1つにプラーク内に存在するコレステリン血症などのdebris（内容物）がバルーン拡張やステント留置による機械的圧迫のため血管内へ流れ出し，末梢血管で"目詰まり"することがあげられる．これらの多くは一過性で10分から15分程度で

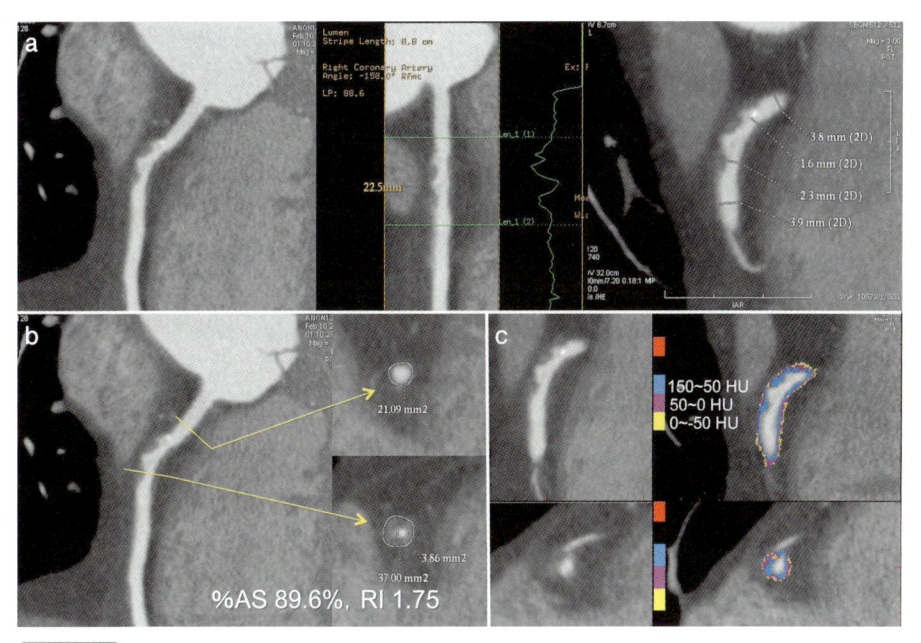

図 4-31 MDCT による CPR 画像，CS 画像および color code mapping
（％AS＝％ area stenosis，RI＝remodeling index）

回復し，心筋逸脱酵素の上昇も認められないが，ときに強い slow flow，no reflow を生じ，心筋逸脱酵素の上昇を伴う微小梗塞を生じ，左心機能の低下をもたらすこともあるため，これらを予測することは重要な意味をもつ．

　この slow flow，no reflow に関しては従来から IVUS 上の所見（大きな脂質プール像，陽性リモデリングしたプラーク，後方超音波減衰像，virtual histology における多量の necrotic core の存在など）が，その予測に用いられていた[1-3]が，近年，CT 所見による予測可能の報告が散見されるようになった．Nakazawa らはプラーク部分の断面（cross section）像において，プラークの周辺がリング状にエンハンスされるような所見（signet ring-like appearance）がみられるようなプラークでは PCI 中に slow flow をきたす場合が有意に多く，プラークの CT 値が低いと slow flow が強くなる傾向があることを示した[4]．我々の検討でも CT 値が非常に低い（0HU 未満）の陽性リモデリングしたプラークは slow flow の発生頻度が高く，IVUS との比較では高頻度に強い後方超音波減衰エコー所見が認められた[5]．このプラーク周辺がリング状にエンハンスされる機序としてはプラークへの新生血管の増殖が考えられている．図 4-32 に Nakazawa らのいう signet ring-like appearance を呈したプラーク像を示す．本症例ではバルーン拡張直後に強い slow flow を生じており，このような CT 所見を呈する病変の治療の際は，slow flow の発生を念頭におき，末梢塞栓の予防手段を考慮する必要があると思われる．

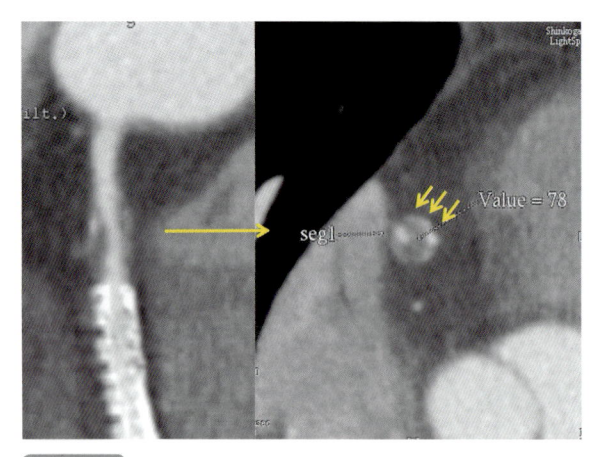

図 4-32 周辺のリング状エンハンスを伴うプラーク像

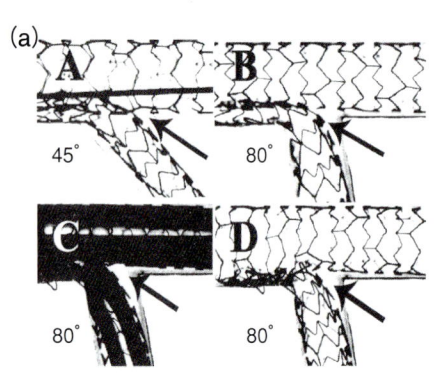

（Ormiston JA, et al. Catheter Cardiovasc Interv. 2004; 63: 332-6）[5]

（Ormiston JA, et al. Cathet Cardiovasc Interv. 2006; 67: 49-55）[6]

図 4-33 代表的 2-stent 法
a: crush stent 法.　b: T-stent 法

C　分岐部病変の評価

分岐部病変の治療における重要な情報として，分岐角度とプラークの分布があげられる．

1. 分岐角度

分岐部治療における問題点と1つとしてステントの留置方法があげられる．昨今の分岐部治療におけるステント留置は基本的にシングルステント（＋同時拡張）法が推奨されているが，臨床の場においてはときに2本のステント留置を必要とするような病変に遭遇する．代表的な2-stent法としてcrush stent法，T-stent法などがあげられるが，crush stent法の場合，70°以上の急峻な分岐角をもつ分岐部病変ではステント留置後バルーンによる同時拡張（kissing balloon technique）を行っても，側枝入口部のステントは拡張不十分となることが実験的に証明されている[5]．一方

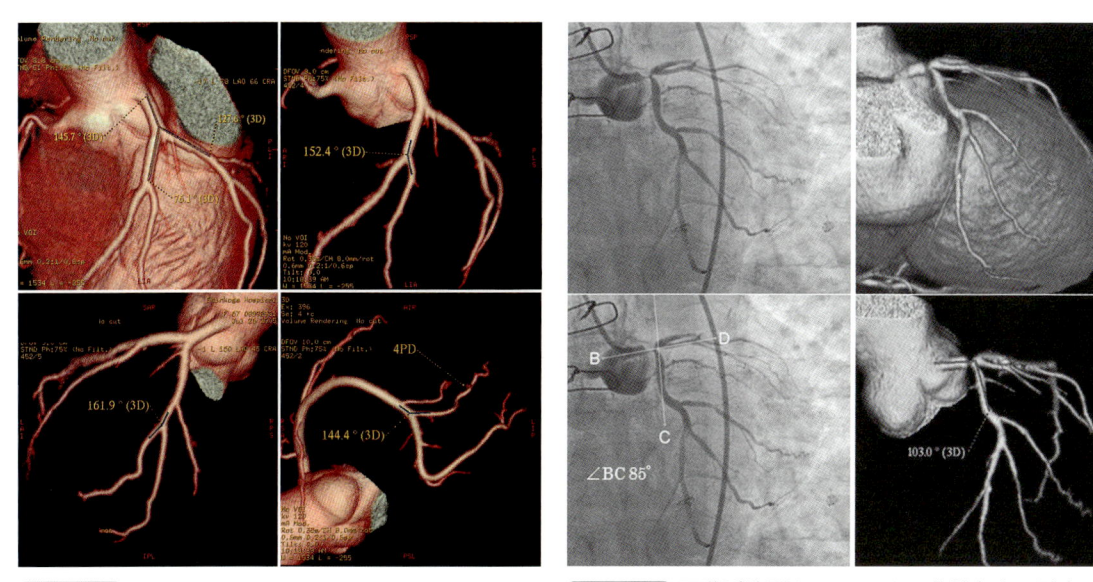

図 4-34　CTA による各分岐部の分岐角度の測定

図 4-35　冠動脈造影と CTA による分岐角度の測定の差異

（Kawasaki T, et al. Catheter Cardiovasc Interv. 2009; 73: 653-8）[7]

表 4-8

	∠LMT-LAD	∠LMT-LCX	∠LAD-LCX
average	143°	121°	72°
maximum	178°	168°	156°
minimum	102°	63°	33°
	∠LAD-Diagonal	∠LAD-OM	
average	138°	134°	
maximum	170°	176°	
minimum	62°	63°	
	∠RCA-4AV	∠RCA-4PD	∠4AV-4PD
average	152°	137°	61°
maximum	178°	168°	128°
minimum	114°	82°	29°

（Kawasaki T, et al. Catheter Cardiovasc Interv. 2009; 73: 653-8[7] より改変）

　T-stent 法の場合，急峻な分岐角をもつ分岐部病変には効果的だが，浅い分岐角をもつ分岐部病変では正確に位置合わせをしても本幹ステントと側枝ステント間にギャップを生じ，ギャップを避けようとするあまり側枝ステントが本幹内へ突出する状況が生じてしまう（provisional T-stent 法）（図4-33）[6]．

　このように 2-stent 法を必要とするような分岐部病変では特に分岐角度の把握が重要なポイントであり，このような場合，CTA の情報が非常に有用となる．すなわち従来の冠動脈造影検査法での分岐角度の測定は 2 次元的評価であるため不正確（過小評価の傾向あり）であったが，CTA は

3次元的評価法であり検者間での測定誤差も少なく，このため正確な分岐角度の評価が可能である（図4-34）．図4-35に冠動脈造影とCTAによる分岐角度の測定の違いの実際を示す．症例は左主幹部99％狭窄例（LADはバイパスにより良好に灌流）である．本症例におけるLMT-LCX分岐角度は血管造影上85°であったが，CTAにおける計測では103°であり，血管造影上の計測は過小評価されていることがわかる．当院で行った連続209症例における冠動脈主要分岐部の分岐角測定の結果を表4-8に示す[7]．

2. プラーク分布

分岐部病変の治療を行う際，分岐部周囲のプラークの分布状況は治療結果に大きな影響を及ぼすことがあり非常に重要となる．それではなぜプラークの分布状況が重要となるのであろうか？　以下にプラーク分布の違いが治療結果に大きく影響を及ぼした典型的な2症例を示す．

症例1は70歳代の男性，最近発症の前壁梗塞あり．冠動脈造影上は左前下行枝入口部で完全閉塞しており，左回旋枝入口部にも軽度の狭窄を認めた（図4-36a）．本症例ではバルーンで前拡張を行った後，LMTから前下行枝にかけて3.5×28mmの薬剤溶出性ステントを留置したが，ステント留置後に回旋枝が完全閉塞してしまった（図4-36b, c）．前壁梗塞の症例であり，回旋枝閉塞を生じたため血行動態が不安定化したが，幸い回旋枝方向にGWを留置していたため，ストラッ

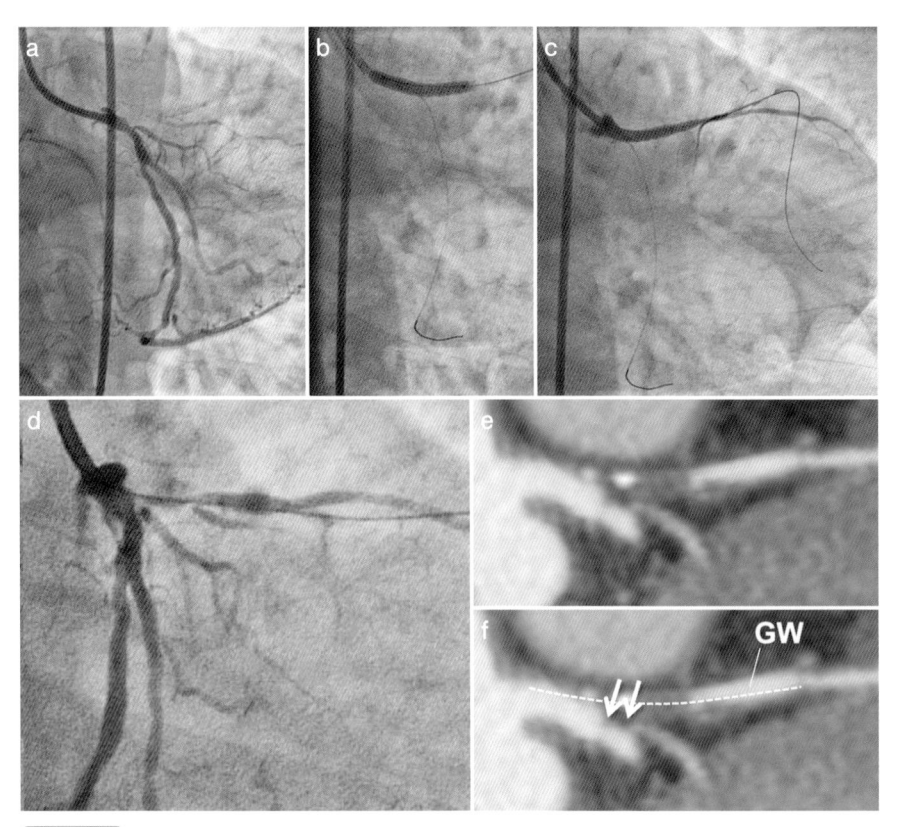

図4-36 症例1：plaque shift, carina shiftによる側枝閉塞例

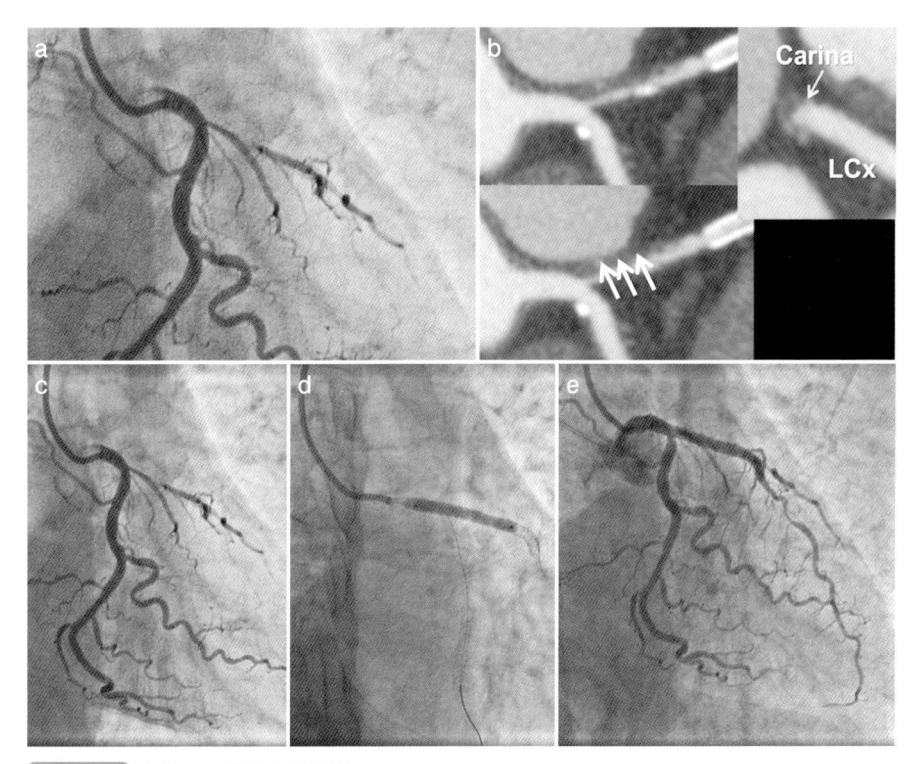

図 4-37 症例 2：側枝非閉塞例

ト越しの GW 挿入に成功し，再灌流させることができた．本症例における治療前の心臓 CT では LAD 入口部から一部 carina を越えて回旋枝側に隆起するような low density プラークが認められており（図 4-36e），実際に GW が挿入された状況（図 4-36d）を併せて考えると，ステントが留置されたことによりこの carina を越えてプラークが回旋枝入口部方向にシフトし（plaque shift），さらに大径のステントを使用したことで carina 自体も回旋枝方向にシフトしたこと（carina shift）が，回旋枝の閉塞を生じたものと考えられた（図 4-36f，矢印）．

一方，症例 2 は同様の LAD 入口部の亜完全閉塞症例であったが（図 4-37a），心臓 CT（CPR および CS 画像）による観察では分岐部周囲のプラークは回旋枝と対側には認められるものの回旋枝側 carina には存在していないことが明らかであった（図 4-37b）．このような症例ではステント留置を行ってもプラークは回旋枝方向にシフトする危険性が少ないため，結果的にステント留置後も回旋枝入口部の開存は良好に保たれていた（図 4-37c〜e）．本症例では IVUS 上も回旋枝入口部は狭小化がなく良好に保たれていたため，あえて回旋枝方向の拡張は行わずに手技を終了した．

このように分岐部病変におけるプラーク分布様式の違いは，治療時に大きな影響を及ぼすことがわかるが，心臓 CT では IVUS 同様のプラーク分布が短軸および長軸断面で表示できるため，治療に伴うプラークシフトの予測が可能であり，治療前に把握できることは分岐部治療における非常に有用な情報となる．

D 高度石灰化病変の同定

　石灰化の存在はPCIにおける大きな問題点の1つで，治療の障害（デバイスの不通過など）となるだけではなく，ステントの拡張不良やステント離断をもたらす場合もあり，結果，慢性期のステント再狭窄の原因となる．このため強い石灰化病変や全周性に近い石灰化病変ではロータブレータの積極的な使用が考慮され，その判断が必要となるが，通常は治療時の透視やIVUSで石灰化の程度・分布を評価することとなる．

　心臓CTの特徴の1つとして石灰化の分布が明瞭に表示されるため，治療となる病変での石灰化の状況が把握可能である．以下に石灰化病変における治療の実例を示す．

　症例3は労作性狭心症の症例で，MIP，CPR画像では前下行枝領域に限局性の強い石灰化を認めた（図4-38a, b）．同部位のCS画像では180°以上の石灰化が確認され，ロータブレータによる切削の必要性が示唆された（図4-38c）．実際IVUS上も230°の石灰化病変であることが確認され，1.75 mmロータバーで切削を行うことでバルーンおよびステントの十分な拡張が得られ，治療を完了した（図4-38d～g）．

　一方，症例4ではMIP，CPR画像でびまん性の高度の石灰化が認められていたが（図4-39a, b），CS画像では90°以下の石灰化であることが判明し，ロータブレータは必要なしと判断した（図

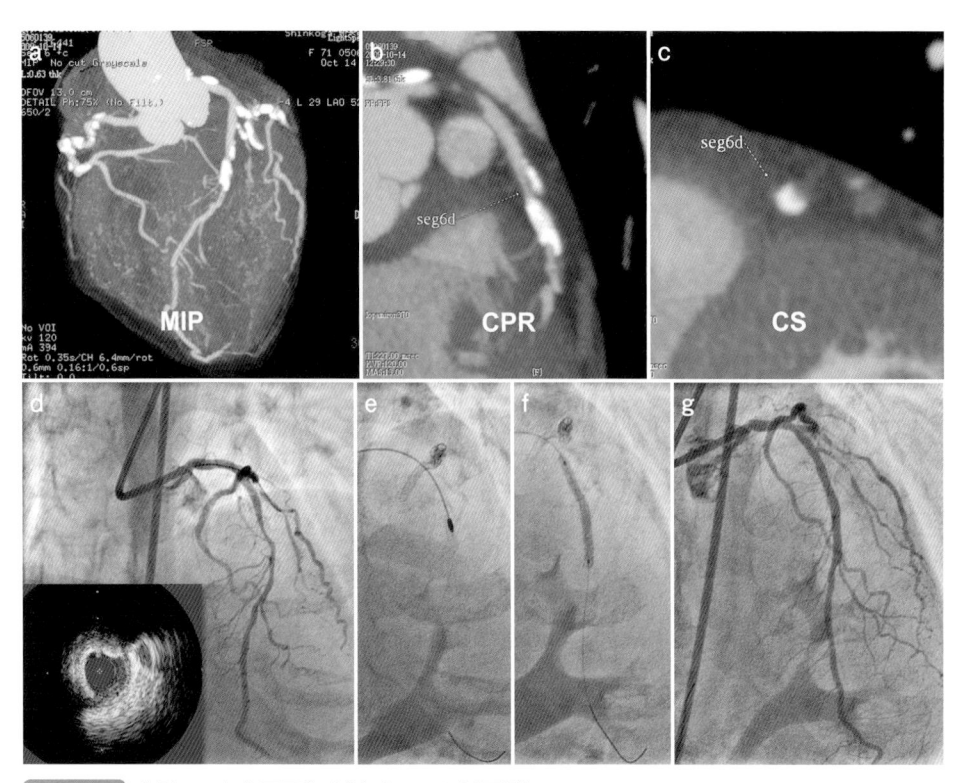

図4-38 症例3：高度石灰化症例（ロータ必要例）

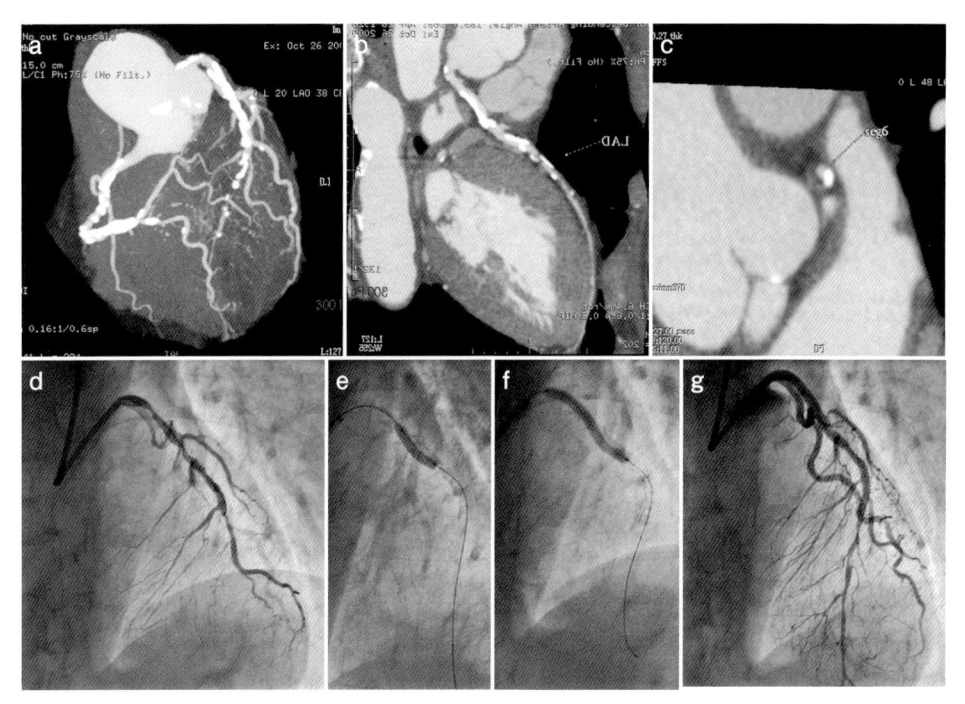

図 4-39 症例 4:高度石灰化症例(ロータ不要例)

4-39c).実際の治療の際は血管造影上は石灰化が連続して認められていたが(図 4-39d),事前の心臓 CT の所見から IVUS による観察は行わなかったが前拡張にてバルーンは十分に拡張したため(図 4-39e),ロータブレータを用いた切削は行わずにステント留置を完了することができた(図 4-39f, g).このように石灰化病変においては心臓 CT による情報からロータブレータの必要性が判断できるため,事前に十分なインフォームドコンセントを行うことができ,ad-hoc でロータブレータ治療に移行することも可能である.

E CTO 病変への応用

CTO 病変における心臓 CT の活用方法としては閉塞長の予測,閉塞断端の把握,石灰化の分布,micro channel の確認,閉塞血管の走行などが推定可能で,これらの情報は CTO 治療における効果的なワイヤー操作の一助となる.実例を示しながらその有用性を検証する.

症例 5 は左前下行枝近位部の完全閉塞症例である.血管造影では閉塞断端以降の血管走行が不明であるが(図 4-40a),血管造影と同方向の MIP 画像では断端直後に存在する偏心性の石灰化とその先の LAD の走行,LAD から分枝する対角枝の存在および走行が明瞭に示されていた(図 4-40c).この心臓 CT の画像を参考にすることで治療時に石灰化および閉塞した LAD,対角枝の位置関係を推測することができ治療に大いに役立った(図 4-40b).また stretched CPR では閉塞部分の長さと CS にて閉塞部分のプラークの性状も推測可能であった(図 4-40d, e).

症例 6 も LAD 近位部の閉塞である(図 4-41a).心臓 CT の CPR 画像では閉塞した病変部分に

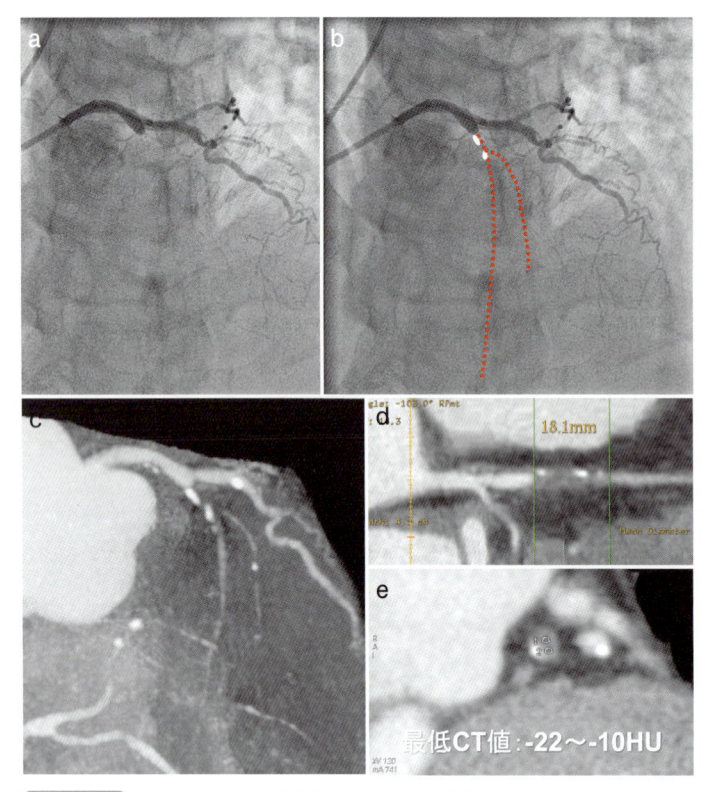

図 4-40 症例 5：LAD 近位部での CTO 症例

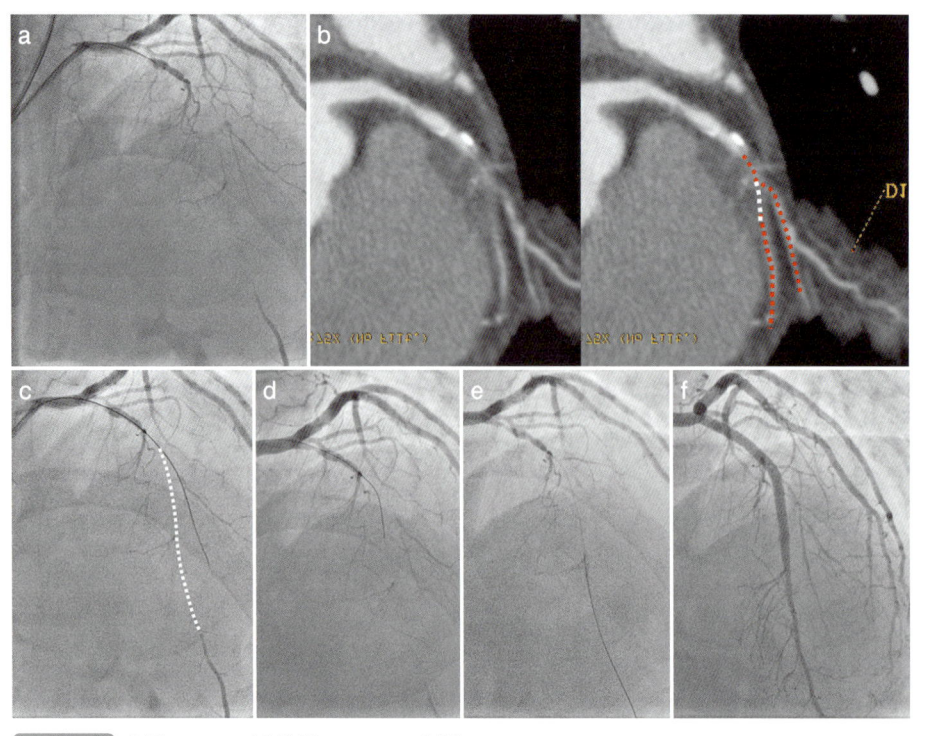

最低CT値：-22〜-10HU

図 4-41 症例 6：LAD 近位部での CTO 症例

§4. CT 冠動脈造影画像が示すもの

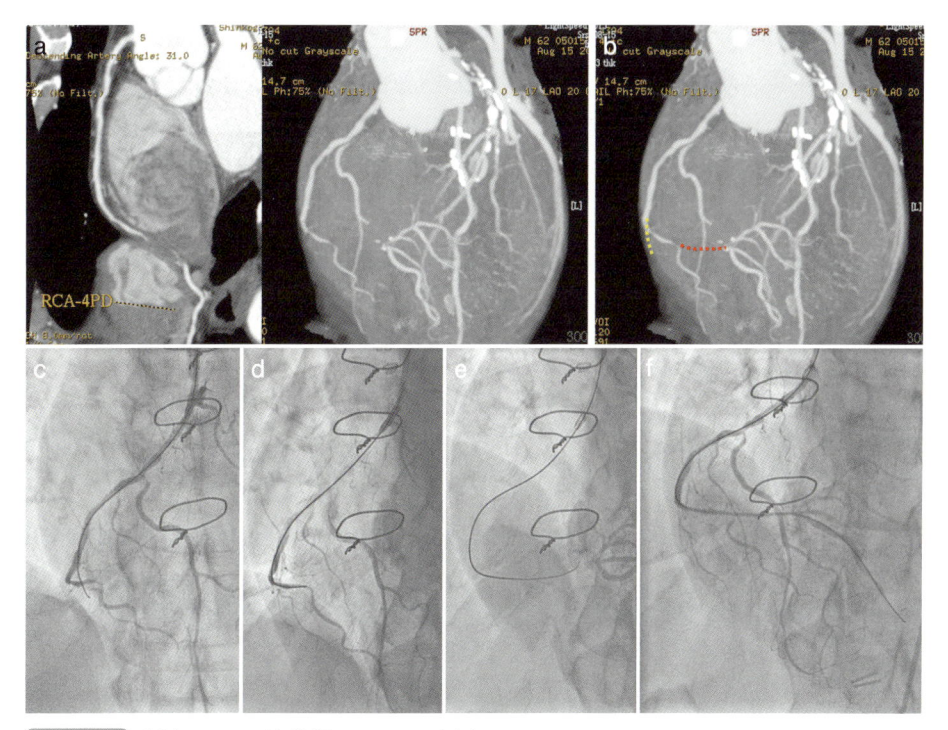

図 4-42 症例 7：FCA 遠位部での CTO 症例

　対角枝方向に通じる micro channel の存在が認められ（図 4-41b，赤破線），また閉塞した LAD の分岐位置およびその走行が明瞭に観察された（図 4-41b，白破線）．冠動脈造影上も心臓 CT と同様に回旋枝方向への micro channel の存在が認められ，GW は対角枝方向へ容易に通過した（図 4-41c）．その後，CT の情報をもとに LAD 方向を想定し（図 4-41c，白破線），GW を引き戻し LAD 方向に channel を探したところ容易に LAD 方向に GW を通過させることができ，最終的に良好な血行再建が得られた（図 4-41d〜f）．

　症例 7 は右冠動脈遠位部の CTO である．心臓 CT 上は鋭縁枝分岐直後から末梢分岐部まで閉塞していることがわかる（図 4-42a）．実際の治療では GW 先端は閉塞部内へ挿入されるもそれ以上は進まなかった（図 4-42c）．再度心臓 CT を確認したところ，GW は閉塞部のかなり手前で別の小枝に挿入され（図 4-42b，白破線），真の閉塞部位はさらに遠位に存在していたことがわかった（図 4-42b，赤破線）．このため心臓 CT ガイドに GW をさらに遠位部まで誘導したところ，GW は真の閉塞断端から容易に閉塞部内へ進入し，病変部の貫通に成功した（図 4-42d〜f）．

　これらの症例に示されるように，造影上は描出されにくいような CTO 部以降の冠動脈走行も描出が可能であり，特に血管走行の目印となる石灰化は特に明瞭に示される．またときに造影ではわかりにくいような閉塞病変内の micro channel が認められることがあり，CTO ワイヤー選択の際に有用な情報となる．

　以上，心臓 CT 全盛時代を迎えた現在の PCI の治療戦略決定における心臓 CT の活用について

概説した．心臓CTの情報を十分に活用することで，難易度の高い病変の治療もより安全に，かつスムースに治療が完遂されることが期待でき，治療成績の向上に貢献できるのではないかと思われる．また冠動脈病変の検出における心臓CTの精度の高さ，その情報量の多さから，本稿で述べたような治療方針の決定だけではなく，外来での病変スクリーニングとしての活用やPCIに至るまでのプロセスの簡略化が可能であるなど，その活用範囲は多岐にわたり，冠動脈疾患領域における心臓CTの役割はますます重要なものとなっていくものと思われる．

文献

1) Katayama T, Kubo N, Takagi Y, et al. Relation of atherothrombosis burden and volume detected by intravascular ultrasound to angiographic no-reflow phenomenon during stent implantation in patients with acute myocardial infarction. Am J Cardiol. 2006; 97: 301-4.
2) Okura H, Taguchi H, Kubo T, et al. Atherosclerotic plaque with ultrasonic attenuation affects coronary reflow and infarct size in patients with acute coronary syndrome: an intravascular ultrasound study. Circ J. 2007; 71: 648-53.
3) Tanaka A, Kawarabayashi T, Nishibori Y, et al. No-reflow phenomenon and lesion morphology in patients with acute myocardial infarction. Circulation. 2002; 105: 2148-52.
4) Nakazawa G, Tanabe K, Onuma Y, et al. Efficacy of culprit plaque assessment by 64-slice multidetector computed tomography to predict transient no-reflow phenomenon during percutaneous coronary intervention. Am Heart J. 2008; 155: 1150-7.
5) Ormiston JA, Currie E, Webster MW, et al. Drug-eluting stents for coronary bifurcations: insights into the crush technique. Catheter Cardiovasc Interv. 2004; 63: 332-6.
6) Ormiston JA, Webster MW, El Jack S, et al. Drug-eluting stents for coronary bifurcations: bench testing of provisional side-branch strategies. Catheter Cardiovasc Interv. 2006; 67: 49-55.
7) Kawasaki T, Koga H, Serikawa T, et al. The bifurcation study using 64 multislice computed tomography. Catheter Cardiovasc Interv. 2009; 73: 653-8.

〈川崎友裕　古賀伸彦　辻生真由美　橋爪一明〉

6 ステント再狭窄に迫る

　近年，MDCT の空間分解能，時間分解能の進歩にて，冠動脈疾患の評価に用いることが可能となった．MDCT は陰性的中率が高く，循環器疾患の診療にはなくてはならないものとなっている．小倉記念病院では 2007 年 2 月に 64 列 MDCT（GE 社製 LightSpeed VCT）を導入し，2010 年 2 月現在 10,000 例を超える症例を撮影している．主には非侵襲的検査である，運動負荷心電図や，心エコーなどの検査にて，虚血性心疾患が否定できないような症例を撮影しており，いわゆる de novo の症例を対象とすることが多い．

　16 列 MDCT ではモーションアーチファクトや，ブルーミングアーチファクトにて評価が困難である症例も多いが[1]，64 列 MDCT 以後は症例を選べば，ステント再狭窄を評価することが可能となっている[2]．

　現在ステント留置を行った後のフォローアップは，原則として侵襲的検査である冠動脈造影にて行うが，胸部大動脈瘤があるなど造影が困難である場合や，左主幹部病変の治療後といった場合に，症例を選んで MDCT を用いてフォローアップを行っている．

　ステントの種類，留置部位，サイズにより，診断が困難な場合があり，本稿では可能な限り多くの症例を示すことで，MDCT を用いてステント再狭窄に迫りたい．

A　ステント再狭窄評価における MDCT

　MDCT を用いた心臓の解析には，MPR，CPR，VR，MIP などの方法が用いられるが，ステント再狭窄を評価する際には，CPR にて評価を行うことが望ましい．

　図 4-43 のように，CPR にていずれの角度からも，ステント内が均一に造影されている場合は再狭窄がないと診断できる．ステント径が 3 mm 以上であれば，このように内腔が確認できる．ステントは金属でできており，石灰化と同様に，ブルーミングアーチファクトがみられるため，ステントのすぐ内側の評価を行うことは困難である．このため，現在の空間分解能では 2.5 mm 以下のステントでは，ステント内の評価は難しい．

　また，図 4-44 は同一症例を，カーネルを変えて再構成を行った．ステント内を評価する際には，やや硬いカーネルを用いて再構成を行ったほうがよいが，ノイズも増えるため，症例の体型なども勘案し，再構成に用いるカーネルを決定したほうがよい．

　また，ステント内腔を観察するうえで，モーションアーチファクトがあると評価が困難となる．特に 3.0 mm のステントでは，きちんと心臓が静止している画像でないと評価が難しい．図 4-45 は 3.0 mm のステントであるがモーションアーチファクトもあり，ステント再狭窄の評価は困難で

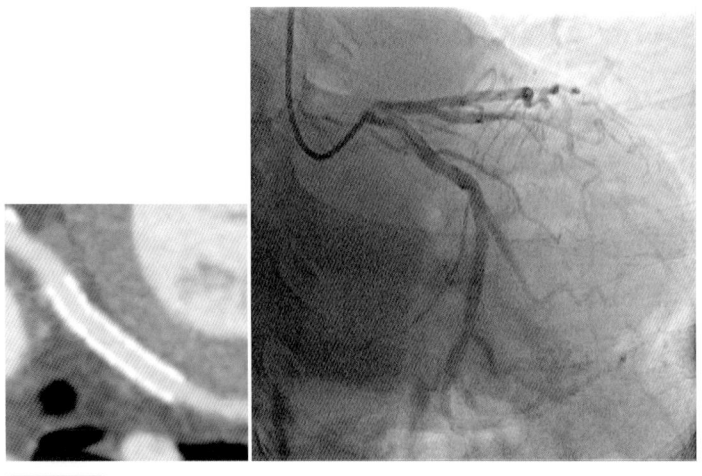

図 4-43 Vision stent 3.5 mm（LCx #13）

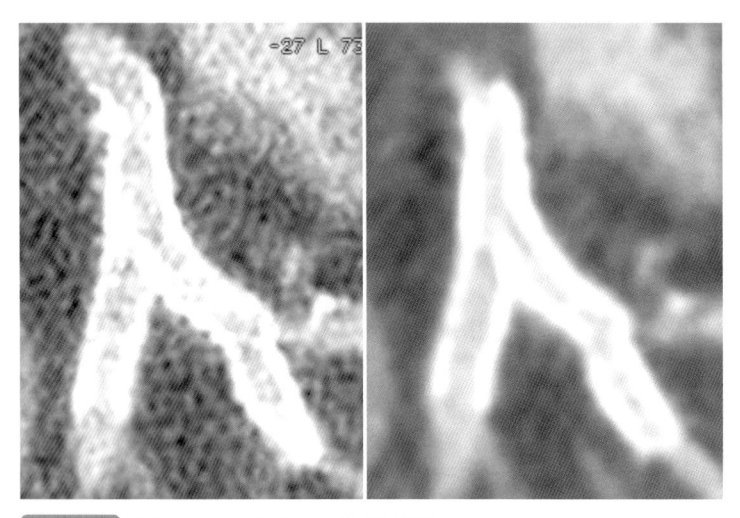

図 4-44 Driver stent 3.5 mm（LMT #5）

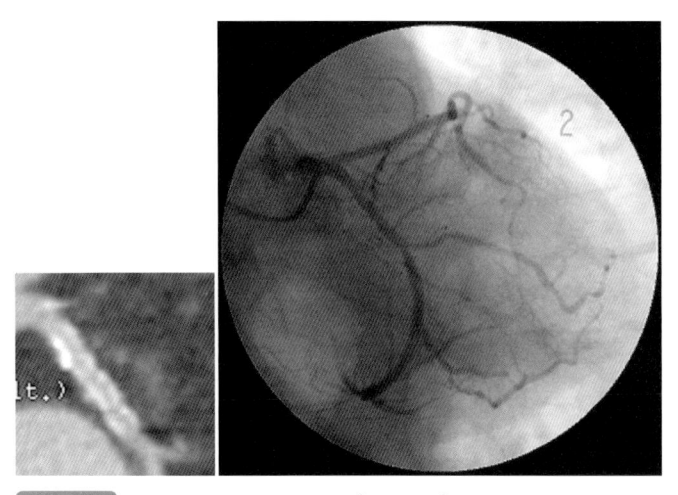

図 4-45 Terumo stent 3.0 mm（LCx #11）

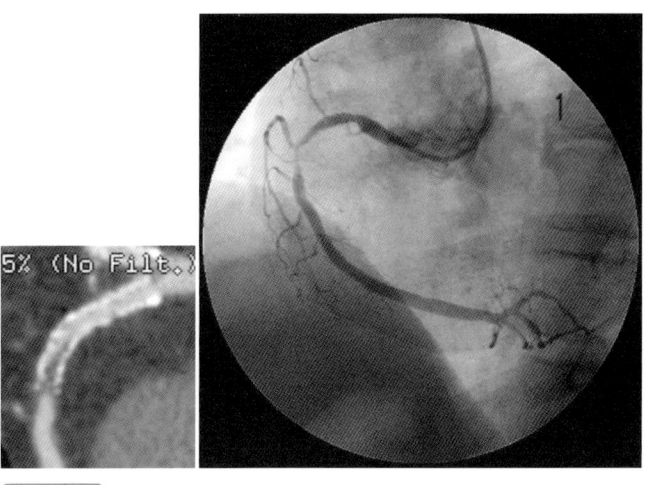

図 4-46　Terumo stent 3.0 mm（RCA #2）

ある．撮影に際し，心拍数のコントロールを行うことや，十分な息止めの指導が大切である．

　ステント周囲部は，ブルーミングアーチファクトにて，内腔に均一に CT 値の低い部位がみられるが，再狭窄がない場合は，3 mm 以上のステントであれば，内腔が造影されている様子が観察される．図 4-46 のように，ステント内で偏りを伴って，CT 値が低い場合は再狭窄である可能性が高い．

B　左主幹部病変

　左主幹部病変は，モーションアーチファクトが少なく，また血管径も大きいため，ステント内再狭窄の評価は容易である[3]．図 4-47 のように，左主幹部の病変および，図 4-48 のようにバイパスグラフトにステント留置を行った場合には，モーションアーチファクトの影響は小さく，また，これらの症例のようにステントが大動脈に突出している場合は，通常の冠動脈造影は困難である場合もあり，MDCT にて評価を行ったほうが，より正確に評価が可能である場合がある．

C　石灰化病変

　MDCT にて冠動脈を評価する際に，石灰化があると内腔の評価が難しいことがあるが，特に石灰化の強い症例にステントを留置した場合には，再狭窄の評価はきわめて困難となる．図 4-49 のように左前下行枝の近位部に 3.5 mm のステントを留置した場合も，一見ステント内の再狭窄のように観察されたが，冠動脈造影では，late loss はみられるものの，明らかな再狭窄は認めていない．

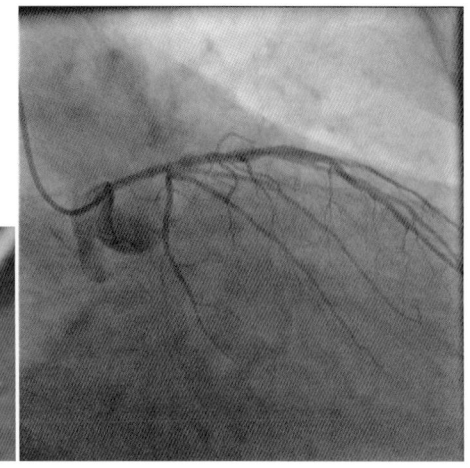

図 4-47　NIR stent 3.5 mm（LMT #5）

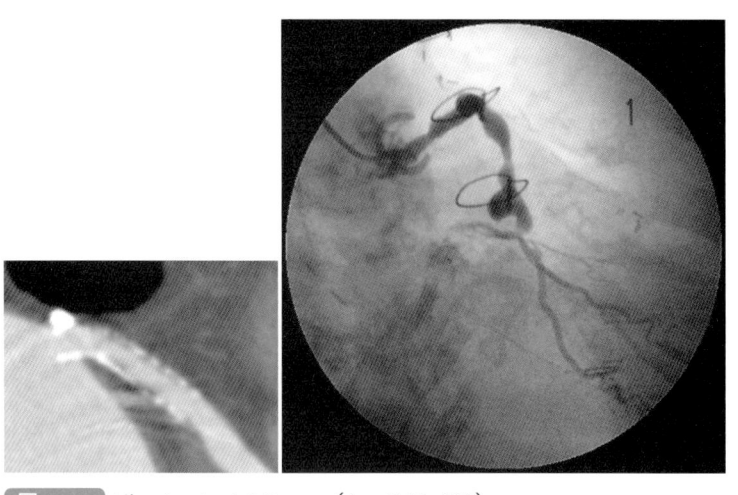

図 4-48　Liberte stent 4.0 mm（Ao-SVG-#12）

D　ステント留置手技

また，Culotte stenting のようにステントが長く重なるような手技を行った際にも，金属量が多くなるため，内腔の評価は難しい．図 4-50 の症例も左主幹部病変に留置した径の大きいステントであるが，ブルーミングアーチファクトにて再狭窄も否定できない像となっている．

E　薬物溶出性ステント

近年，薬剤溶出性ステント（DES）にてステント内の内膜の有無が議論されることがあるが，MDCT では空間分解能が不足しており，また，ブルーミングアーチファクトもあるため，これら

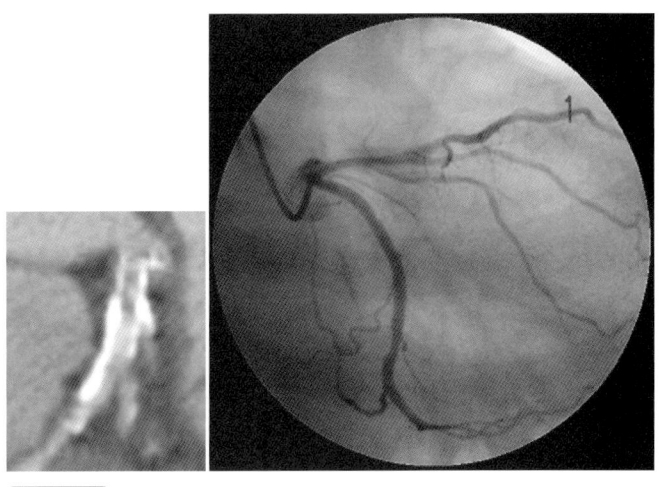

図 4-49　Driver stent 3.5 mm（LAD #6）

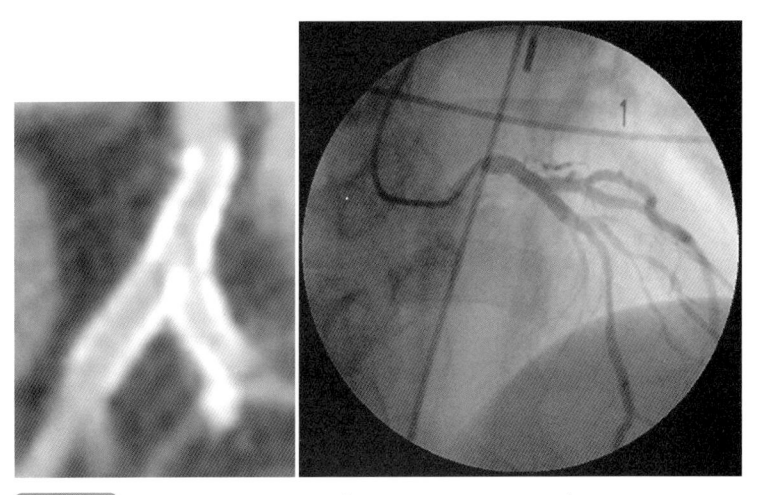

図 4-50　Driver stent 3.5 mm（LMT Culotte stenting）

の評価は不可能である．Cypherステントのプラットフォームは，BxVelocityステントであるが，図 4-51, 52 のようにこれらの区別はできない．

F　ステントの材質

また，ステントの材質はステンレススチール〔Pixel, Liberte（Taxus liberte），BxVelocity（Cypher），Tsunami〕，コバルトクロム〔Vision（XienceV, Promus），MiniVision, Driver（Endeavor）〕，コニクロム（Wall），タンタリウム（Cordis, Wiktor）などがある．

現在多く使われている，ステンレススチールや，コバルトクロム製のステントであれば，内腔の観察は可能であるが，図 4-53 や図 4-54 に示すように，コニクロムやタンタリウム製のステントでは評価が困難である点に留意しなければならない．

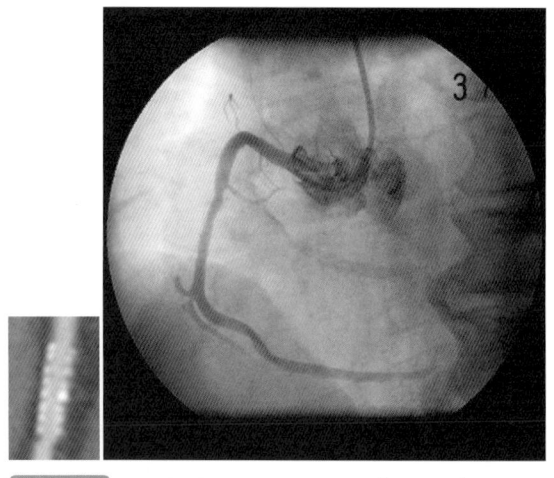

図 4-51 BxVelocity stent 3.0 mm（RCA #1）

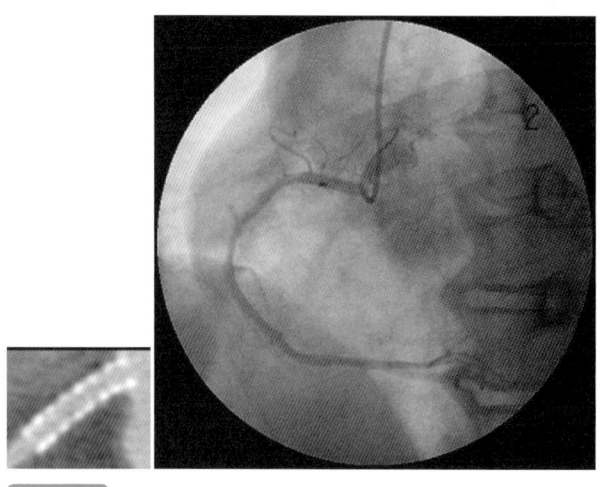

図 4-52 Cypher stent 3.0 mm（RCA #1）

また，過去のステントであるが，背骨のある BARD やつなぎ目のある Palmaz-Shatz のように，形状に特徴のあるステントは MDCT にても同様に観察される．特に BARD は金属量が多く，内腔の評価は困難である．

まとめ

金属によるブルーミングアーチファクトにて，ステント内に沿って均一に CT 値の低い部分ができるため，ステント内再狭窄を MDCT で評価する際には，径が 3 mm 以上のステントでないと難しい．また，可能な限りモーションアーチファクトを低減するように，十分な心拍数のコントロールとともに，息止めの指導がきわめて大切である．

MDCT の技術の進歩にて，空間分解能は約 0.5～0.6 mm のボクセルにまで到達し，冠動脈病変の評価が可能となっている．しかしながら，ステント内の評価を行うためには，金属によるアーチ

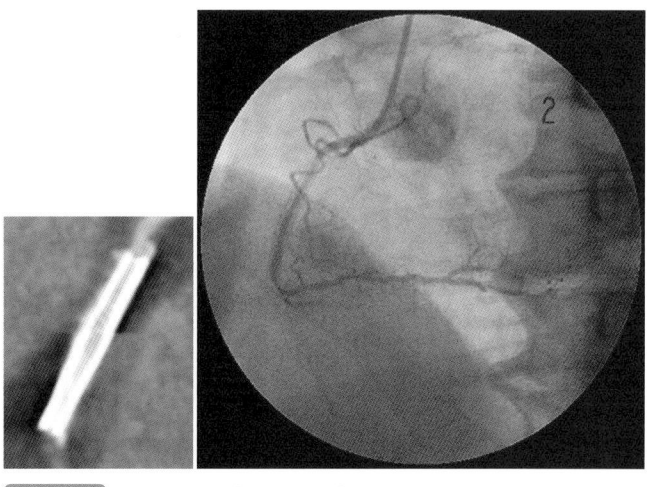

図 4-53 Wall stent(RCA #1-2)

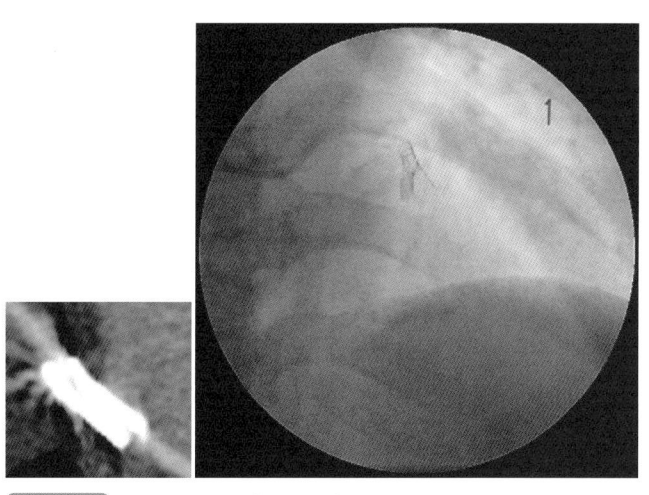

図 4-54 Cordis stent(LAD #7)

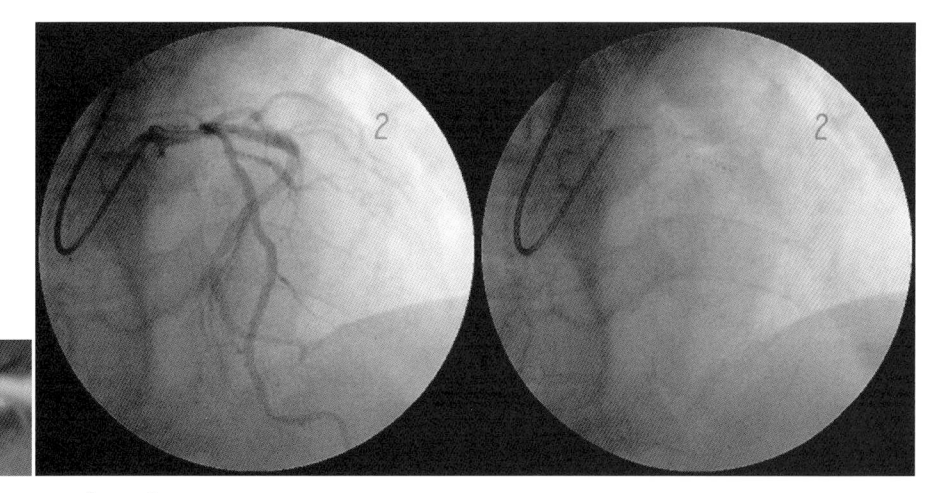

図 4-55 BARD stent(Dx #9)

6. ステント再狭窄に迫る

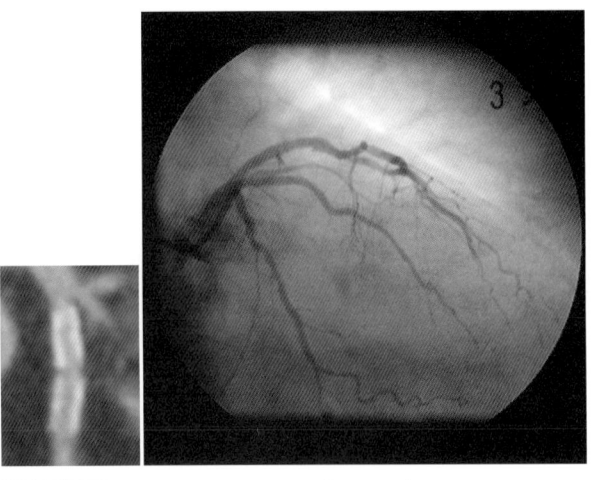

図4-56 Palmaz-Shatz stent（LAD #6）

ファクトもあり，現在の空間分解能では評価に悩む症例も多くみられる．ステント再狭窄の評価を行うためにはさらなる空間分解能の進歩とともに，アーチファクトの低減を行う技術の進歩が期待される．

■文献■

1) Schuijf JD, Bax JJ, Jukema JW, et al. Feasibility of assessment of coronary stent patency using 16-slice computed tomography. Am J Cardiol. 2004; 94: 427-30.
2) Ehara M, Kawai M, Surmely JF, et al. Diagnostic accuracy of coronary in-stent restenosis using 64-slice computed tomography: comparison with invasive coronary angiography. J Am Coll Cardiol. 2007; 49: 951-9.
3) Van Mieghem CA, Cademartiri F, Mollet NR, et al. Multislice spiral computed tomography for the evaluation of stent patency after left main coronary artery stenting: a comparison with conventional coronary angiography and intravascular ultrasound. Circulation. 2006; 114: 645-53.

〈横井宏佳　山地杏平〉

7 バイパスグラフトを評価する

A 術前に必要な画像情報

　現在は，冠動脈バイパス術（CABG）におけるグラフトとして，内胸動脈の左内胸動脈（LITA）（図4-57, 58），右内胸動脈（RITA）と大伏在静脈（SVG）（図4-59, 60），右胃大網動脈（GEA）（図4-61, 62），橈骨動脈（RA）がある．

　虚血性心疾患の最終診断はgolden standardである冠動脈造影が必須である．冠動脈造影では分岐部など角度により描出困難な部位もある．CTは立体像の把握および撮影角度の再現性等は優れており，CABG前の評価に両者を組み合わせることには意義はある．

　MDCT検査による3D画像は，CABG吻合予定部位の立体的把握を容易にし，composite graftで複数枝を再建する際に行うことが多いsequential吻合などの複雑なグラフト施行をする場合などにも役立つ．また血管吻合の際に石灰化を避けるうえでもCT画像が有用である．

　手術におけるリスクの1つには再手術がある．再手術は，組織の癒着や心・血管の走行の変化などにより，初回の手術に比べ成績は劣る．心臓造影CTは再手術の際に，解剖学的な変化の情報も得られる．

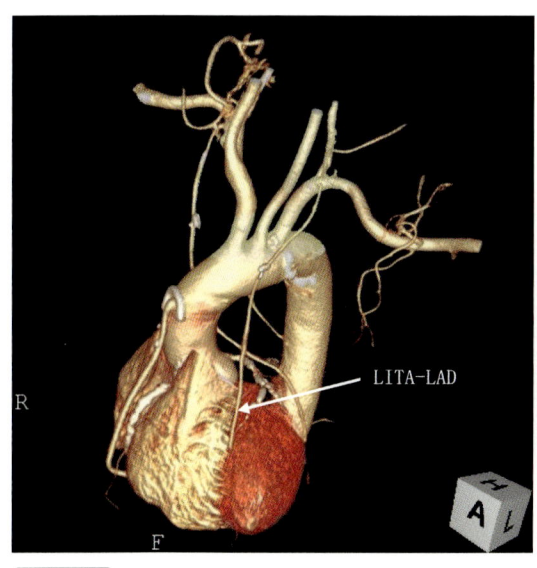

図4-57 64列MDCTによるLITA-LADのvolume rendering（VR）画像

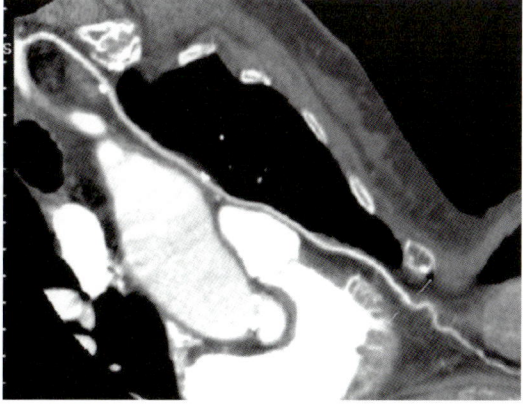

図4-58 LITA-LADのcurved planar reconstruction（CPR）画像

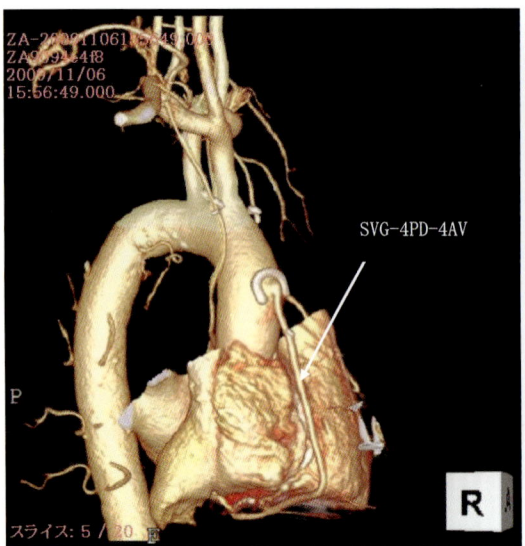

図 4-59 SVG-4PD-4AV（VR 画像）

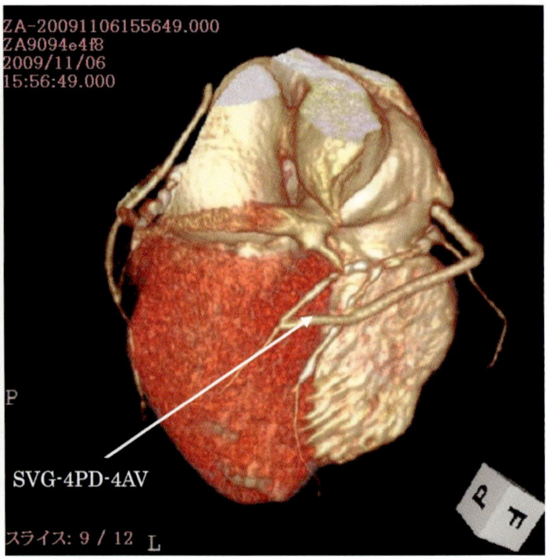

図 4-60 SVG-4PD-4AV（VR 画像）

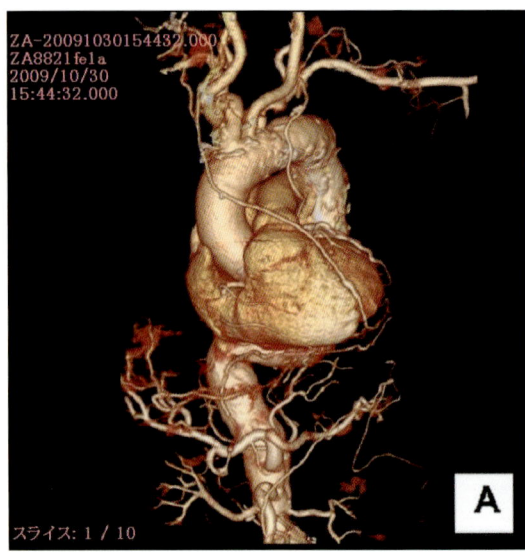

図 4-61 GEA-4PD（VR 画像）

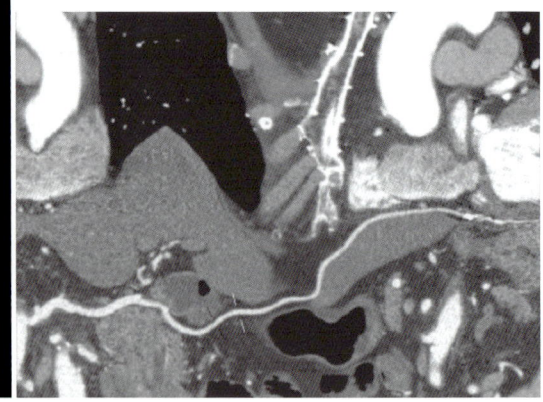

図 4-62 GEA-4PD（CPR 画像）

　その他冠動脈起始異常や冠動脈肺動脈瘻などの特殊な血管の走行を術前に把握する際にも役立つ．さらに CT では冠動脈以外にもバイパスに使用する内胸動脈の全長および血管径，狭窄の程度，大動脈の石灰化，壁在血栓などの情報も得られ，手術成績の向上に有用である．

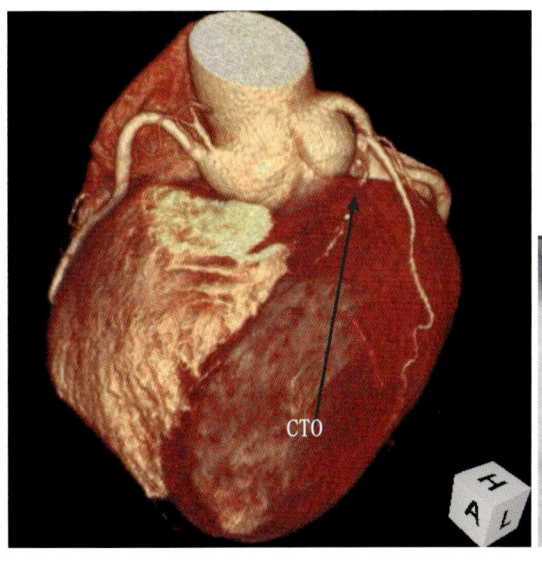

図 4-63 LAD の CTO 画像（VR 画像） 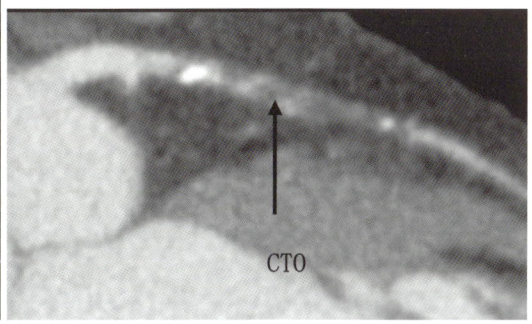　　　図 4-64 LAD の CTO 画像（CPR 画像）

1. 冠動脈の術前情報

a. 吻合血管径と末梢の血流
　吻合に使用する血管径の情報を術前に得る．病変より末梢の血管の状態は術後のグラフトの開存に大きく影響を及ぼす．造影検査で末梢の血流が不良な場合には，内腔の狭窄が高度であり，血行再建後の血流の改善が低いと予想される．

b. 冠動脈狭窄度
　2 次元である CAG での狭窄度とは違う立体的な狭窄度評価を行う．

c. 血管壁の性状評価
　吻合する冠動脈の壁のプラークや石灰化はグラフトの吻合を困難なものにする．CAG とは異なり，血管の内腔の情報が得られる．

d. 完全閉塞病変の情報
　慢性完全閉塞で側副血行路から造影される場合には冠動脈の状態が明瞭に評価できないことがある．MDCT 検査では CAG と異なり，完全閉塞の枝の情報が得られる．グラフトの吻合に適しているのか術前に評価が可能である．ただし，MDCT 検査では側副血行路は造影されてくる場合と，撮影のタイミングでは描出されない場合がある（図 4-63, 64）．

B　バイパスに使用する血管の種類

　CABG に使用するグラフトのなかで，LITA は長期の開存性が良好で，生命予後上最も重要な血管である左前下行枝にバイパスする第 1 選択となる．LITA, RITA や GEA は有茎動脈グラフト（in situ graft）として使用され，RA, SVG は free graft として用いられる．

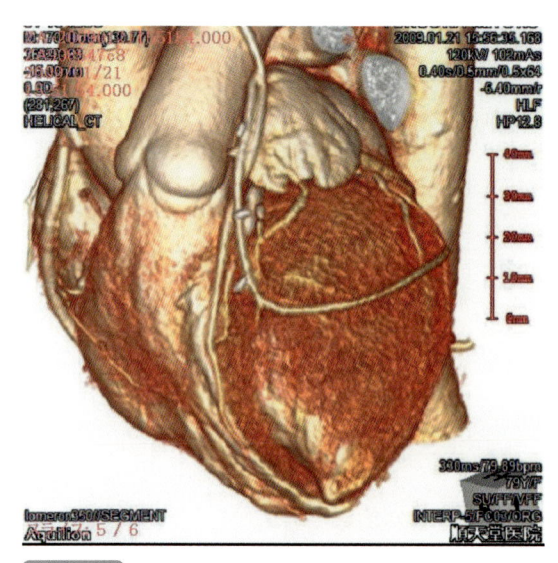

図 4-65 LITA-RITA-D1-PL（VR 画像）

　一方，静脈グラフトは，長期的には硬化性病変を生じやすい．術後遠隔期には，強い狭窄を生じたり，閉塞することも多い．

a. 有茎動脈グラフト（in situ graft）

　内胸動脈や右胃大網動脈を有茎で冠動脈に吻合する．長期開存性が高い．長さや太さに応じて，1本で複数の枝に吻合する sequential 吻合も行う．

b. A-C（大動脈-冠動脈）グラフト（free graft）

　大伏在静脈や橈骨動脈を使用してバイパスを施行する方法．グラフト径は太く，大動脈の吻合部は 3〜4 mm とグラフトの血流は豊富である．

c. composite graft

　in situ graft と free graft を組み合わせるグラフトである．
　①in situ graft の側枝として側壁に吻合する方法
　②composite graft で複数枝の再建をする際に sequential 吻合を行う場合（図 4-65）．

C　使用するグラフト血管に関する術前の情報

　冠動脈バイパス術前にグラフト血管の候補となる血管に動脈硬化がないのか，十分な血管径や長さがあるのか確認する方法には血管造影による侵襲的方法とエコーや MDCT 検査などの非侵襲的方法がある．SVG はエコーで，RA は Allen テストやドップラーエコーで，内胸動脈はエコーによる方法がある．内胸動脈や右胃大網動脈は血管造影以外に MDCT による評価がある．内胸動脈の選択的造影は，CAG の際に行うことが多いが，右胃大網動脈の造影は一般的ではない．GEA の選択的造影はある程度の経験が必要で，造影も緩徐で全体像の把握が困難である．

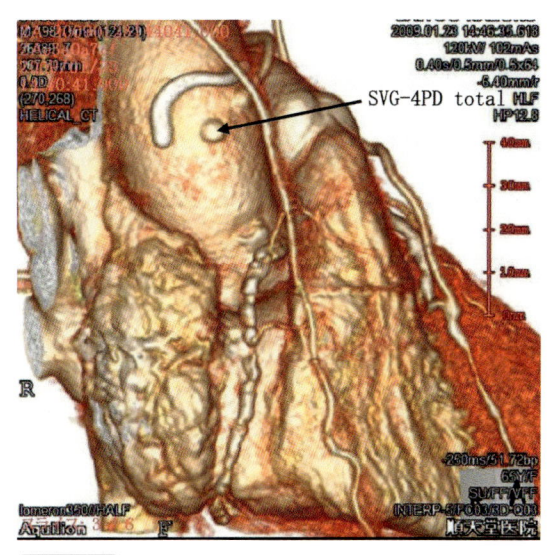

図 4-66 SVG グラフト閉塞例〔SVG-4PD total（VR 画像）〕
マーカーは映っているが，血管は造影されていない．

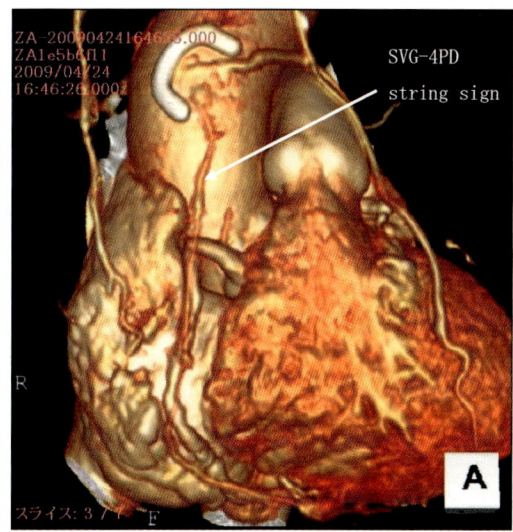

図 4-67 SVG-4PD に string sign を認める症例

a. 内胸動脈 〔left internal thorathic artery（LITA），right internal thorathic artery（RITA）〕

内胸動脈は動脈硬化性病変が少なく，ほぼ 100％で使用可能である．内皮細胞からの血管拡張物質の産生が多く，平滑筋細胞に乏しいため，スパスムも起こしにくい．それらから長期開存率が高く，10 年開存率は約 90％とされている[1]．

内胸動脈の長さは，胸郭の長さに比例する．左内胸動脈は，in situ グラフトとして，左前下行枝や対角枝に吻合されることが多い．LITA-LAD のバイパスは生存率改善の重要な要因である．

左鎖骨下動脈の起始部は動脈硬化性の閉塞病変を生じやすく，上肢の血圧左右差が 30 mmHg 以上ある場合には，鎖骨下動脈の閉塞性病変の有無を確認する必要がある．腹部大動脈から腸骨動脈領域に慢性高度閉塞性病変が存在すると，内胸動脈が下腹壁動脈を介して大腿動脈への主要な側副血行路となる場合があり，内胸動脈が太く発達していることがある．その際には内胸動脈をグラフトとして使用できないので注意をしていく．

b. 右胃大網動脈 right gastroepiploic artery（GEA）

右胃大網動脈は腹部大動脈から出る腹腔動脈の第 3 分枝である．内胸動脈に比べ動脈硬化の頻度はやや高く，糖尿病合併例や慢性透析症例の場合に石灰化や狭窄を生じていることがある．LITA とは異なり GEA は長さや血管径に個人差があり，血管径が細い場合にグラフトに使用できないこともある．平滑筋組織が豊富であり，CAG の際にはスパスムを生じることもあり，MDCT の評価が適している場合もある．GEA は in situ グラフトとして用いられる．右冠動脈に吻合されることが多い．

c. 橈骨動脈 radial artery（RA）

橈骨動脈は遊離グラフトとして用いられる．筋性動脈のためにスパスムを生じやすい．動脈硬化の程度は約 10％といわれている．

表 4-9　MDCT によるバイパス血管および冠動脈の狭窄度検出における成績[4]

	Evaluable	sensitivity	specilicity	negative predictive value	positive predictive value	overall accuracy
grafts	100 (138/138)	100 (54/54)	94 (79/84)	100 (79/79)	92 (54/59)	96 (133/138)
native arteries	91 (566/621)	86 (87/101)	76 (354/465)	96 (354/368)	44 (87/189)	73 (451/621)
runoff (nongrafted)	93 (378/407)	86 (38/44)	90 (302/334)	98 (302/308)	54 (38/70)	85 (344/407)

Per-segment analysis. All values are expressed as % (n/N). Sensitivity, specificity, and negative and positive predictive value were calculated for evaluable segments. The results for the bypass grafts are determined on a per-bypass basis.

d. 大伏在静脈　saphenous vein graft（SVG）

　一般的に，SVG は採取が容易とされ，スパスムも生じない．血流量は多く得られるものの，動脈硬化をきたしやすく，長期開存率が低いため，現在は第 1 選択として用いることは少なくなっている．バイパス術後，最初の 1 年で約 15％が閉塞し，10 年開存率は約 60％といわれている[2,3]（図 4-66, 67）．

D　術後の冠動脈バイパスグラフトの開存評価

　バイパス術後の患者の予後評価にはバイパスグラフトの開存がきわめて重要である．これまでは心臓カテーテル検査による造影が golden standard であったが，侵襲的であり，まれではあるが大動脈内のアテロームや血栓を飛ばし，脳梗塞などの合併症のリスクや費用が多くかかるなどの問題がある．MDCT では位置情報やグラフトの開存について比較的安全に確認できるため，近年 MDCT はバイパスグラフトの開存の評価に有用な手段とされている．バイパス血管は冠動脈と比べ心拍数が少ないため，MDCT 検査での描出は良好である．さらに静脈グラフトは，動脈グラフトより太く，MDCT による評価は容易な場合が多い．

　現在の主流である動脈グラフトは，問題点があり，精度はやや劣る．動脈グラフトの問題点は，閉塞の偽陽性である．偽陽性率が高い原因は，動脈グラフトは静脈グラフトに比較して血管径が細いことや metal clip によるアーチファクトのため，閉塞の評価が困難なことおよびグラフトが native の冠動脈と血流競合を生じることにより，グラフト全体が狭小化することがある．偽陽性を回避するため，動脈グラフト使用例には必ずニトログリセリンを用いることが望ましい．

　64 列 MDCT では，1 回呼吸停止下に最小検出幅（0.50～0.625 mm）を利用してグラフト全体（内胸動脈起始部である鎖骨下動脈から右胃大網動脈評価のための胃十二指腸動脈まで）も撮影可能となった．

　CABG 後の評価での問題点は，石灰化および metal clip などの金属によるモーションアーチファクトである．また CABG 術直後では高心拍であることが多く，β遮断薬の経口摂取では，心拍数低下の効果がない場合もある．

　64 列 MDCT による CABG グラフトの開存度の評価では，Ropers らによると診断精度は 96％，

表4-10 　4列，16列，64列MDCTにおけるバイパス血管の閉塞および狭窄度評価の成績[6]

Author	Pts	N	Arterial	Venous	occlusion-CABG				stenosis-CABG			
					Sens	Spec	PPV	NPV	Sens	Spec	PPV	NPV
4-DCT												
Ropers	65	182	20	162	97	98	97	98	75	92	71	93
Marano	57	122	95	27	93	97.8	93	97.8	80	96	80	96
16-DCT												
Martuscelli	84	251	85	166	100	100	Nr	Nr	90	100	Nr	Nr
Schlosser	48	131	40	91	−	−	−	−	96*	95*	81*	99*
Chiurla	52	166	49	117	100	100	Nr	Nr	96	100	Nr	Nr
Stauder[#]	20	50	16	34	Nr	Nr	Nr	Nr	98.5[a]	93.9[a]	91.8[a]	98.9[a]
									96.2[b]	97.2[b]	96.2[b]	97.2[b]
Anders	32	93	19	74	100	98	97	100	80-82	85-88	57-64	94-95
Kovacsik[##]	19	29	24	5	Nr	Nr	Nr	Nr	66.67	100	100	95.45
64DCT												
Pache	31	93	22	71	Nr	Nr	Nr	Nr	97.8	89.3	90	97.7
Malagutti	52	109	45	64	Nr	Nr	Nr	Nr	100	98.3	98	100
Ropers	50	138	37	101	100	100	Nr	Nr	100	94	92	100
Dikkers	34	69	52	17	100	100	100	100	100	98.7	75	100

Sens: sensitivity
Spec: specificity
PPV: positive predective value
NPV: negative predective value
*Graft patency 　**grade 0 stenosis
[#]Analysis for detection of 50〜100% graft obstruction（a: venous grafts; b: arterial grafts）
[##]Evaluation of stenoses greater than 50% in MDCT early follow-up for off-pump CABGS surgery
Nr: not reported

感度100％，特異度94％，陰性的中率100％，陽性的中率92％であった[4]（表4-9）．

　Pacheらによると64列MDCTによるCABGグラフトの開存度の評価では，除外されたグラフトはなかったにもかかわらず，感度97.8％，特異度89.3％，陰性的中率97.7％，陽性的中率90％であった．静脈グラフトにおける陰性的中率は100％であった[5]．

　Riccardoらによる今までの4列，16列，64列MDCTにおけるCABGグラフト開存度評価の主なデータをまとめたものに（表4-10）がある[6]．

　一般的にCABG後の評価の場合，全体像評価としては肺尖部から横隔膜下までの範囲を撮影し，スキャンの範囲は約22 cmとされる．320列のMDCTでは，helical scanでなく1回体軸方向に16 cmのconventional scanが可能であり，wide ECG-gating volume scanを選択して撮影を繰り返しdouble scanにすれば体軸方向に最大23.2 cmの撮影が可能とされる．さらにprospective ECG-gatingを使用すると被曝量も軽減可能である．

a．吻合部の評価

　術後早期のグラフト評価は，グラフトの開存性，吻合部評価のために重要である．特に人工心肺を使用しないオフポンプ冠動脈バイパス術 off-pump coronary artery bypass（OPCAB）下におけ

る composite graft（1本のグラフトに別のグラフトを吻合して冠動脈にバイパスする方法），sequential graft（1本のグラフトで2ヵ所以上の冠動脈にバイパスを行う方法）の開存性を確認することは必要である．

b．グラフトの評価

静脈グラフトは長期的に硬化性病変を生じてくるため，術後遠隔期に強い狭窄を生じる問題点がある．有茎（in situ）動脈グラフトは術後早期の問題には，術中のグラフト損傷と血流競合がある．

c．グラフトと native coronary の血流の競合

術後中期や長期においてグラフトの開存性にかかわる因子には，吻合した冠動脈との血流競合がある．グラフトの血流が少なければより起きやすい現象であるから，有茎グラフトや composite graft ではさらに大きな問題になる．血流競合は側枝をつけた composite graft においては，側枝部分より末梢の部分や吻合された segment に閉塞する可能性がある．sequential 吻合の場合は，狭窄度の低い吻合口からグラフトを通って末梢側冠動脈への血流が流れる coronary-coronary bypass となることがある．グラフト内の血流が少しでも維持されている場合には，カテーテルによる選択的グラフト造影を行えれば開存は確認されるが，強制的造影であり，自然な血流状態を反映していない．MDCT による術後グラフトで閉塞が疑われる場合には血流競合状態を映している可能性もある．

以上のように，使用するグラフトの種類や血流競合により術後の MDCT では様々な所見を呈するため，読影する場合，単にグラフトが描出される開存率の評価だけではない．

E 今後の冠動脈バイパス手術における心臓 CT の可能性

心臓 CT は技術進歩による高い精度から最近は心臓カテーテル検査に代わるとまでいわれるようになった．動脈穿刺を行う心臓カテーテル検査は，穿刺部の血腫やシャントのトラブルや血栓塞栓症による脳梗塞など特有の合併症のリスクがあり，侵襲性の低い検査に移行されつつある．一方，現時点の CT では冠動脈石灰化部分が評価困難なことや 1.5 mm 以下の冠動脈の描出が不十分などの問題があり，冠動脈バイパス術前に必ず心臓カテーテル検査が施行されている．心臓外科医のなかには，心臓 CT の進歩により，CT 画像が冠動脈造影と同等もしくはそれ以上の印象をもつことができた症例や経験豊富な心臓 CT 専門医が読影した結果によっては心臓 CT のみで冠動脈バイパス術が可能になるのではという意見もある．CT は血管壁構造の評価ができる点は冠動脈造影と異なり，有意狭窄を認めないものの不安定プラークを呈しており，不安定プラークと判断し，バイパス手術や patch plasty などの手術適応を決める可能性もある．現在も冠動脈バイパス術前後の心臓 CT 検査の役割は大きいが，今後は，グラフト血流の評価のみならず，吻合部のより詳細な形態評価や心筋虚血部位の正確な把握による的確なバイパス術の施行，心室瘤などや壊死部の正確な同定などがさらに望まれる．それらが確立されていけば，心臓 CT 検査はバイパス術前後に必須な検査となっていくのではないだろうか．

■文献■

1) Kitamura S, Kawachi K, Yoshida Y, et al. Ten-year survival and cardiac event-free rates in Japanese patients with the left anterior descending artery revascularized with internal thoracic artery or saphenous vein grfat: a comparative study. Nippon Geka Gakkai Zasshi. 1996; 97: 202-9.
2) Christenson JT, Simonet F, Schmuziger M. Sequential vein bypass grafting: tactics and long-term resu. Cardiovasc Surg. 1998; 6: 389-97.
3) Dion R, Glineur D, Hahet C, et al. Complementary saphenous grafting: long-term follow-up. J Thorac Cardiovasc Surg. 2001; 122: 296-304.
4) Ropers D, Pohle FK, Achenbach S, et al. Diagnostic accuracy of noninvasive coronary angiography in patients after bypass surgery using 64-slice spiral computed tomography with 330-ms gantry rotation. Circulation. 2006; 114; 2334-41.
5) Pache G, Saueressig U, Bley T, et al. Initial experience with 64-slice cardiac CT: non-invasive visualization of coronary artery bypass grafts. Eur Heart J. 2006; 27: 976-80.
6) Marano R, Liguori C, Bonomo L, et al. Coronary artery bypass grafts and MDCT imaging: what to know and what to look for. Eur Radiol. 2007; 17; 3166-78.

〈代田浩之　松永江律子〉

§5 循環器内科診療における CT冠動脈造影の活用

1 CT冠動脈造影における急性冠症候群の特徴

　冠動脈画像診断法の柱の1つとして認知されつつあるMDCTであるが，かつての4列，16列型世代では，主としてカテーテル検査による侵襲的冠動脈造影（CAG）の代用として冠動脈狭窄評価を目的とすることが多かった．それに対し，時間分解能，空間分解能が著明に向上した64列型以降の新世代MDCTでは，CAGでは評価できない冠動脈壁病変（プラーク）の存在や性状診断に活用することにより，急性心筋梗塞など急性冠症候群 acute coronary syndrome（ACS）発症の原因となる不安定プラーク（vulnerable plaque）を簡便かつ低侵襲的に検出することに期待が寄せられている．ACSは医学が進歩した現代においてもいまだ克服できない重大な致死性疾患であり，ときには突然死の原因ともなりうる．MDCTをACS発症に繋がる不安定プラーク同定に活用できれば，循環器診療および社会全体におけるMDCTの重要性はきわめて大きくなると考えられる．

　最近になって冠動脈MDCTによるプラーク性状解析に関する報告が相次ぎ，ACSを発症した患者のMDCT画像における冠動脈プラークの特徴が明らかになってきた．本稿では，特に不安定プラークになりうる非石灰化冠動脈プラークに着眼し，MDCTによる性状評価の実際と解析結果の報告をもとに，不安定プラークの特徴を概説するとともに，ACS予知に向けたMDCTの有用性と課題，今後に向けた展望について述べる．

A 冠動脈MDCTによる不安定プラークの特徴

1. 不安定プラーク

　ACS発症の多くは冠動脈プラークの破綻およびそれに続いて起こる血栓症から生じるものであり，そのような冠動脈プラークが不安定プラークである．その形態的特徴は，これまでの血管内超音波（IVUS），血管内視鏡を用いた観察や組織学的検討から，1）豊富な脂質成分（lipid core），2）偏在性，3）薄い線維性被膜（内視鏡では表層が黄色），4）血管径増大（positive remodeling），5）微小石灰化（spotty calcium）沈着，などとされている（図5-1）．不安定プラークは必ずしも

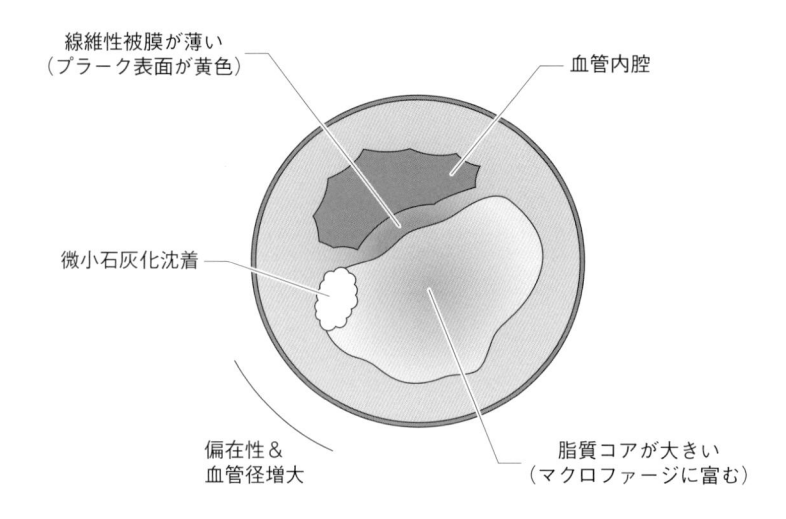

図 5-1 不安定プラークの形態的特徴

CAGにて有意狭窄を呈するとは限らず，むしろACSは有意でない狭窄病変から発症する割合が多いともいわれる[1]．したがって，冠動脈内腔の二次元的陰影から狭窄を観察するCAGでは，ACS発症を予知することは困難である．一方，冠動脈壁の描出を可能とするMDCTは，上記の形態的特徴の多くを評価しうる．

2. 性状評価の実際

冠動脈MDCTの再構成画像のうち，狭窄の原因となっているプラークの性状評価など血管壁の詳細な評価に適しているのは，multiple planar reconstruction（MPR）画像である．4列，16列型世代の冠動脈MDCTではプラークの輪郭が不明瞭であることも多かったが，64列型の導入で画質が向上し，プラーク画像も鮮明化された．これにより，冠動脈プラーク性状に関して，CT値から推測した構成成分（脂質，線維性組織など），血管径の変化（血管リモデリング），石灰化病変の存在と程度などの評価が可能となり，カテーテルを用いた冠動脈プラーク評価法として確立しているIVUS所見との良好な相関性も示されている[2,3]．MDCT画像における非石灰化冠動脈プラークの定義は，一般的に"冠動脈壁に描出され，造影された冠動脈内腔および血管周囲組織と区別される低濃度陰影"と表現される[4,5]．詳細な評価法は施設により異なるが，本稿では我々の施設（広島大学病院）にて採用してきた方法を提示する．この方法は，CT値をもとにしたプラークのカラーマップ画像作成など特別な画像再構成の工程を必要とせず，多くのワークステーションにて施行可能である．

まずMDCT画像の分解能の限界から，ある程度のプラークサイズがないと性状評価の信頼性が低下すると考えられるため，我々は径2 mm以上の血管壁に描出される大きさ1 mm²以上の低濃度陰影を評価対象としている．また，呼吸運動や心拍変動によるモーションアーチファクトなどで不明瞭に描出された病変は評価対象から除外している．さらに，症例間での解析条件を揃えるため，画像のwindow settingを幅700～1000 HU，レベル100～200 HUと定めている．検出されたそれ

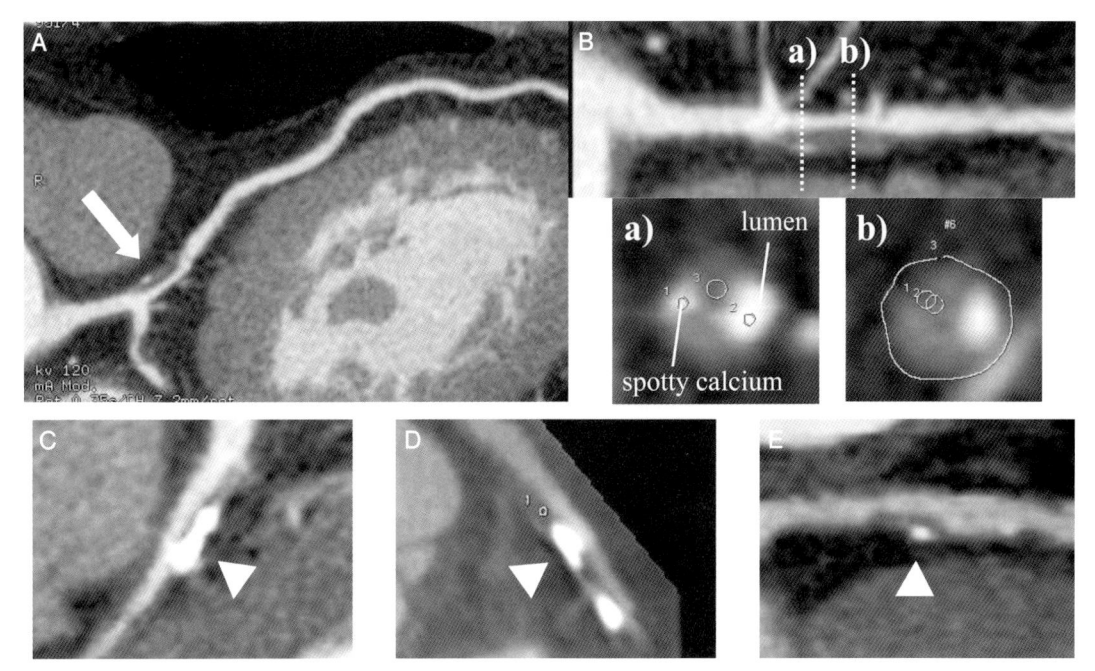

図 5-2 非石灰化冠動脈プラークの性状評価 [3]
A：左冠動脈 MPR 画像．近位部に非石灰化プラーク（矢印）を認める．B：プラーク短軸画像．
C, D：付随石灰化病変の形態分類（C; diffuse, D; medium, E; spotty）

ぞれの非石灰化冠動脈プラークについて，MPR 短軸画像を用いて以下の項目を評価する（図 5-2）．

①プラーク陰影内において，血管内腔および周囲組織との重なりを避けて 5 カ所の ROI（region of interest, 1mm^2）の CT 値（Hounsfield unit; HU）を計測し（各 ROI は一部重なっても構わない），そのうちの最小値を当該プラークの CT 値とする．我々が報告した IVUS との比較検討結果 [3] より，＜40 HU を脂質に富むソフトプラークと定義する．

②非石灰化冠動脈プラークが存在する病変部の最大血管断面積をトレースして実測する．病変部より近位部の正常血管においても同様に血管断面積を実測し，下記の式にて remodeling index を算出する．

　　　remodeling index（RI）＝病変部血管断面積/正常部血管断面積

　　RI＞1.05 を positive remodeling と定義する．

③非石灰化冠動脈プラークに付随する石灰化病変を以下のように定義する．

『非石灰化冠動脈プラーク内に存在，もしくはプラークに隣接する血管壁構造物で，i）血管内腔および非石灰化プラークと区別して視認される高濃度陰影，もしくは，ii）単純画像において 130 HU 以上の濃度を有する陰影とする』

これらを存在する血管径との比較により，以下のように形態分類する．

spotty type：長さが血管径の 3/2 未満，幅が血管径の 2/3 未満の軽度石灰化．

diffuse type：長さが血管径の 3/2 以上，かつ幅が血管径の 2/3 以上の重度石灰化．

medium type: 上記のいずれの type にも当てはまらない，中等度の石灰化.

なお，施設によっては，複数の ROI 計測値の平均値をプラーク CT 値とする方法，石灰化病変形態を実測値サイズにより分類する方法（例: spotty type; 3 mm 以下），さらに MDCT 画像でプラーク体積を計測する試みなども行われている．いずれの解析においても，先に述べたプラーク不安定性の形態的特徴を評価するのが目的であるが，現在のところ MDCT 画像における冠動脈プラーク評価方法に定まった手順や基準があるわけではない．今後，冠動脈 MDCT によるプラーク診断を汎用化していくには，施設間の画像解析法を統一していくことも検討すべきであると考えられる．

3. ACS 症例における非石灰化冠動脈プラーク

16 列型，64 列型を用いた冠動脈 MDCT の研究報告[6]によると，ACS 発症例の責任病変に存在する冠動脈プラークの特徴として，1）低 CT 値（<30 HU と定義）である，2）positive remodeling（RI>1.1 と定義）を呈する，3）spotty type の石灰化（実測サイズ<3 mm）を伴う，などがあげられている．また，ACS 症例 38 例と安定狭心症例 33 例の責任病変を比較検討した結果，1）～3）のすべての特徴を有する場合，高い陽性適中率にて ACS 責任病変を予測できたとしている．

我々も同様に，ACS を発症した患者群における非石灰化冠動脈プラーク性状を 64 列型 MDCT にて後ろ向きに評価し，非 ACS 患者群（安定狭心症，無症候性心筋虚血症例など）との比較検討を行い，さらに ACS 責任病変の特徴について検討している[7]．対象は，GE 社製 64 列型 MSCT（LightSpeed VCT）を用いて心電図同期スキャンによる冠動脈 MDCT を施行された連続 147 例で，臨床経過，心電図所見，心筋逸脱酵素上昇により ACS を診断した．画像解析には GE 社製 Advantage Workstation を用い，上記に示した方法にて検出された非石灰化冠動脈プラークの性状評価を行った．不整脈症例は除外している．主な知見は以下のとおりである．

①147 例中 101 例に計 228 個の非石灰化冠動脈プラーク病変が検出され，このうち 21 例が ACS と診断された（ACS 群 21 例，非 ACS 群 80 例）．非石灰化冠動脈プラークが検出されなかった 46 名に，ACS と診断された症例はなかった．

②ACS 患者では非 ACS 患者と比較し，1 患者あたりより多くの非石灰化冠動脈プラークが検出され（3.1±1.2 vs 2.0±1.1, p<0.01），それらはより低い CT 値（24±22 vs 42±29 HU, p<0.01）と血管径増大（RI; 1.14±0.18 vs 1.08±0.19, p<0.02）を呈し，spotty calcium を高頻度に伴っていた（60 vs 38％, p<0.01）．

③ACS 患者では非 ACS 患者と比較し，positive remodeling を呈し，かつ spotty calcium を伴うソフトプラークが約 2 倍多く検出された（43 vs 22％, p<0.01）．

④ACS 責任病変は非責任病変と比較し，血管径の増大が顕著であった（RI; 1.26±0.16 vs 1.09±0.17, p<0.01）．また，責任病変の予測因子として，より進行した positive remodeling（RI≧1.23）が最も有用であった（オッズ比 12.3，95％信頼区間 2.9-68.7, p<0.01）．

以上の報告をまとめると，冠動脈 MDCT により，低 CT 値，血管径増大，微小石灰化沈着などの不安定な性状をより多く備えた非石灰化冠動脈プラークが，ACS 症例の責任病変，および非責

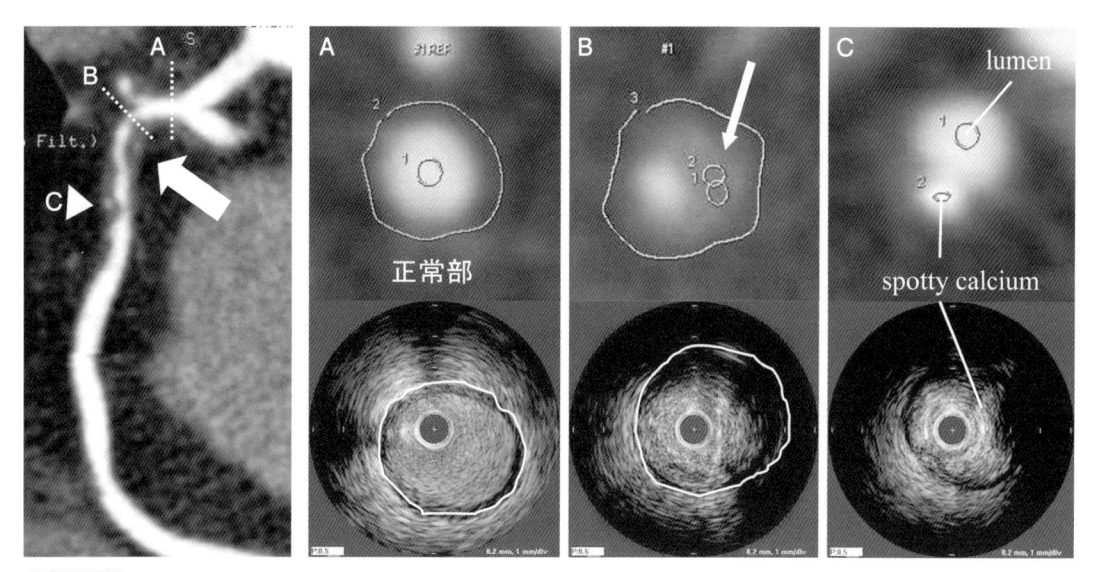

図 5-3 不安定狭心症の 1 例（68 歳男性）[3]

右冠動脈 MPR 画像にて，責任病変に非石灰化プラーク（矢印）を認める．A～C：プラーク性状はソフト（CT 値 22 HU）で，positive remodeling（RI1.2）を呈し，spotty calcium を伴う．IVUS 画像においては後方減衰を伴う低エコー（豊富な脂質成分）を認め，RI は 1.17, spotty calcium を伴い，MDCT 画像と一致した性状所見である．

任病変において高頻度に検出されると考えられる．この所見は，ACS 症例では責任病変以外にも多発性にプラーク破綻が認められることを報告した IVUS の研究結果にも通ずる[8]．逆に，非石灰化冠動脈プラークが MDCT にてまったく検出されなければ，ACS 発症の危険性はきわめて低いことが予想される．また，我々の検討結果からは，ACS 発症の予測因子として positive remodeling 進行が最も有用である可能性が示唆された．これまでの ACS 症例を対象とした解析結果は，冠動脈 MDCT が ACS 発症の危険性を有する症例および病変の検出に活用できる可能性を示しているといえ，さらなるエビデンス蓄積が待たれる．図 5-3 に IVUS 画像との比較を含めた不安定狭心症の 1 例，図 5-4 に急性心筋梗塞の 1 例を示す．

B ACS 予知に向けた冠動脈 MDCT の課題と展望

1. MDCT 画像の限界

心拍動に起因するモーションアーチファクトは 64 列型の導入によりかなり軽減された．とはいえ，高心拍症例や不整脈症例での画質劣化は冠動脈プラーク解析の精度を低下させる．経験上，心拍数 50～70 の洞調律が理想的な撮像条件であり，我々は心拍数低下と安定のため β 遮断薬の前投薬を取り入れている．また，冠動脈高度石灰化の blooming がプラーク CT 値や血管径測定の精度を低下させることは周知のごとくであり，CT 値に関しては冠動脈内腔造影の影響も報告されている[9]．我々は解析条件を揃えるため，左冠動脈主幹部における冠動脈造影濃度が 300～400 HU と一定範囲になるよう造影剤量を調節（体重換算）している．基本的には冠動脈の石灰化や内腔造影

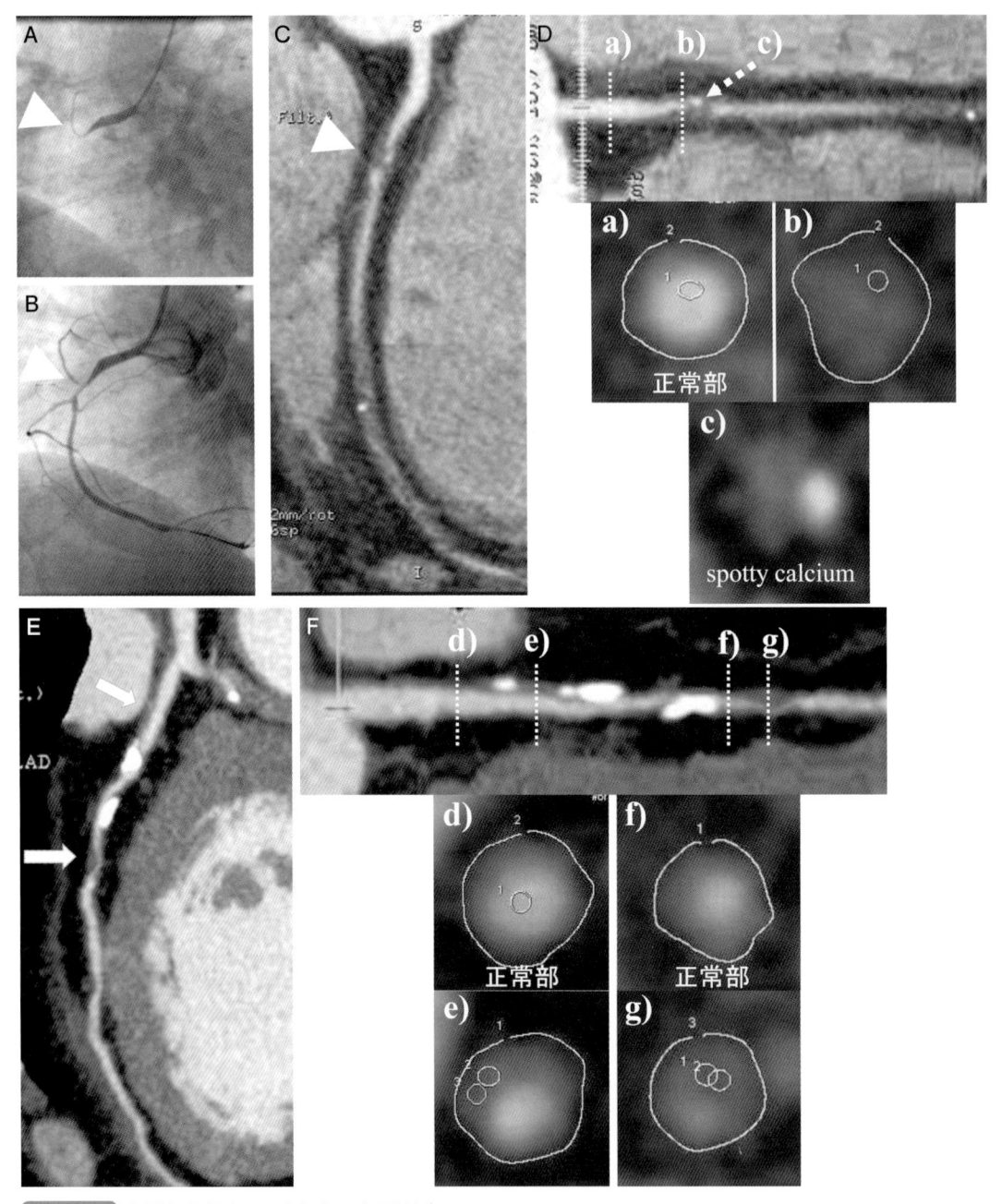

図 5-4 急性心筋梗塞の 1 例（58 歳男性）[7]

A, B: CAG にて右冠動脈近位部の閉塞を認める．C, D: MDCT 画像にて閉塞部の非石灰化プラーク（ソフト［CT 値 16 HU］，positive remodeling［RI1.26］，spotty calcium を伴う）を認める．E, F: 左冠動脈前下行枝にも多発性に非石灰化プラークを認める．

はプラーク CT 値を実際より上昇させる傾向があることから，より低い CT 値（マイナス値など）からはプラークの豊富な脂質成分を高い確率で予測できるといえそうだがいずれにせよ冠動脈プラークの CT 値は撮像時の管電圧も含めた様々な因子に影響されうることを念頭に置く必要がある．

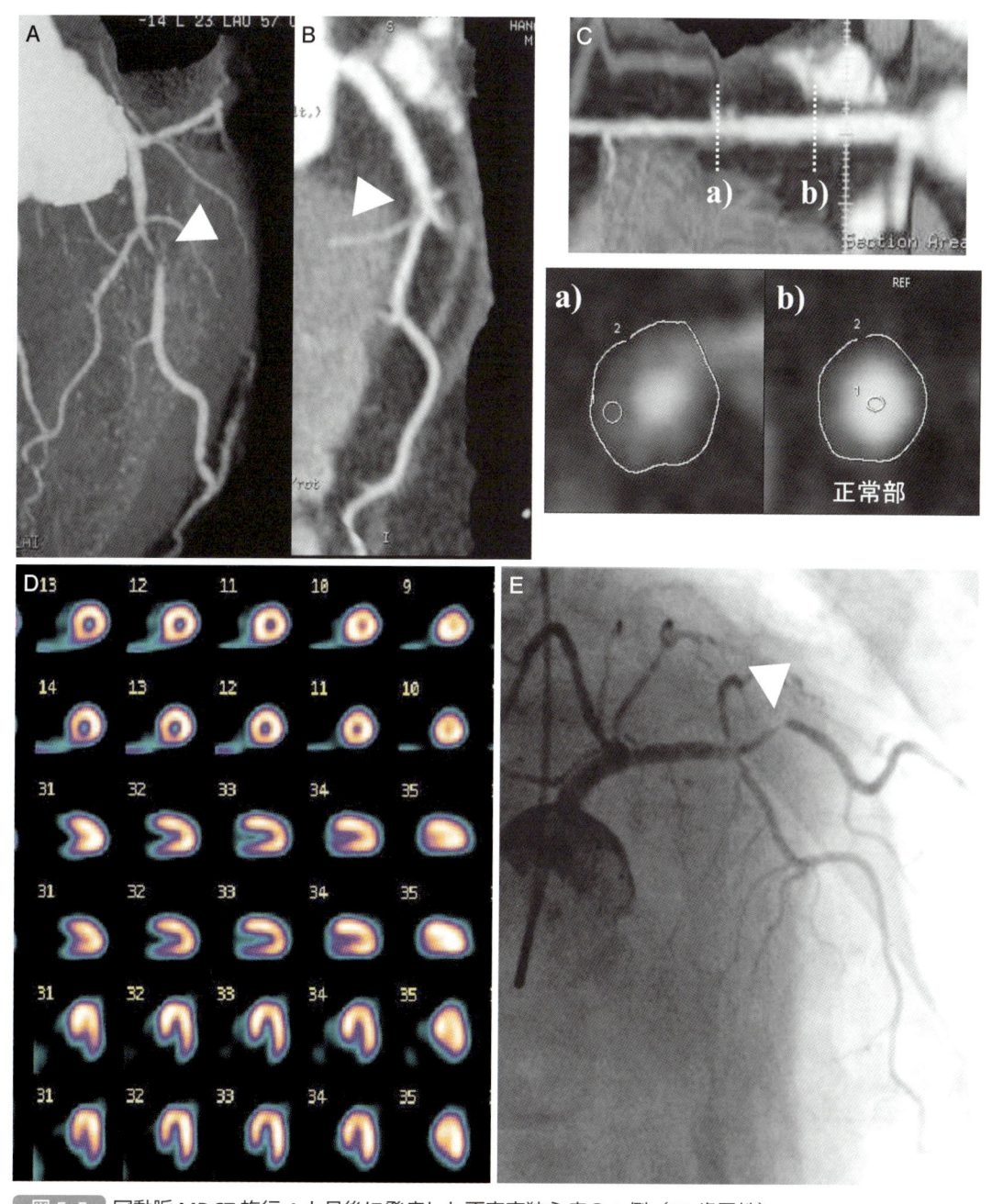

図 5-5 冠動脈 MDCT 施行 4 カ月後に発症した不安定狭心症の 1 例（80 歳男性）

A, B: MDCT 画像にて左冠動脈近位部に狭窄および非石灰化プラークを認める．
C: プラークは低 CT 値（2 HU）で，positive remodeling（RI: 1.39）を呈する．
D: 負荷心筋シンチグラフィーでは虚血所見を認めず，保存的治療にて経過観察された．
E: 4 カ月後に同部位を責任病変とする不安定狭心症を発症．

2. プラーク不安定性評価の限界

　ACS 発症機序の 20～30％を占めるとされるプラーク表層のびらん性病変（erosion）形成は，分解能の限界から MDCT による検出は困難と思われる．また，プラーク不安定性には，先に述べた形態的特徴の他，線維性被膜の厚さやプラーク内血管新生，炎症細胞浸潤などが重要な意味をもつことが知られている．これらは現状の MDCT 画像では評価できず，より本質的なプラーク不安定性を画像化する方策として分子イメージングの発展に期待が寄せられている．分子イメージングはマクロファージなどの炎症細胞，それらが産生するプロテアーゼ（蛋白分解酵素）など，プラークの生物学的特性を標的としており，主に MRI や PET, fluorescence imaging を用いた画像化が研究領域で進んでいる．CT においても，マクロファージに貪食される微粒子を含む造影剤によりウサギ大動脈プラークの炎症を画像化する試みが報告されており[10]，今後の発展が期待される．

3. 前向き研究の必要性

　ACS 症例における冠動脈 MDCT 所見を検討した報告はこれまでにいくつかなされているが，我々の報告も含め，多くは発症後症例を対象とした後ろ向き研究である．前向き研究としては，低 CT 値の冠動脈プラークの存在が心血管イベントの有意な予測因子であったという報告に加え[11]，positive remodeling と低 CT 値の双方の特徴を備える冠動脈プラークが検出された症例にて高頻度に ACS が発症するという興味深い研究結果が最近報告され[12]，我々も同様の症例を経験している（図 5-5）．これらは単一施設での検討であるが，MDCT による包括的な冠動脈プラーク性状評価が ACS をはじめとする心血管イベントの予知，予防にどれだけの有用性を発揮しうるのかは，イベント発症前の症例を対象とした大規模な多施設前向き研究の結果によって決定されねばならないと考えられる．また，そのような前向き研究は，冠動脈 MDCT 適正実施のための検査適応基準，ガイドライン作成に向けたデータベース構築に繋がると思われる．

おわりに

　冠動脈 MDCT 画像における ACS 症例の特徴について，プラーク検出と性状評価というテーマで概説した．MDCT の登場と発展が ACS をはじめとする冠動脈疾患の診療に革新をもたらしているのは確かであるが，冠動脈プラークモニタリングにおける MDCT の適切な活用法とその有用性は確立されておらず，今後も検討を要する．しかしながら，これまでの解析結果を鑑みて，MDCT による非石灰化冠動脈プラークの検出自体は ACS 診療において重要な意義を有するといえそうである．放射線被爆や造影剤使用の問題から検査適応を軽視したやみくもな撮像は慎むべきであるが，MDCT 検査の簡便性と低侵襲性を活かした有意義な活用が ACS 克服の一助となっていくことが期待される．

■文献■

1) Falk E, Shah PK, Fuster V. Coronary plaque disruption. Circulation. 1995; 92: 657-71.
2) Leber AW, Knez A, von Ziegler F, et al. Quantification of obstructive and nonobstructive coronary lesions by 64-slice computed tomography: a comparative study with quantitative coronary angiography and intravascular ultrasound. J Am Coll Cardiol. 2005; 46: 145-54.
3) Kitagawa T, Yamamoto H, Ohhashi N, et al. Comprehensive evaluation of noncalcified coronary plaque characteristics detected using 64-slice computed tomography in patients with proven or suspected coronary artery disease. Am Heart J. 2007; 154: 1191-8.
4) Mollet NR, Candemartiri F, Nieman K, et al. Noninvasive assessment of coronary plaque burden using multislice computed tomography. Am J Cardiol. 2005; 95: 1165-9.
5) Hausleiter J, Meyer T, Hadamitzky M, et al. Prevalence of noncalcified coronary plaques by 64-slice computed tomography in patients with an intermediate risk for significant coronary artery disease. J Am Coll Cardiol. 2006; 46: 312-8.
6) Motoyama S, Kondo T, Sarai M, et al. Multislice computed tomographic characteristics of coronary lesions on acute coronary syndromes. J Am Coll Cardiol. 2007; 50: 319-26.
7) Kitagawa T, Yamamoto H, Horiguchi J, et al. Characterization of noncalcified coronary plaques and identification of culprit lesions in patients with acute coronary syndrome by 64-slice computed tomography. J Am Coll Cardiol Img. 2009; 2: 153-60.
8) Rioufol G, Finet G, Ginon I, et al. Multiple atherosclerotic plaque rupture in acute coronary syndrome: a three-vessel intravascular ultrasound study. Circulation. 2002; 106: 804-8.
9) Cademartiri F, Mollet NR, Runza G, et al. Influence of intracoronary attenuation on coronary plaque measurements using multislice computed tomography: observations in an ex vivo model of coronary computed tomography angiography. Eur Radiol. 2005; 15: 1426-31.
10) Hyafil F, Cornily JC, Feig JE, et al. Noninvasive detection of macrophages using a nanoparticulate contrast agent for computed tomography. Nat Med. 2007; 13: 636-41.
11) Matsumoto N, Sato Y, Yoda S, et al. Prognostic value of non-obstructive CT low-dense coronary artery plaques detected by multislice computed tomography. Circ J. 2007; 71: 1898-903.
12) Motoyama S, Sarai M, Harigaya H, et al. Computed tomographic angiography characteristics of atherosclerotic plaques subsequently resulting in acute coronary syndrome. J Am Coll Cardiol. 2009; 54: 49-57.

〈北川知郎〉

2 胸痛症候群と CT 冠動脈造影

　胸痛症候群の診断は的確な病歴の聴取と心電図に始まり，運動負荷心電図，ストレス SPECT, ストレス心エコー図などを駆使して行われ，侵襲的な冠動脈造影が最終的なゴールデンスタンダードとされてきた．一方，2005 年ごろより 64 列 CT が普及し，CT 冠動脈造影の画質が飛躍的に向上した．CT 冠動脈造影の画像は非常に魅力的であり，胸痛症候群の診断のパラダイムを大きく変革する可能性がある．しかしながらその使用法に関しては，各施設間で様々であるのが現状であろう．それは CT 冠動脈造影の本来的な限界性（分解能，高度石灰化病変，不整脈など）や造影剤の副作用，放射線被曝など負の側面などを考慮しながら各施設で有効に活用しようと模索しているからであろう．本稿では当施設の外来や救急センターでの使用経験を通して，CT 冠動脈造影の胸痛症候群の診断における臨床的有用性に関して述べてみたい．

A　CT 冠動脈造影の現状の理解

　CT 冠動脈造影を胸痛診断に適用するにあたりその現状を理解しなければならない（表 5-1）．CT 冠動脈造影の画像は非常に鮮明で直感的に冠動脈の病態を把握することができる場合が多い．しかしその分解能は 0.5 mm 程度で通常の冠動脈造影の 0.2 mm と比べて十分ではない．これは狭窄度の重要性を判断する際に問題となる．さらに高度の石灰化病変や不整脈が頻発する場合，特に心房細動があるときには，良好な画像を得ることができないことがある．したがって冠動脈病変を有する患者の検出率の sensitivity（感受性）は 80〜95％と比較的高いが，specificity（特異性）は 60〜90％とやや低い．それにひきかえ negative predictive value（NPV：CT 冠動脈造影で有意の狭窄がなければ，冠動脈造影でも認めない確率）は 90〜95％以上と高値である[1-3]．この NPV の高さは臨床上非常に役に立つ可能性がある．しかしながら現状では CT 冠動脈造影にて問題なしとされた症例の中長期予後に関するデータは少ないことも知っておく必要がある[4]．

　CT 冠動脈造影において，造影剤の使用と放射線被曝は避けることができない．造影剤には腎毒性があるので，心臓病をもつ患者では腎機能が予後を左右するといっても言い過ぎではないので，特に注意する必要がある．eGFR が 60 ml/分以下（あるいは Cr が 1.2 mg/ml 以上）である場合には CT 冠動脈造影の適用にあたっては慎重になるべきである．現在 CT 冠動脈造影では様々な撮影法が工夫されつつあるが，いまだ放射線被曝は 5〜15 mSv と無視できない量である．将来の発がんの可能性は少ないが存在する．40〜50 歳以下の人，特に女性では慎重な適用が望まれる．また CT 冠動脈造影は通常の冠動脈造影と同様に狭窄の形態学的診断であり，その生理学的意味すなわち虚血の程度とその範囲を知ることはできない．

表 5-1 CT 冠動脈造影の特徴

- 画像は非常に鮮明で容易に冠動脈疾患の病態を把握できる（内腔と血管壁）．
- 分解能は 0.5 mm 程度で冠動脈造影の 0.2 mm と比べてまだ十分ではなく狭窄の過大評価．
- 冠動脈病変の検出率の sensitivity は 80〜90％と比較的高いが，specificity は 60〜90％とやや低い．
- negative predictive value（NPV）は 90〜95％以上と高値．
- 高度の石灰化病変や不整脈が頻発（特に心房細動）がある場合には限界がある．
- 腎毒性のある造影剤の使用（eGFR＜60 ml/分では慎重に）．
- 放射線被曝は 5〜15 mSv と無視できない量（低いが発がん性の可能性）．
- 狭窄の形態学的診断でありその生理学的意味は診断ができない．

以上のことを念頭におきながら患者のベネフィットとリスクを慎重に考慮したうえでCT冠動脈造影を胸痛症候群の診断に使用するべきであると考える．

B 胸痛症候群

症候群としては急性冠症候群，不安定狭心症，安定狭心症，非典型的胸痛症，大動脈解離症，肺塞栓症などが考えられる．救急センターと外来における胸痛症候群の診断に分けて考える．

C 救急外来での胸痛症候群の診断における CT 冠動脈造影

胸痛を訴え救急センターを受診する患者の鑑別診断は非常に重要である．普通は余程の痛みや不安がない限り急患室を受診しようとは考えないであろう．可能な限り論理的な回答を出さなければならない．胸痛の鑑別診断の過程を述べながらその役割を考えてみる．

生命にかかわる重大な胸痛症候群は急性冠症候群，大動脈解離症あるいは大動脈瘤の切迫破裂，急性肺塞栓症であろう．診断の基本は的確な病歴聴取，ECG，胸部 X 線，心エコー図，血液検査である．何らかの明らかな所見（急性心筋梗塞の ST 上昇，壁運動障害，解離症の強烈な痛み，胸部 X 線における縦隔の拡大，肺塞栓症の右室負荷所見，血液ガスの悪化など）がある場合には緊急冠動脈造影，胸腹部造影CTと確定診断に進むことができる．

それでは CT 冠動脈造影が役に立つのはどのような場合であろうか．明らかな胸痛があったが来院時には治まっており，しかも心電図や心エコー図でもはっきりした所見がないということはよく経験する．従来は結論が出なければ経過観察入院ということになっていたと考えられるが，この過程における CT 冠動脈造影の有用性は非常に大きい．症例を提示しながら考えてみたい．

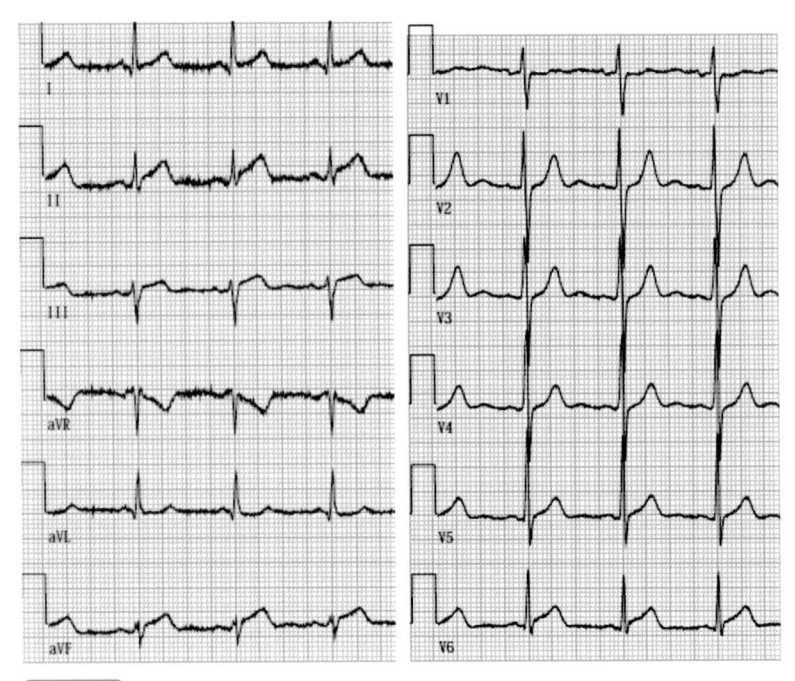

図 5-6 症例 1 の心電図

II, III, aVF, V₆ で若干の ST の上昇がみられるが，reciprocal change がみられなかったので，早期脱分極所見と鑑別できなかった．

● 症例 1　32 歳男性

仕事中（左官業）に胸痛を自覚した．休憩すると治ったが，仕事を再開すると再度胸痛が出現し持続するため来院した．来院時には胸痛は消失しており，心電図変化もはっきりせず（図 5-6），心エコー図でも明らかな左心室壁運動障害を認めなかった．高血圧症，高脂血症，喫煙，肥満（BMI 31）などのリスクがあり，緊急冠動脈造影も考えたが，年齢が 32 歳と若く躊躇されたので，CT 冠動脈造影を施行することとした．右冠動脈＃3 に 50％の狭窄と後側壁枝（4PL）に 90％の狭窄が疑われた（図 5-7）．そこで緊急冠動脈造影を行ったが＃3 に不安定な 50％の狭窄（不安定プラークの破裂）と 4PL に 90％の血栓が関与している可能性のある狭窄を認めた（図 5-8）．若年であるので POBA（バルーンのみ使用）で治療し以後順調な経過をとった．

このように患者が急患室を訪れたときには症状が消失しており，また心電図や心エコー図所見がはっきりしないことはよく経験する．後側壁領域（回旋枝，4PL の支配領域）の虚血や梗塞では心電図変化も少ないし，心エコー図にても壁運動異常の検出が困難なことがよくある．CT 冠動脈造影で所見があれば次のステップすなわち緊急冠動脈造影，PCI へとスムーズに進むことができる．

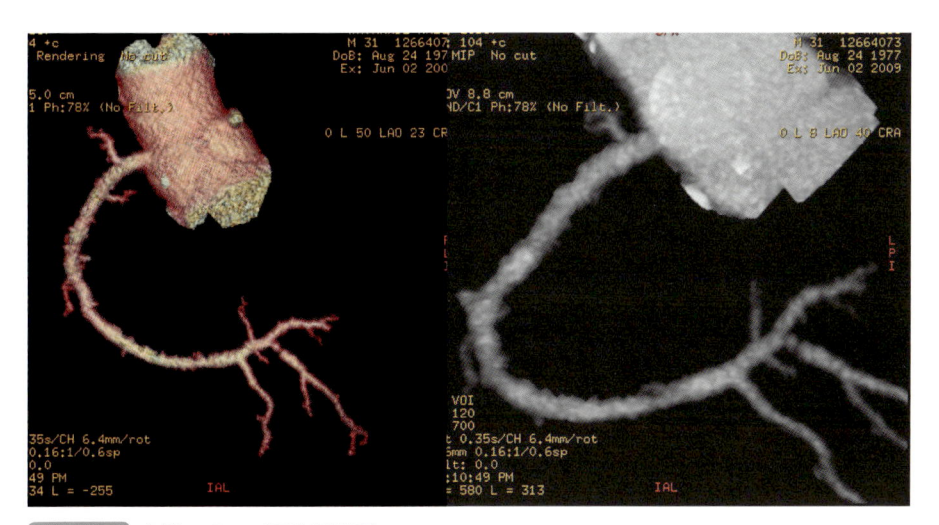

図 5-7 症例 1 の CT 冠動脈造影
右冠動脈 #3 に 50％の狭窄と後側壁枝（4PL）に 90％の狭窄の存在が疑われた．

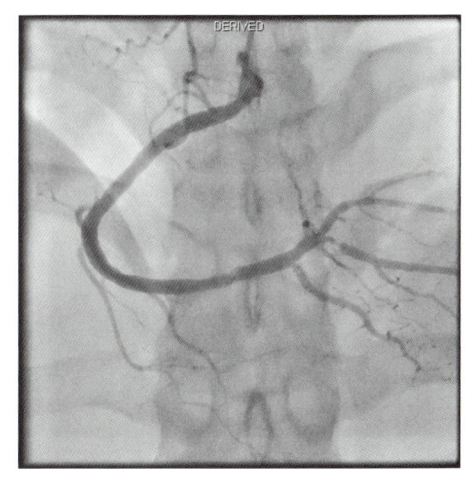

図 5-8 症例 1 の冠動脈造影
#3 に不安定な 50％の狭窄（不安定プラークの破裂）と 4PL に 90％の血栓が関与している可能性のある狭窄を認めた．

● 症例 2　60 歳女性
　高血圧，脂質異常症にて治療を近医で受けていた．睡眠中寝返りをうったとき，胸背部痛，冷汗，嘔気を認めたが 30 分ほどで症状が軽快したので，翌朝近医を受診した．心電図を施行され，異常所見は認めなかったが，心配となり当院 ER を受診した．同様の症状は 10 年前より認めていたが，今回の症状は強かった．ER にて心電図，X 線，心エコー，胸部 CT を施行したが，特に症状を説明しうる異常所見は認めなかった．やはり不安定狭心症や冠攣縮性狭心症などの虚血性心疾患の存在は疑っておく必要がある．従来なら"疑わしきは罰する"方式で緊急冠動脈造影を行うか経過観察入院ということになる．冠動脈造影はそれなりのリスクがあり，また経過観察は時間がかかる（医療者と患者の両者に）．そこで CT 冠動脈造影を行ったところほぼ正常冠動脈所見であった（図 5-9A,B）．消化器系の精査を進める予定とし患者を安心して帰宅させることができた．

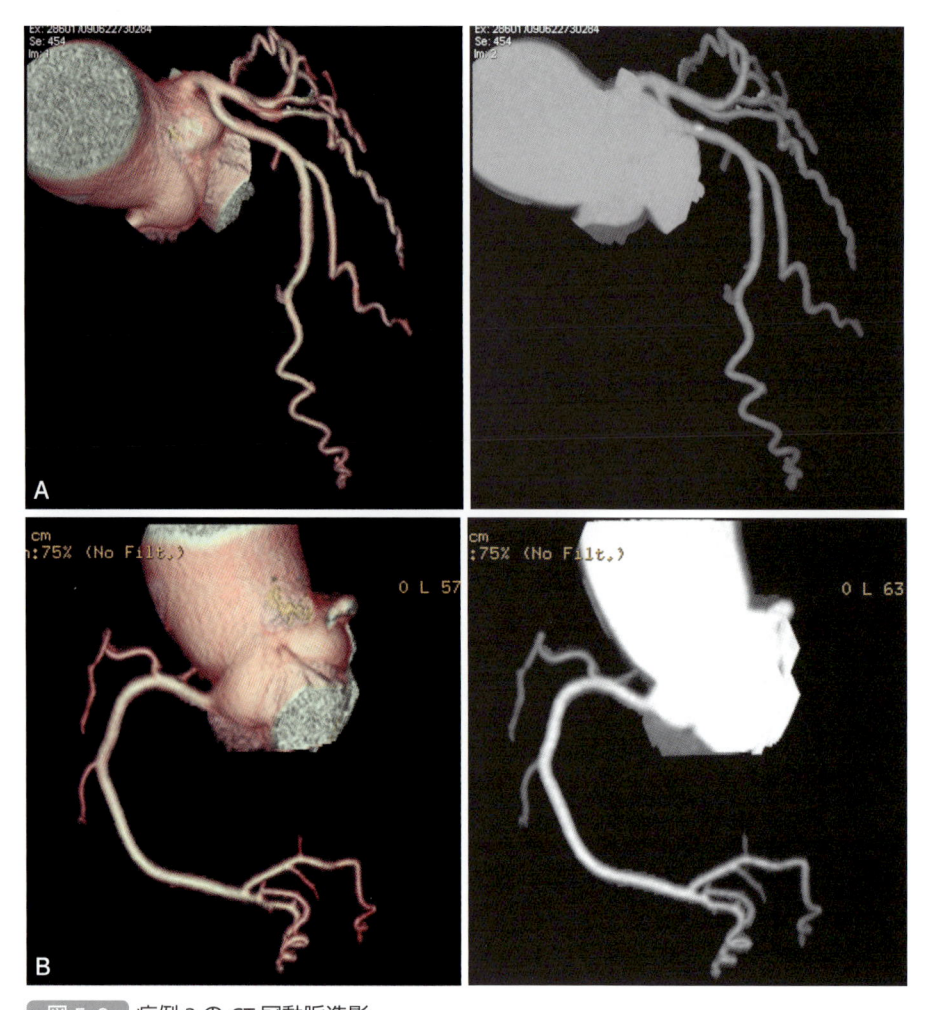

図 5-9 症例 2 の CT 冠動脈造影
A: 左冠動脈，B: 右冠動脈．明らかな動脈硬化を認めなかった．

　この症例のように CT 冠動脈造影が正常であれば，negative predictive value が 95% 以上であるので，安心して帰宅させることができる．もちろん冠攣縮性狭心症は否定できないので，頓用ニトログリセリンの投与は考えておく必要がある．このように急患室での CT 冠動脈造影の適切な使用はトリアージが速くなり，ただでさえ多忙な現場のストレスの軽減につながる．最後に，明らかに急性冠症候群が疑われた時には，悠長に CT 冠動脈造影を行うことなく，可及的速やかに緊急冠動脈造影を行うべきであるということは強調しておきたい．閉塞冠動脈の再疎通までの時間の遅れにつながり患者の予後を悪くする可能性がある．

　以上をまとめてみると図 5-10 のようになり，図左から図右（太矢印）へのパラダイムのシフトが起こりつつある．

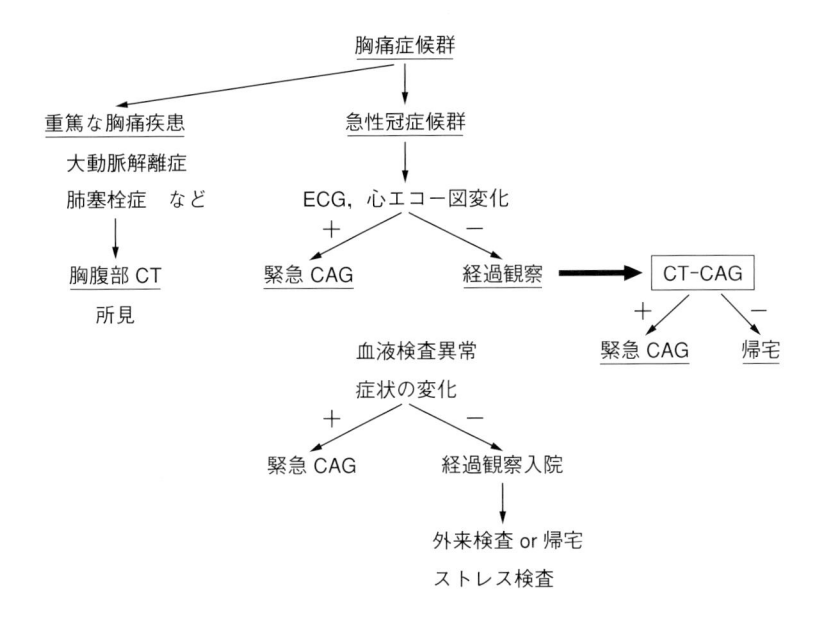

```
                胸痛症候群
               ／      ＼
       重篤な胸痛疾患    急性冠症候群
       大動脈解離症          │
       肺塞栓症 など    ECG, 心エコー図変化
           │          ＋        －
       胸腹部 CT    緊急 CAG   経過観察 ━━━▶ CT-CAG
         所見                              ＋    －
                   血液検査異常         緊急 CAG  帰宅
                    症状の変化
                   ＋        －
                緊急 CAG   経過観察入院
                              │
                         外来検査 or 帰宅
                          ストレス検査
```

図 5-10 救急センターにおける流れ図

CAG: 冠動脈造影, CT-CAG: CT による冠動脈造影. ストレス検査: 運動負荷 ECG, SPECT, 薬物負荷 SPECT, 心エコー図

D 外来診療での胸痛症候群の診断における CT 冠動脈造影

　外来診療における胸痛症候群の診断は的確な問診，ECG，胸部 X 線，心エコー図などを行い運動負荷 ECG 試験，運動ができなければ薬物負荷 SPECT（心エコー図）を行い虚血が認められれば冠動脈造影を行うというのが基本的な流れである．これらのどのような局面で CT 冠動脈造影が使えるか，不安定狭心症，安定狭心症，非典型的胸痛症候群に分けて考えていきたい．

1. 不安定狭心症

　典型的な症状があり，心電図での ST 変化や心エコー図での左心室の壁運動障害など明らかな所見がある場合には，冠動脈造影を行う．これらの検査所見がない場合にはストレス検査を考慮することになる．トレッドミル負荷心電図などストレス検査で症状や虚血を認めれば冠動脈造影を行う．しかしながら病歴から高度な病変が疑われる場合にはストレス検査は重篤な不整脈や心筋梗塞を誘発する危険性がある．

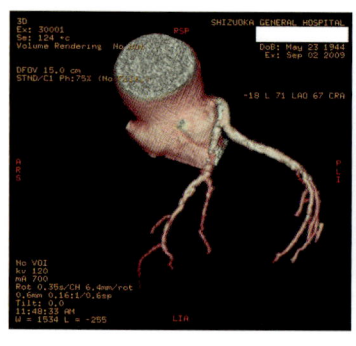

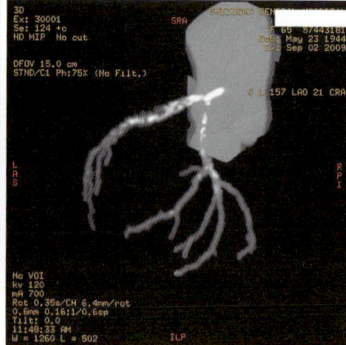

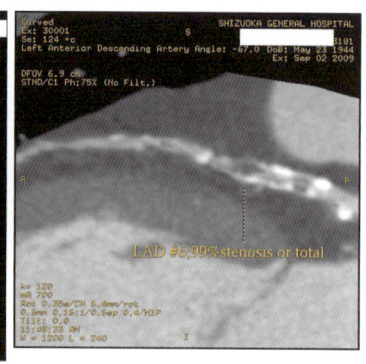

図 5-11 症例 3 の CT 冠動脈造影

冠動脈全体に高度の動脈硬化を認め，かつ前下行枝近位部に 99％以上の高度狭窄を認めた．

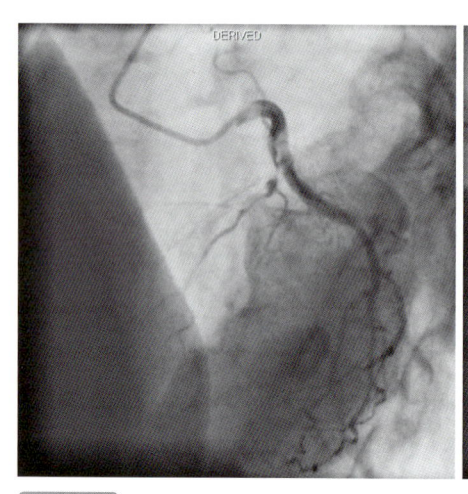

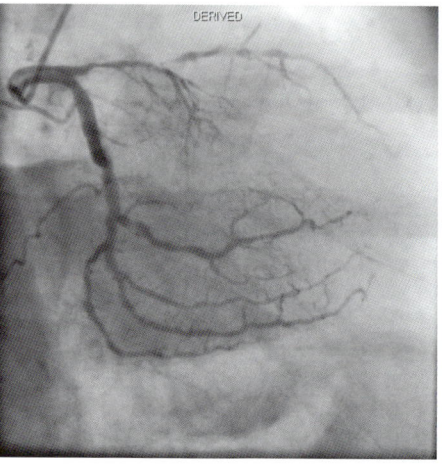

図 5-12 症例 3 の冠動脈造影

CT 冠動脈造影と同様の所見を認めた．

● 症例 3　65 歳女性

　約 3 週間前より歩き始めに胸部中央の圧迫感を自覚．2，3 分にて軽快．近医受診し心電図施行するも明らかな異常所見なし．50 m 程度の歩行にても症状が出現するようになり，ニトログリセリン舌下で症状は軽快．症状は徐々に軽労作でも出現するようになったため紹介された．

　ECG，胸部 X 線，心エコー図のいずれも異常所見は認めなかった．症状だけで冠動脈造影を勧めるわけにはいかないし，かといってトレッドミル負荷心電図をやって症状を確かめてもいいがいくらかの危険性を伴う．このように少しの運動で症状が出現する場合には，左主幹部病変や三枝疾患であることを少なからず経験している．そこで CT 冠動脈造影を行うこととした．

　冠動脈全体に高度の動脈硬化を認めかつ前下行枝近位部に 99％の高度狭窄を認めた（図 5-11）．即入院していただき翌日冠動脈造影を施行したところ同様の所見を認め（図 5-12），PCI を施行し順調な経過をとった．

　この症例のように基本的な検査で異常を認めない場合には，従来患者を説得して冠動脈造影に進むか，やや無理をして負荷をかけて症状や虚血を誘発するのがこれまでのやり方であったが，CT 冠動脈造影はこのように困難な局面で絶大な力を発揮する．患者の安全を考えれば，この症例ほど

高度な狭窄が疑われなくても不安定狭心症の患者では，負荷テストを行わずに CT 冠動脈造影を第一に施行してもいいかもしれない．

2. 安定狭心症

症状が安定している患者ではまずトレッドミル負荷心電図を行い症状，虚血を証明すれば冠動脈造影を行うことになる．しかしながら，症状は狭心症と考えられるがトレッドミル負荷心電図の反応が境界型（borderline）であることは，しばしば経験することである．このような場合にも CT 冠動脈造影は有効である．また運動負荷ができない患者では従来は薬物負荷 SPECT を施行したが，CT 冠動脈造影をまずやってもいいかもしれない．

3. 非典型的胸痛

左胸が何となく重い，チクチクする，キューッと絞めつけられるとか不定愁訴を訴えて外来を訪れる患者は非常に多い．トレッドミル負荷心電図などを行い陰性であれば問題なく安心させることができるが，心電図が陽性であったり，境界型であることはよく経験する．特に中年の女性では多い．

●症例 4　58 歳女性
　以前より精神的にストレスがかかると胸部不快が出現していた．パソコン使用中に胸部不快感が出現し，いつもより症状が強いため気になり近医を受診した．心電図にて若干の ST 低下を認め，当院を紹介され受診した．
　トレッドミル運動負荷にて症状は認めなかったが，心電図変化を認めた（図 5-13）．冠動脈造影を行うほど重篤感はないので，CT 冠動脈造影を施行した．動脈硬化の少ないほぼ正常な冠動脈であり，狭心症を否定することができた（図 5-14A, B）．

この症例のように非典型的胸痛あるいは無症状で，トレッドミル負荷心電図で異常所見を認めることはよく経験する．従来は経過をみるか，SPECT で虚血の有無を診断するかを選択していた．

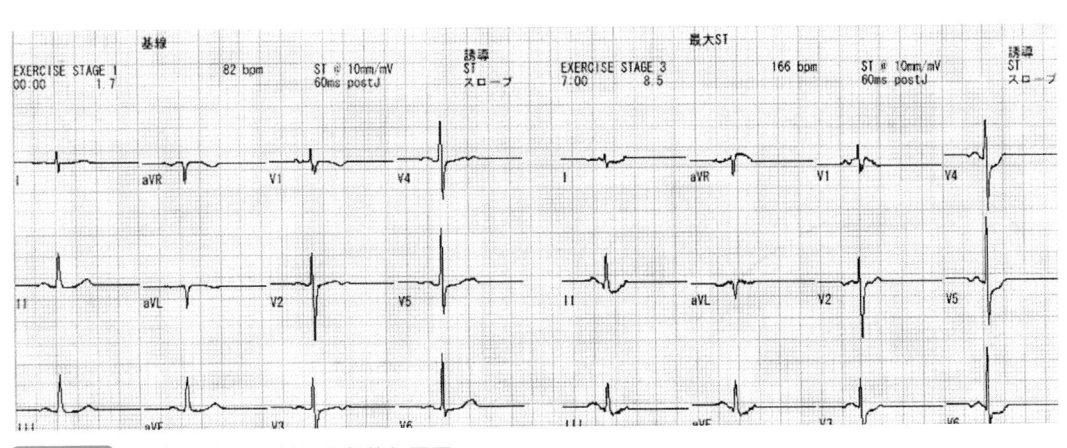

図 5-13　症例 4 のトレッドミル負荷心電図
V_4〜V_6 で明らかな ST の低下を認め陽性．

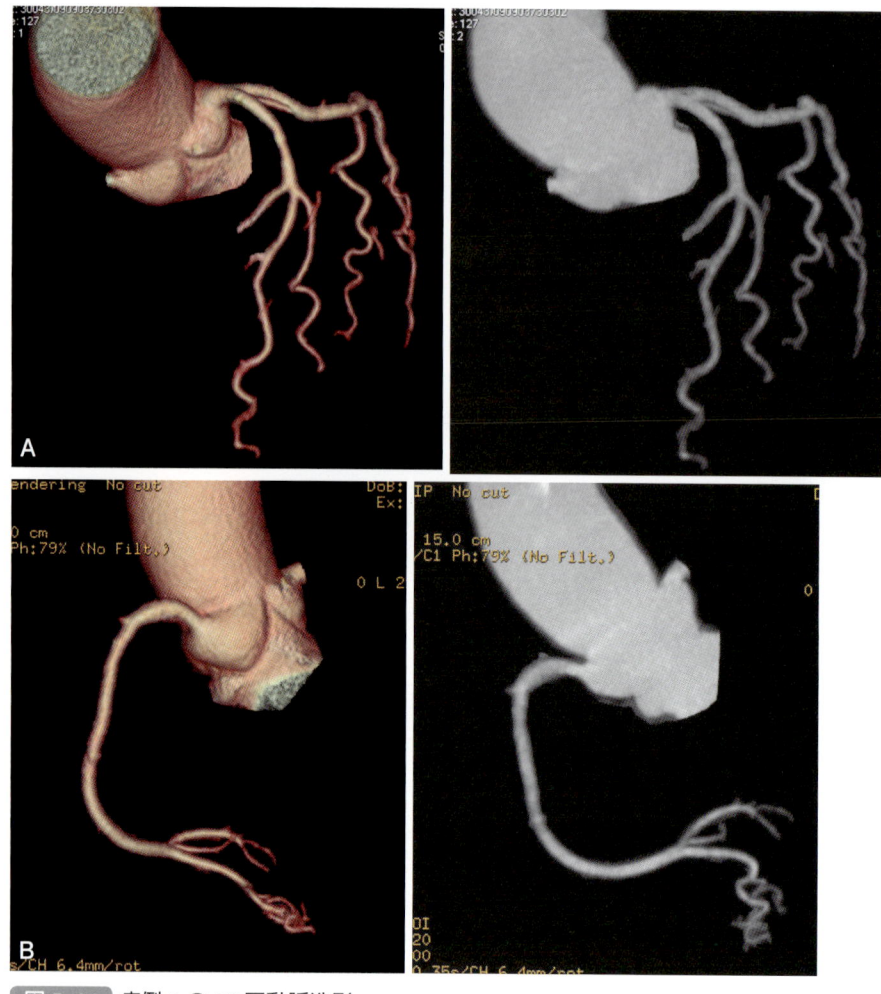

図 5-14 症例 4 の CT 冠動脈造影
A：左冠動脈　B：右冠動脈．軽度な動脈硬化を認めるのみであった．

　前者の経過をみるという選択は虚血性心疾患では患者に不安を与えるだけで，その病態から考えれば危険をもはらんでいるが，臨床医の賢明な選択でもあった．ここで陰性的中率（NPV）の高いCT冠動脈造影は非常に有用である．もちろんそれでも経過観察は重要であるが，患者と医師に与える安心感は大きい．

　以上をまとめてみると図5-15のようになる．ストレス試験はやはり少なからず危険を伴うので，医師のパワーが少ないときや患者の安全を考えれば，図左から図右（太矢印）ようにシフトしてもいいかもしれない．

　これまで述べてきた胸痛症候群の診断の各ステップにおけるCT冠動脈造影の有用性は冠動脈造影ができない施設においては，冠動脈造影のできる施設へ搬送あるいは紹介するか，内科的に様子をみるかを判断する際と置き換えて理解していただきたい．

　またすべてのステップにおいて，CT冠動脈造影の所見が胸痛症候群の原因であると断定できな

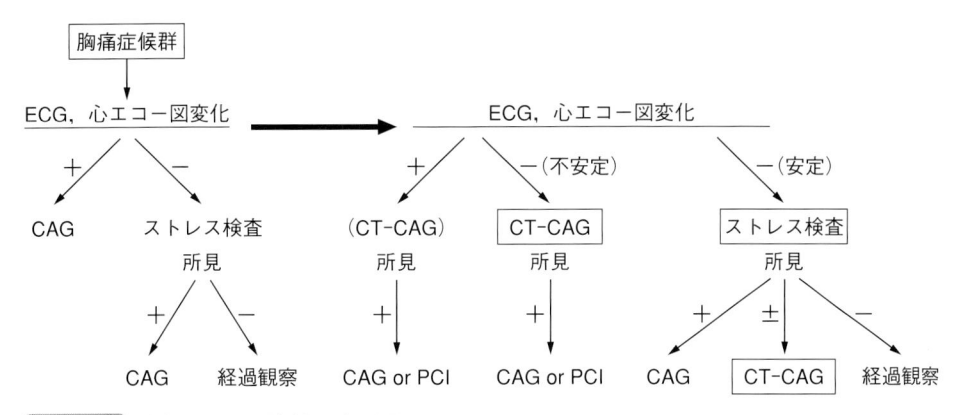

図 5-15 外来における診断の流れ図
CAG：冠動脈造影，PCI：経皮的冠動脈形成術，CT-CAG：CT による冠動脈造影．
ストレス検査：運動負荷 ECG, SPECT，薬物負荷 SPECT，心エコー図

い場合があるのは当然である．このような場合には冠動脈造影を行うか，ストレステストを行うか，経過観察を行うかは臨床的な判断に委ねられる．

おわりに

CT 冠動脈造影はその有用性と限界性を十分に理解したうえで施行すれば，胸痛症候群の診断の有力な武器となる．診断を迅速かつ的確に行うことができ，患者の安全を確保し無駄な時間と不安を取り除くことができる．しかしながら，CT 冠動脈造影所見がはっきりしないときには，冠動脈造影やストレス検査を積極的に行うべきである．また CT 冠動脈造影で有意な狭窄の存在を否定できても臨床的な経過観察は大切である．CT 冠動脈造影の限界性のなかでも造影剤の使用と被曝は最も大きな問題であるが，最近では造影剤量が 40 から 50 ml 以下で被曝も 1 mSv 以下で冠動脈造影ができる機種も登場してきている．これらが一般化すれば各ステップでの CT 冠動脈造影を適応する閾値はさらに低下するであろう．

■文献■

1) Miller JM, Rochitte CE, Dewey M, et al. Diagnostic performance of coronary angiography by 64-row CT. N Engl J Med. 2008; 359: 2324-36.
2) Meijboom WB, Meijs MFL, Schuijf JD, et al. Diagnostic accuracy of 64-slice computed tomography coronary angiography: A prospective, multicenter, multivendor study. J Am Coll Cardiol. 2008; 52: 2135-44.
3) Hamon M, Biondi-Zoccai GGL, Malagutti P, et al. Diagnostic performance of multislice spiral computed tomography of coronary arteries as compared with conventional invasive coronary angiography: A meta-analysis. J Am Coll Cardiol. 2006; 48: 1896-910.
4) Nissen SE. Limitations of computed tomography coronary angiography. Am J Coll Cardiol. 2008; 52: 2145-7.

〈土井 修　三宅章公〉

3 メタボリック症候群・糖尿病患者への CT 冠動脈造影

A CT 冠動脈造影による早期動脈硬化性病変検出の意義

　CT の多列化に伴い，CT 冠動脈造影は従来の侵襲的冠動脈造影との比較により，血管内腔の狭窄度評価における高い診断精度が報告されている[1]．さらに侵襲的冠動脈造影では評価できない冠動脈壁の情報も得られるため，血管内超音波との比較において石灰化病変や非石灰化病変を高い精度で検出可能で，動脈硬化病変の性状診断にも有用であるとの報告もなされている[2]．近年，急性心筋梗塞の責任病変の約 7 割が 50% 以下の軽度狭窄であり，その病態として冠動脈不安定プラーク（vulnerable plaque）の急激な破綻（plaque rupture）と血栓形成による血管閉塞が主要な原因となることがわかってきた[3]．最近の CT 冠動脈造影を用いた検討でも，非石灰化病変が急性心筋梗塞や不安定狭心症などの急性冠症候群の発症に関与することが示唆されており[4]，筆者らの検討でも，急性冠症候群の責任病変を規定する非石灰化病変の因子として陽性リモデリング，低 CT 値プラーク（ソフトプラーク），微小石灰化の 3 つの特徴をあげて報告した[5,6]．したがって，狭窄が進行する前に早期に非閉塞性冠動脈病変を検出し治療介入を行うことは，未然に急性冠症候群の発症を予防することに繋がり，臨床上意義のあることと考えられる[7]．一方で，CT には被曝，造影剤の使用という問題があり，現行の ACC/AHA のガイドラインも無症候性の患者にスクリーニング検査として実施することは推奨していない．選抜・限定されたハイリスク患者に慎重に適用していくことで，より"ハイリスク"な患者の識別化が可能であり，"vulnerable patient"の検出に重要な役割を果たし得るモダリティとして CT 冠動脈造影の有用性が期待される．

B メタボリック症候群患者への CT 冠動脈造影

　近年，インスリン抵抗性や脂肪細胞機能異常を背景とした，危険因子重積状態として，メタボリック症候群という疾患概念が提唱され，動脈硬化性疾患発症のハイリスク群として重要視されている．表 5-2 に本邦におけるメタボリック症候群の診断基準を示す[8]．メタボリック症候群患者はそうでない患者と比較して，心血管リスクが有意に高いことが欧米を中心とした大規模疫学試験で明らかにされており[9]，わが国においても端野・壮瞥町研究で一般住民を対象に 6 年間追跡調査を行った結果，メタボリック症候群患者は非メタボリック症候群患者よりも約 2 倍心疾患発症リスクが高いことが報告されている[10]．メタボリック症候群が心血管リスクを惹起するメカニズムについては現在様々な基礎的研究がなされているが，1 つの可能性として潜在的動脈硬化の進展が関

表 5-2　メタボリックシンドロームの診断基準（2005）

内臓脂肪（腹腔内脂肪）蓄積	
ウエスト周囲径（腹囲） （内臓脂肪面積　男女とも 　　≧100 cm² に相当）	男性≧85 cm 女性≧90 cm
上記に加え以下のうちの 2 項目以上	
高トリグリセライド（TG）血症 　かつ/または 低 HDL コレステロール（HDL-C）血症	≧150 mg/dl <40 mg/dl
収縮期血圧 　かつ/または 拡張期血圧	≧130 mmHg ≧85 mmHg
空腹時血糖	≧110 mg/dl

*ウエスト径は立位，軽呼気時，臍レベルで測定．臍が下方に偏位している場合は肋骨下縁と前上腸骨棘の中点の高さで測定．
*高 TG 血症，低 HDL-C 血症，高血圧，糖尿病に対する薬物治療を受けている場合は，それぞれの項目に含める．

与していると考えられている．潜在的動脈硬化の指標の 1 つである冠動脈石灰化は，欧米を中心として多くのエビデンスが蓄積され，心血管イベントのマーカーとしての位置づけが確立している．メタボリック症候群と冠動脈石灰化との関連についてはこれまでいくつか報告がみられるが，筆者らも，64 列 CT を用いてメタボリック症候群を構成する必須要因と考えられている腹部内臓脂肪の蓄積と冠動脈石灰化の関連について報告した[11]．外来および入院患者を対象とした連続 321 症例での検討で，CT で測定した腹部内臓脂肪面積の増加は年齢，性別，高血圧，脂質異常症，糖尿病などの冠危険因子，さらに BMI，皮下脂肪面積，腹囲で補正した多変量解析においても冠動脈石灰化指数と有意な正の関連を認めた（図 5-16）．また最近の IB-IVUS を用いた研究によると，メタボリック症候群は冠動脈の lipid-rich プラークの存在に対する独立した予測因子であるとの報告もみられ[12]，非石灰化プラークとも密接な関連があると考えられる．筆者らはメタボリック症候群と CT 冠動脈造影で検出される vulnerable プラークとの関連についても検討を行っている．外来および入院患者連続 427 例を対象とした検討で，メタボリック症候群患者（n=165）は非メタボリック症候群患者（n=262）と比較して非石灰化プラークの平均個数が有意に多かった（2.0±1.2 vs 0.5±0.7, p<0.001）．さらに過去の当施設での報告に基づき[5,6]，非石灰化プラークの vulnerability（陽性リモデリング，低 CT 値プラーク，微小石灰化）に着目して解析を行うと，メタボリック症候群患者は，陽性リモデリングを伴うプラーク（57％ vs 28％, p<0.001），低 CT 値プラーク（ソフトプラーク）（54％ vs 26％, p<0.001）を有する頻度がそれぞれ有意に高かった（図 5-17）．図 5-18 に不安定狭心症を呈したメタボリック症候群の一症例を呈示する．

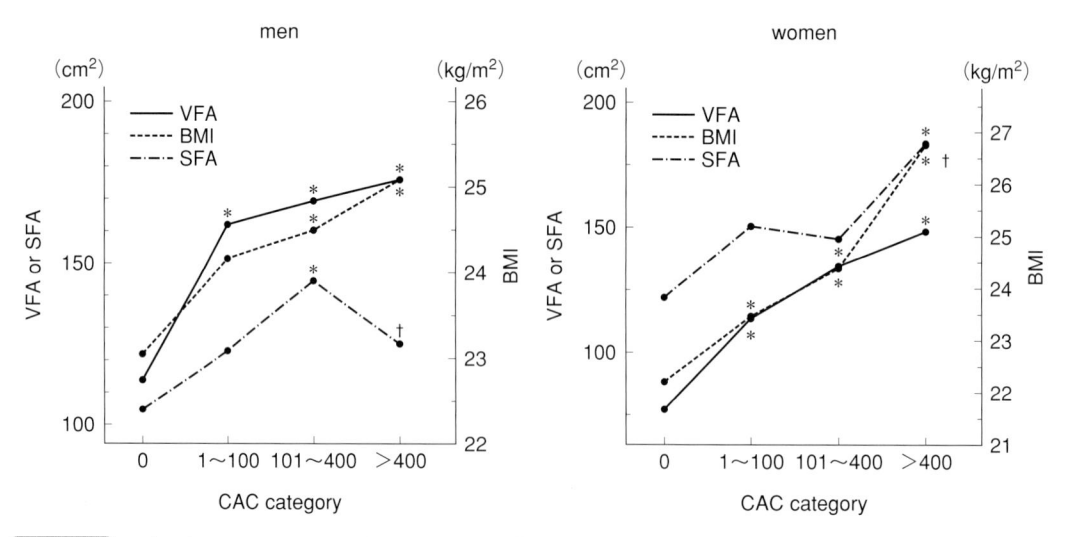

図 5-16 男女別にみた腹部内臓脂肪面積（VFA），BMI，皮下脂肪面積（SFA）と冠動脈石灰化指数（CAC）カテゴリーとの関係 （Ohashi N, et al. Atherosclerosis. 2009, 202: 192-9）[11]

男女とも冠動脈石灰化指数が高い群ほど腹部内臓脂肪面積が増加している．
*$p<0.01$ versus CAC: 0
†$p<0.05$ versus CAC: 101〜400

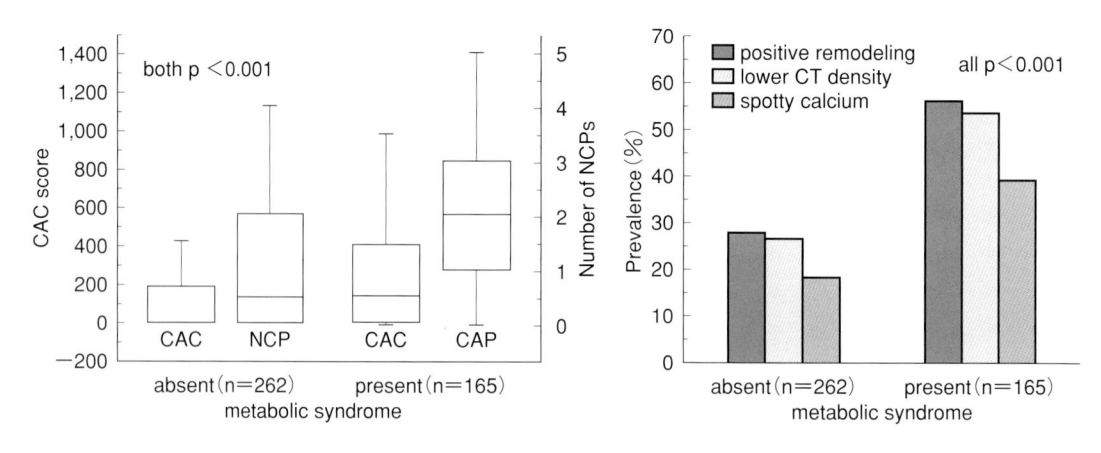

図 5-17 メタボリック症候群と冠動脈石灰化指数，非石灰化プラーク数と不安定プラークとの関係

メタボリック症候群患者（n=165）は非メタボリック症候群患者（n=262）と比較して冠動脈石灰化指数（中央値 132 vs 0, $p<0.001$），非石灰化プラーク数（2.0±1.2 vs 0.5±0.7, $p<0.001$）が有意に大きかった（図左）．またメタボリック症候群患者は，陽性リモデリングを伴うプラーク，低 CT 値プラーク（ソフトプラーク），微小石灰化を伴うプラークを有する頻度がそれぞれ有意に高かった（図右）．

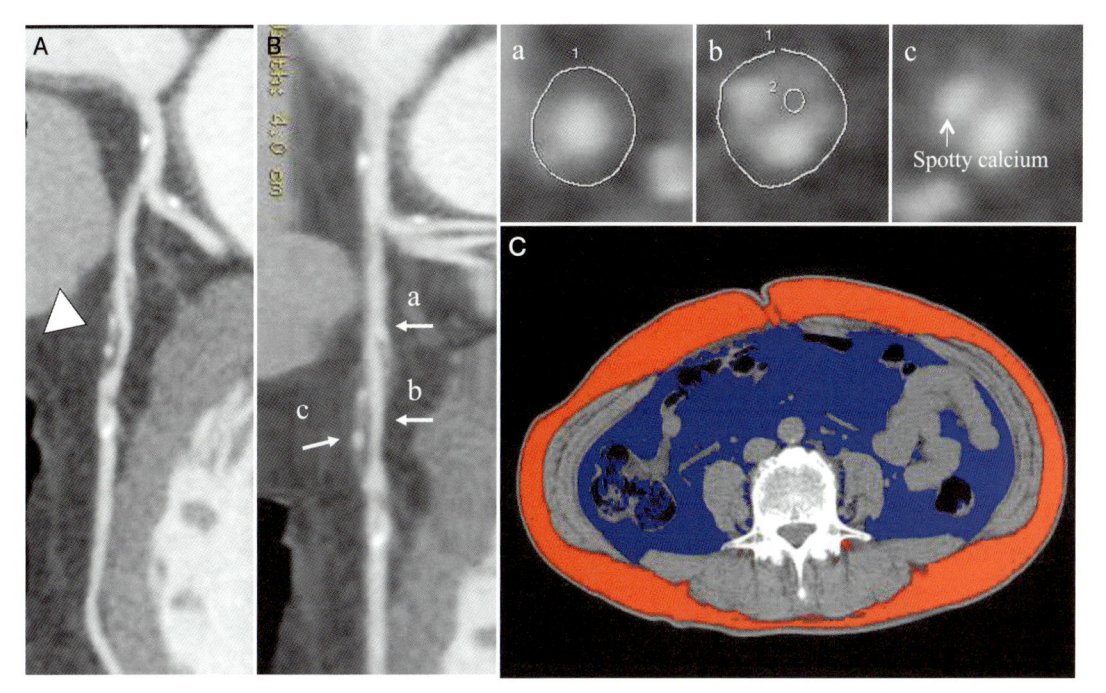

図 5-18 不安定狭心症を呈したメタボリック症候群の 1 例（60 歳男性）

MPR（multiplanar reconstruction）画像（A）にて，左冠動脈前下行枝（#6）に高度狭窄を認める（矢頭）．Streched MPR 画像にて病変部（b）は近位対照血管（a）と比較して陽性リモデリングを呈しており，微小石灰化（c）も伴っていた．プラーク最小 CT 値も 31 HU と低く，ソフトプラークと考えられた．同患者の BMI は 22 kg/m^2 と標準であるが，臍部で測定した腹部 CT 画像（C）より腹部内臓脂肪面積（青）は 125 cm^2，皮下脂肪面積（赤）は 94 cm^2 と内臓肥満を呈している．

C 糖尿病患者への CT 冠動脈造影

　糖尿病患者は非糖尿病患者と比較して約 3 倍心血管リスクが高いと考えられている[13]．剖検での検討によると無症候性糖尿病患者の約 75％で冠動脈硬化の高度進行がみられると報告されている[14]．またフラミンガムスタディなどの疫学研究でも糖尿病患者には無症候性心筋梗塞の合併頻度が高いことが示されており[15]，糖尿病患者は無痛性心筋虚血を合併しやすいことを示唆している．一般に糖尿病患者は自律神経の障害により胸痛などの自覚症状を認めにくい傾向があり，症状出現時に冠動脈造影検査を施行すると，びまん性かつ多枝病変で石灰化を伴う病変が発見されることは臨床上多く経験する．したがって糖尿病あるいは予備軍の段階で，たとえ無症状であっても CT 冠動脈造影により潜在的動脈硬化を検出することは，将来心血管イベントを起こすリスクの高い患者群を管理していくうえで臨床上重要であると考えられる．糖尿病患者を対象とした MDCT に関する検討はこれまでいくつか報告されている．Yun らは 144 名の症候性患者（糖尿病患者 36 名）を対象に 64 列 CT を施行し，糖尿病患者は非糖尿病患者と比較して，約 3.5 倍有意狭窄を有するリスクが高いと報告している[16]．また糖尿病患者は非石灰化プラークを有する頻度が高く

表 5-3　ソフトプラークと冠危険因子との関係
（多変量解析）

	odds ratio	95% confidence interval	p value
age (yrs)	4.8	1.1-22	0.04
sex (female)	0.5	0.3-0.7	0.002
BMI	0.8	0.2-3.0	0.7
hypertension	1.1	0.7-1.7	0.7
dyslipidemia	1.9	1.2-2.9	0.003
diabetes mellitus	2.4	1.6-3.7	<0.0001
current smoking	1.4	0.9-2.3	0.1

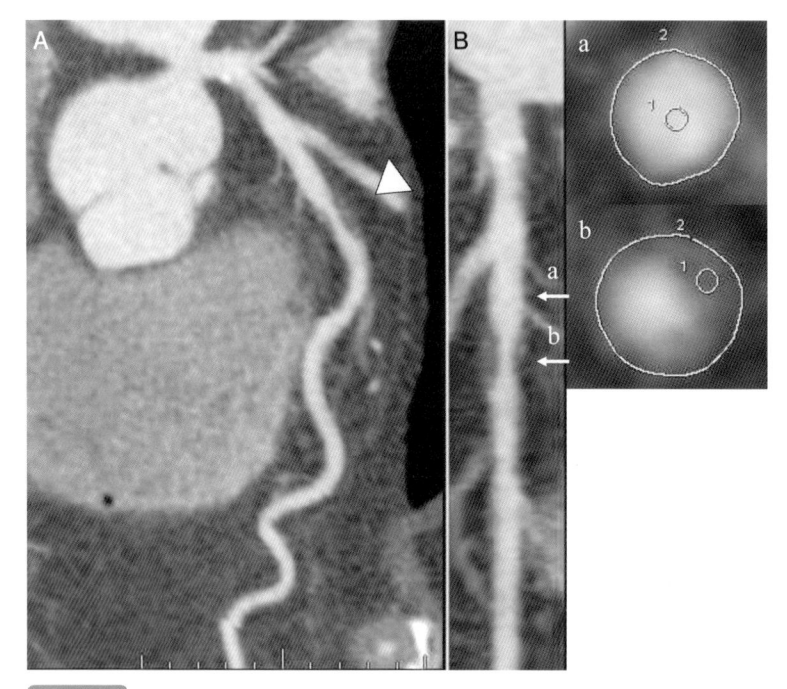

図 5-19　糖尿病患者の MDCT 冠動脈造影（76 歳女性）

MPR（multiplanar reconstruction）画像（A）にて，左冠動脈前下行枝（#6）に 75％狭窄を認める（矢頭）．streched MPR 画像にて病変部（b）は近位対照血管（a）と比較して陽性リモデリングを呈していた．プラーク最小 CT 値は 19 HU と低く，lipid-rich plaque と考えられた．

(41％)，冠動脈石灰化指数が 10 以下の患者であっても冠動脈疾患を否定できないとする報告もみられる[17]．さらに Lim らは 1043 名の無症候性患者を対象に，糖尿病群（n=112, 11％），空腹時高血糖群（n=215, 21％），正常群（n=716, 68％）の 3 群に分けて，MDCT を用いて冠動脈硬化に関する検討を行っている[18]．彼らの報告によると，糖尿病あるいは空腹時高血糖群は正常群と比較して，有意狭窄，多枝病変を有する割合が高く（p<0.01），石灰化プラーク，非石灰化プラーク（特に混合性プラーク）を検出する頻度も有意に高かった（p<0.01）と報告している．筆者らの検討でも，連続 427 症例において糖尿病（n=193）は低 CT 値プラーク（ソフトプラーク）の

存在に対する独立した予測因子であった［オッズ比95％信頼区間：2.4（1.6-3.7），p＜0.0001］（表5-3）．図5-19に労作性狭心症を呈した糖尿病の1症例を呈示する．この結果は，糖尿病がlipid-richなvulnerable plaqueの形成にも関与している可能性を示唆している．糖尿病患者に対するCT冠動脈造影によるスクリーニングは，将来急性冠症候群を起こす危険性の高いハイリスク群の同定，さらにはプラーク安定化を目的としたスタチン製剤による積極的脂質低下療法などの介入治療へと繋がり，心血管イベントの発症予防に貢献しうる可能性が期待される．

文献

1) Miller JM, Rochitte CE, Dewey M, et al. Diagnostic performance of coronary angiography by 64-row CT. N Engl J Med. 2008; 359: 2324-36.
2) Leber AW, Becker A, Knez A, et al. Accuracy of 64-slice computed tomography to classify and quantify plaque volumes in the proximal coronary system: a comparative study using intravascular ultrasound. J Am Coll Cardiol. 2006; 47: 672-7.
3) Falk E, Shah PK, Fuster V. Coronary plaque disruption. Circulation. 1995; 92: 657-71.
4) Pundziute G, Schuijf JD, Jukema JW, et al. Prognostic value of multislice computed tomography coronary angiography in patients with known or suspected coronary artery disease. J Am Coll Cardiol. 2007; 49: 62-70.
5) Kitagawa T, Yamamoto H, Ohhashi N, et al. Comprehensive evaluation of noncalcified coronary plaque characteristics detected using 64-slice computed tomography in patients with proven or suspected coronary artery disease. Am Heart J. 2007; 154: 1191-8.
6) 大橋紀彦, 山本秀也, 木原康樹, 他. 不安定プラークを診る②：MDCTで診る. In; 吉田富生, 編. 特集：急性冠症候群治療の最前線を知る. Heart View 11月号. 東京：メジカルビュー；2009. p.102-11.
7) 木原康樹. 64列MDCT冠動脈造影によるvulnerable plaqueへの挑戦. In; 木原康樹, 伊藤 亨, 編. 冠動脈疾患とMDCT. 東京：文光堂；2006. p.102-11.
8) メタボリックシンドローム診断基準検討委員会. メタボリックシンドロームの定義と診断基準. 日本内科学会雑誌. 2005; 94: 794-809.
9) Wilson PW, D'Agostino RB, Parise H, et al. Metabolic syndrome as a precursor of cardiovascular disease and type 2 diabetes mellitus. Circulation. 2005; 112: 3066-72.
10) Takeuchi H, Saitoh S, Takagi S, et al. Metabolic syndrome and cardiac disease in Japanese men: applicability of the concept of metabolic syndrome defined by the National Cholesterol Education Program-Adult Treatment Panel III to Japanese men—the Tanno and Sobetsu Study. Hypertens Res. 2005; 28: 203-8.
11) Ohashi N, Yamamoto H, Horiguchi J, et al. Visceral fat accumulation as a predictor of coronary artery calcium as assessed by multislice computed tomography in Japanese patients. Atherosclerosis. 2009; 202: 192-9.
12) Amano T, Matsubara T, Uetani T, et al. Impact of metabolic syndrome on tissue characteristics of angiographically mild to moderate coronary lesions integrated backscatter intravascular ultrasound study. J Am Coll Cardiol. 2007; 49: 1149-56.
13) Stamler J, Vaccaro O, Neaton JD, et al. Diabetes, other risk factors, and 12-yr cardiovascular mortality for men screened in the Multiple Risk Factor Intervention Trial. Diabetes Care. 1993; 16: 434-44.
14) Goraya TY, Leibson CL, Palumbo PJ, et al. Coronary atherosclerosis in diabetes mellitus: a population-based autopsy study. J Am Coll Cardiol. 2002; 40: 946-53.
15) Margolis JR, Kannel WS, Feinleib M, et al. Clinical features of unrecognized myocardial in-

farction—silent and symptomatic. Eighteen year follow-up: the Framingham study. Am J Cardiol. 1973; 32: 1-7.
16) Yun CH, Schlett CL, Rogers IS, et al. Association between diabetes and different components of coronary atherosclerotic plaque burden as measured by coronary multidetector computed tomography. Atherosclerosis. 2009; 205: 481-5.
17) Scholte AJ, Schuijf JD, Kharagjitsingh AV, et al. Prevalence of coronary artery disease and plaque morphology assessed by multi-slice computed tomography coronary angiography and calcium scoring in asymptomatic patients with type 2 diabetes. Heart. 2008; 94: 290-5.
18) Lim S, Choi SH, Choi EK, et al. Comprehensive evaluation of coronary arteries by multidetector-row cardiac computed tomography according to the glucose level of asymptomatic individuals. Atherosclerosis. 2009; 205: 156-62.

〈大橋紀彦　木原康樹〉

4 壁運動・心筋虚血評価法としての造影CT

最近のCTの時間分解能の向上やワークステーションの機能向上により，機能解析も容易に行えるようになっている．本稿では，CTによる機能解析について述べる．SCCTのガイドライン[1]によれば，心腔容積および壁厚を測定し報告することは，現段階では任意項目である．また，解析については，心臓は，他の臓器と異なりいわゆる心時相によってダイナミックにその様相を変えることから，心時相に十分に気をつけて解析を行う必要がある．

A 壁運動評価

心機能解析を行う前段階として，撮影と造影およびデータの準備について簡単に述べる．

1. 撮影と造影

撮影は，大きくハーフスキャンとヘリカルスキャンの2つの方法がある．

ハーフスキャンは，prospective gating法で，特定の心時相での撮影を行うため，低被曝であるが，心時相の収縮期と拡張期を精度よく撮影する必要がある．一方，ヘリカルスキャンは，retrospective gating法で，ハーフスキャンより被曝は多いが1心周期のデータを収集できるため，1心拍分のデータ解析が可能である．ガイドラインでは，左室のサイズおよび容積や左室駆出率の報告は，機能データが得られている場合は，報告書に記載することが推奨されている．したがって，ヘリカルスキャン時は，左室容量や駆出率を求める必要がありそうである．

撮影のタイミングは，上行または下行大動脈の域値を設定して撮影を行うauto-bolus truckingや，少量（10〜20 ml）の造影剤を用いてtest injectionを行い決定するものがある．特に低左心機能，重症弁膜症，心房細動症例では，通常のタイミングより遅くなる．機能解析で大切なことは，心房・心室のセグメンテーションを容易にするため，混注法などを用いて注入量と注入時間を調節し，左心室，右心室，両心房の造影と心室中隔の描出を良好に行うことである．

2. 解析データセット

ハーフスキャンの場合は，収集された収縮期と拡張期のデータセットを用意する．ヘリカルスキャンの場合は，10または20時相の再構成を行う．従来は10時相程度であったが，CT自体の時間分解能向上に加え，最近のコンピュータの性能向上とストレイジのコスト低下により，多時相の解析を行うことが可能となってきた．画像の厚みは，3〜5 mmのものを用意し，ワークステーションにセットする．

3. 心臓全体をインタラクティブに観察する（多断面変換表示法と動画モード）

まず，多断面変換表示法（MPR）（図 5-20a）を用いて，左室，右室の心腔，心筋，弁などの形態的特徴を観察する．多断面変換表示法（MPR）は取得したボリュームデータからあらゆる角度の平面像を表示することができるため，横断面だけでなく直交断面（冠状断面および矢状断面）や斜断面の表示が可能である．これらの手法は，左室・右室・左心房・右心房の形態ならびに内腔や周囲血管の影響を知るうえで有用となる．定量解析を行う前に全体の観察をしておくことは，解析後の結果を考察するうえで役立つ．

左室および左房の心筋壁および心腔は，肥大，拡張，菲薄化，造影効果不良，腫瘤および先天異常がないかどうか，心腔の異常な拡張，腫瘤，血栓，シャントなども観察し報告する．必要に応じて動画モードで，壁運動や弁の動きなども観察する．また，MPR 像で厚みをつけることにより，心筋と冠動脈の関係を精度よく把握できる．図 5-20b は，左前下行枝が前壁心尖部を越えて下壁心尖部を支配している陳旧性心筋梗塞症例を示す．

4. 定量・定性評価のための標準心筋観察画像作成

他のモダリティーとの比較を行うために，共通のプラットフォームの表示法が必要である[2]．図 5-20c は心エコー図検査との比較に用いる．図 5-20d は，心筋の 17 セグメントで，壁運動評価や心筋灌流評価に用いる．SCCT ガイドラインでも左室壁運動評価は，この 17 セグメントモデルが推奨されている．また，冠動脈の支配領域を評価するには，図 5-20e が用いられる．最近のワークステーションでは，それぞれの表示法は，プリセットボタンで簡単に切り替えが可能である．

5. 計測の実際

a. セグメンテーションと左室壁運動，壁収縮の定量評価

左室の短軸断面の左室腔（心内膜側）と左室心筋（心外膜側）のトレースを行いセグメンテーションを行うことにより，左室壁運動（% shortening）や左室壁収縮（% wall thickening）が，自動的に算出される．

最新のワークステーションは，fuzzy region-growing algorism を用いた，臓器の抽出や分割，認識を行うことができる．左室腔と左室心筋の辺縁抽出後にスライス厚をかけ合わせて行う従来の Simpson 法は，辺縁抽出に手動の修正の必要があり労力を必要とした．しかしながら，新しいセグメンテーション法は，組織の形態と CT 値（域値）からほぼ自動的に心臓の区分化（冠動脈・左室・右室・左房・右房・左室心筋・大動脈）を行うことが可能で，その修正も容易である．このセグメンテーションを行うことで，それぞれの計測値は，3 次元の組織容量として算出される．また，辺縁も容易に抽出できるようになり左室のみならず，左房や心筋の計測も格段に高速処理できるようになった（図 5-21 上段左）．

b. 包括的心機能測定の自動化への流れ（心室と心房）

セグメンテーションを行うと，拡張末期容量，収縮末期容量，1 回拍出量，心拍出量，心筋重量，

a) 多断面変換表示法　　　　　b) 心筋と冠動脈支配領域の観察

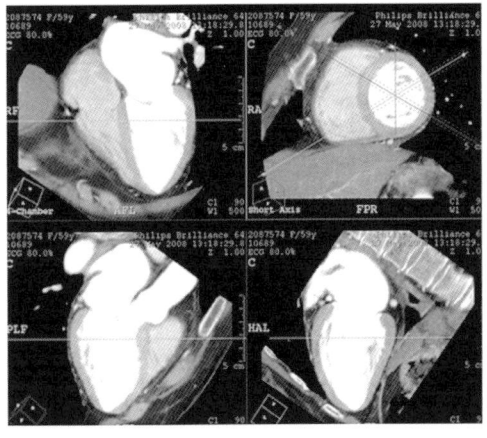

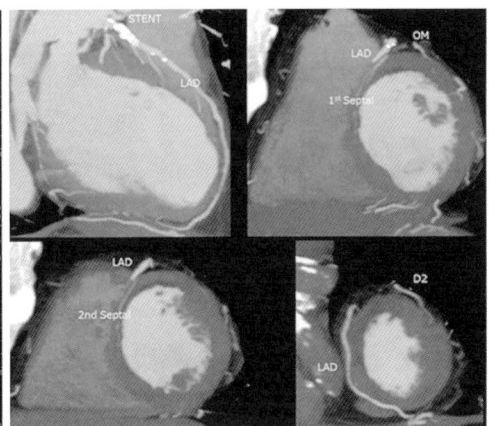

c)

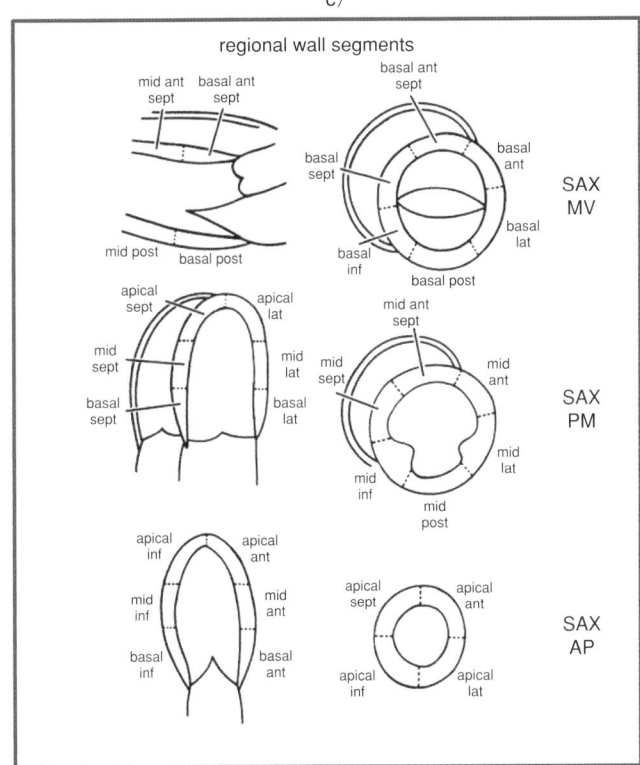

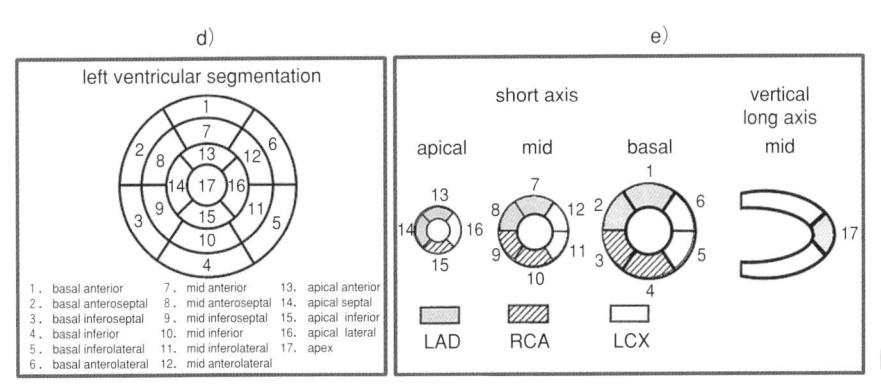

regional wall segments

SAX MV
SAX PM
SAX AP

d)

left ventricular segmentation

1. basal anterior
2. basal anteroseptal
3. basal inferoseptal
4. basal inferior
5. basal inferolateral
6. basal anterolateral
7. mid anterior
8. mid anteroseptal
9. mid inferoseptal
10. mid inferior
11. mid inferolateral
12. mid anterolateral
13. apical anterior
14. apical septal
15. apical inferior
16. apical lateral
17. apex

e)

short axis: apical, mid, basal
vertical long axis: mid

LAD　RCA　LCX

図 5-20

4. 壁運動・心筋虚血評価法としての造影 CT

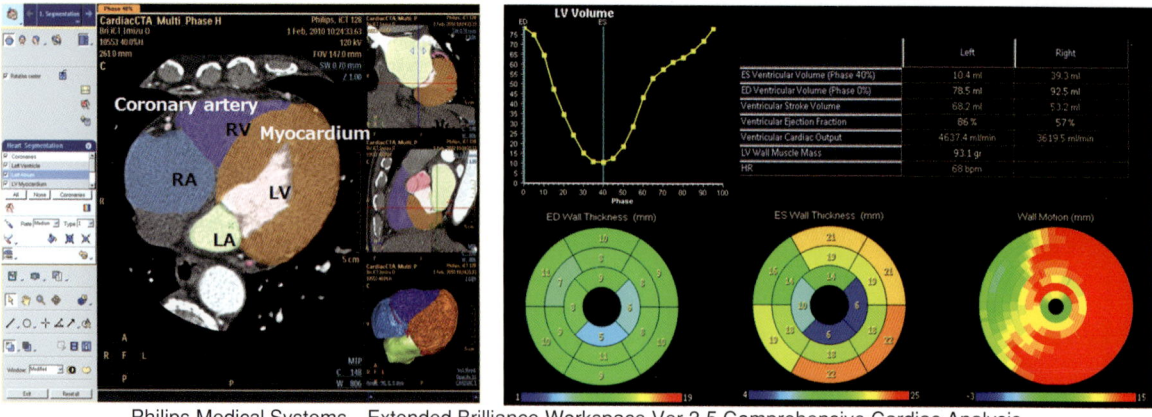

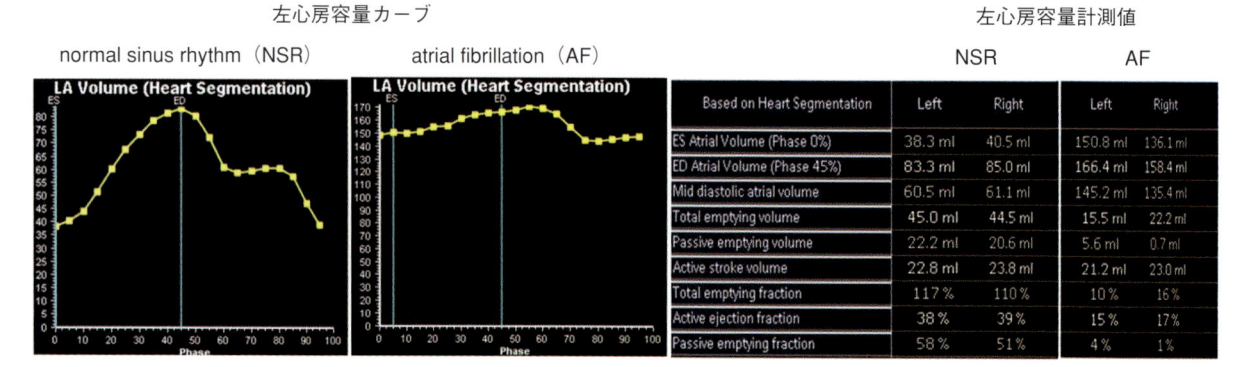

図 5-21 fuzzy region-growing algorism による心臓セグメンテーション画面と自動解析結果

　左室駆出率，容量カーブの基本項目が，左室壁厚，壁運動結果とともに自動的に算出される．また，同時に右室についても計測される（図 5-21 上段右）．

　また，アブレーション前検査で行う心房の検査時に行う容量計測も同様に，抽出された領域の組織容量として算出される．図 5-21 の下段には，正常例と心房細動例の左心房容量カーブと左房容量測定結果を示す．

c. 定量評価のピットフォール（時相の遅れ）

　脚ブロック症例などにおいては，収縮のずれが起こるため，単純に 2 時相の比較では，誤った解析結果となることがある．図 5-22 に脚ブロックのない正常 QRS と完全左脚ブロックの症例の収縮様式の違いを示す．正常 QRS 症例は心室中隔心尖部より収縮が始まり，心尖部から心基部に向かって収縮して収縮期（45％）で完全に収縮している．しかし，完全左脚ブロック例では，左室前壁を残して中隔から心尖部を回り込んで側壁が収縮し，45％でも収縮が遅れる領域が観察されることがわかる．したがって，単純に 2 時相で判定するときには注意が必要である．

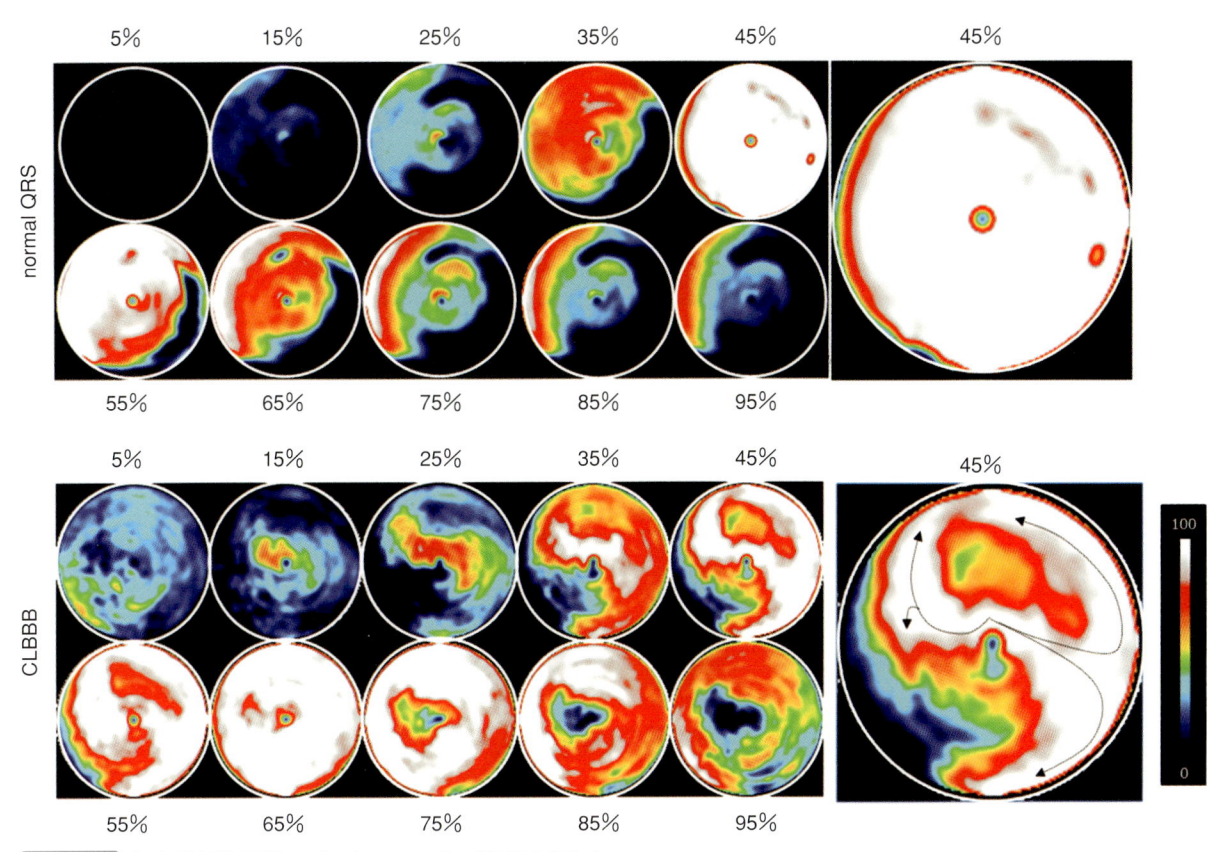

図 5-22　左室壁収縮異常のピットフォール（時相の遅れ）

B　心筋虚血評価

1．造影心筋画像観察

　CTによる心筋性状評価の試みは，時間分解能に優れた電子ビームCT（EBCT）の時代から行われている[3]．CTの心筋性状評価は，心筋マトリックスの変化を，ヨード造影剤投与後ファーストパス時の早期相，造影数分後（3～10分後）の後期相の画像から，それぞれ血管床，間質の広がりの観点から，造影早期画像から血管床減少を示す所見として，early defect（ED）後期画像から間質の拡大所見としての late enhancement（LE）といわれている．この概念は，EBCTからMSCTの原型となるシングルスライスCTや64-MDCTでも適応され[4,5]，虚血，梗塞[6-8]所見として，また，その壁進達度によるバイアビリティ評価など急性心筋梗塞後予後予測などの研究がなされてきた．早期造影欠損（early defect）と後期造影（late enhancement）そしていわゆる高度閉塞を起こしていると考えられる残存欠損（residual defect）を図 5-23 上段に示す．また，early defect の進達度と心筋 SPECT を図 5-23 中段に示す．

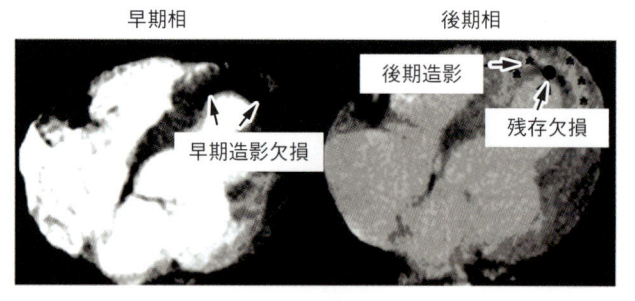

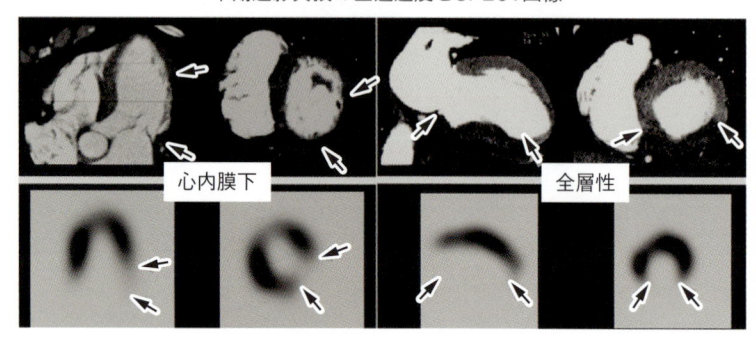

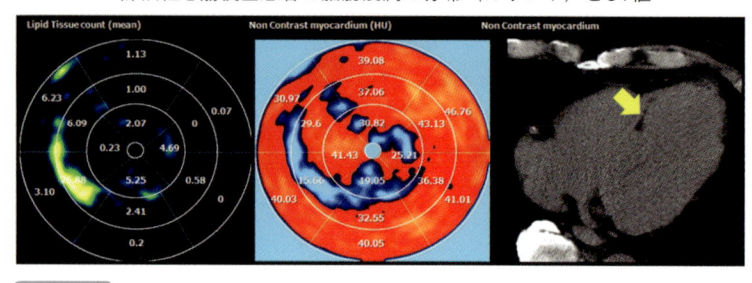

図 5-23

2. 非造影心筋画像の観察

非造影心筋画像にも，造影所見を補足するいくつかの情報があり，造影心筋画像評価と合わせて大切である．

非造影心筋画像で，低CT値を示す陳旧性心筋梗塞後や，不整脈原性右室心筋症などでみられる脂肪浸潤や心筋内の石灰化のような高CT値を示すものが観察できる．心筋梗塞患者の造影心筋画像でみられる低CT値領域は，非造影心筋画像を用いることで，急性か陳旧性かの判断に役立つことがある．いずれも造影心筋画像では低CT値領域を示すが，非造影心筋画像上，脂肪浸潤を認めた場合は古い梗塞巣と考えられる．

3. 心筋虚血の評価

SCCTのガイドラインで，CTによる心筋虚血造影方法や撮影方法については現在のところ確立された方法はない．

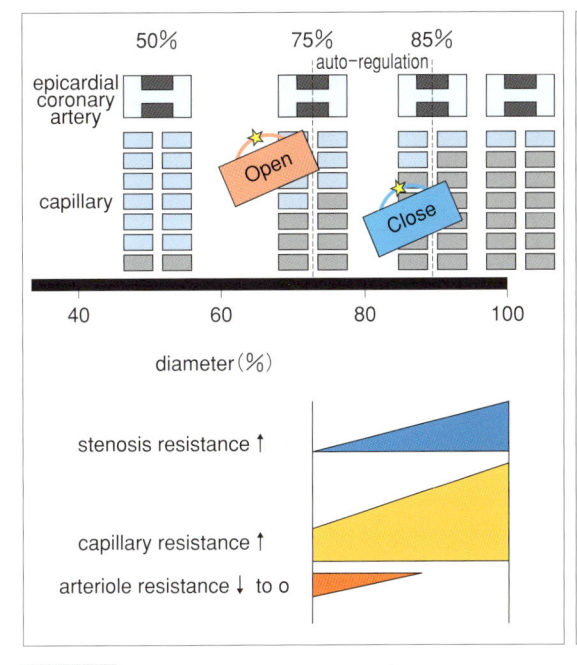

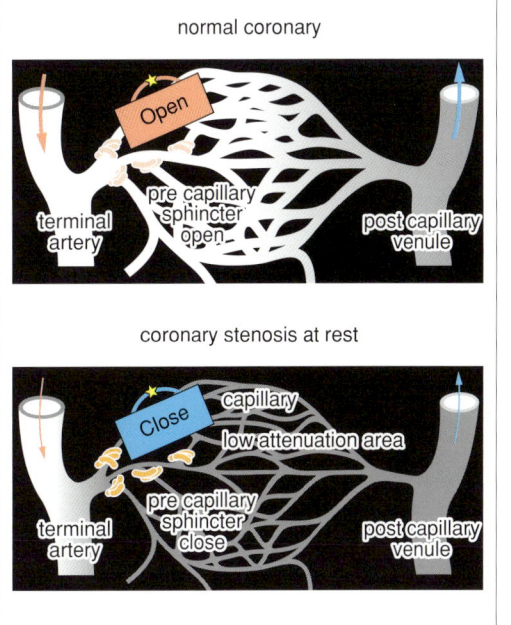

図 5-24 毛細血管特性と虚血の関係

4. ファーストパスの造影対象

造影 CT のファーストパスにおいて造影される心筋内血管は，表在性の冠動脈，細動脈，毛細血管，冠静脈である．心筋イメージングのファーストパス画像は血管容積，血流量，毛細血管特性が反映されている．血管容積の減少例として，梗塞があげられる．血管の破綻と心筋細胞量の減少は，造影心筋画像上，低 CT 値領域を示す．また，血流量減少は，表在性の冠動脈の高度狭窄や閉塞により低 CT 値領域が出現する．

5. 非造影心筋画像の低 CT 値領域のチェック

心筋内の低 CT 値領域が作成されるのは，血流だけが原因とは限らない．一般的に非造影心筋画像で心筋の域値は約 50〜60 HU 程度であるが，前述の脂肪浸潤などを認めるとその領域は，造影 CT 上では低 CT 値をとり，虚血の有無を調べるうえで，ベースラインのチェックは重要である．陳旧性心筋梗塞患者の脂肪浸潤の分布とベースラインの CT 値を図 5-23 下段に示す．脂肪カウントが高値の部位はベースラインの CT 値が低値であることがわかる．

6. 心筋虚血と毛細血管特性

平滑筋をもたない毛細血管は，心筋細胞との物質交換を安定して行うため capillary hydrostatic pressure（CHP: 25〜35 mmHg）が保たれるという生体恒常性の原則がある．そのため平滑筋細胞を有する血管は，大動脈の高いパルス血圧の血圧を CHP まで下げ，パルス変動を消失させる役割

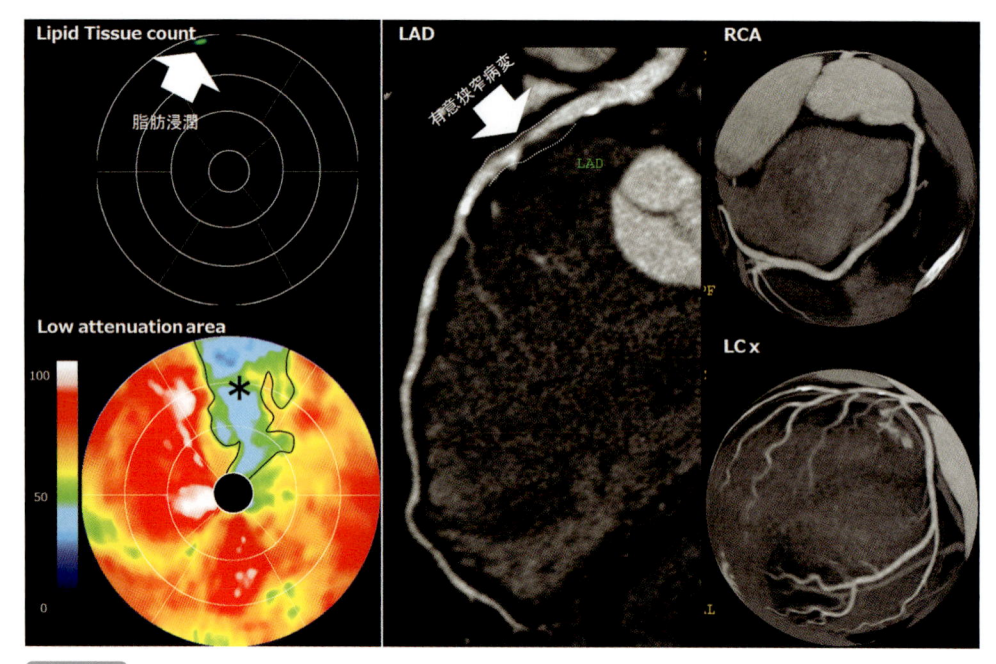

図 5-25 有意狭窄病変を LAD に有する患者の心筋内の低 CT 値領域（＊）

がある．表在性の冠動脈は血管収縮によりパルス血圧を下げる役割があり，さらに分配血管としての役目をもつ．また，細動脈は，パルスの消失，血流の調整，特に自己調節機能の役割を担う．数多くの動物実験において，毛細血管の圧は細動脈の血管圧を 0 まで下げても，約 20 mmHg 程度の perfusion pressure を維持する[9]．実臨床では，薬物負荷などで血管を最大拡張するときと考えればわかりやすい．しかし，毛細血管は平滑筋をもたないことからこの perfusion pressure を維持するために，細動脈終末にはメタ細動脈と前毛細血管括約筋からなる arterial component が存在し，この前毛細血管括約筋の収縮により，毛細血管の血管抵抗を上げ perfusion pressure を維持する．結果として毛細血管床は閉じて縮小する．この現象を capillary derecruitment という．これによる血管抵抗は，capillary hydrostatic pressure 維持のため，表在血管の狭窄が進行し，75％以上になると毛細血管抵抗は，表在の冠動脈の抵抗や細動脈の抵抗に比べて最も大きくなる．さらに狭窄度が進行するにつれて細動脈は拡張し，細動脈の血管抵抗が低下するとさらに毛細血管抵抗は上昇し，生体恒常性維持のためこの危機的状況（虚血）を乗り切ろうとする．結果として毛細血管床はさらに縮小する（図 5-24）．表在の冠動脈の血管抵抗を原理とする測定法では，自動調節機能が破綻する 85％以上の狭窄でなければ，この毛細血管抵抗と同等以上の抵抗は得られない．したがって，薬物負荷を行い細動脈の拡張を惹起し細動脈圧を下げ，毛細血管抵抗を増大させる．結果，毛細血管抵抗もさらに増大し虚血領域は大きくなる[9]．

毛細血管の特徴は，心臓の血管の中で最小径の血管ではあるが，最大の横断面積をもつ最大の血管床である．毛細血管は心筋と 1 : 1 の関係にあり，血流速度は 1 mm/s と遅い．ひとたび capillary derecruitment が生じた部位は造影 CT のファーストパス画像で低 CT 値領域として認識され，

造影心筋画像上，虚血のサインとして，毛細血管のコントラスト低下を描出できる．負荷を行えば，さらに視認性はよくなると考えられる．

　CTの造影心筋画像には，表在性冠動脈，細動脈，毛細血管が含まれている．実際には，側副血行路，肥大心筋，基礎疾患や内服薬などの修飾を受けると考えられ，虚血の存在を疑うには，冠動脈CTAの支配領域や側副血行路，壁運動，非造影心筋性状から，体系的に判断することが必要と考えられる．心筋パーフュージョン異常は，虚血のカスケードの最上位に位置し，コントラストエコー法などで，すでに安静時評価の報告もあり[10]，その診断価値は大きいと考えられる．図5-25に，LADの有意狭窄病変（図5-25右）をもつ胸痛患者の脂肪浸潤分布（図5-25左上段）とLAD領域の安静時の心筋内CT値低下領域を示す．

おわりに

　CTの最大の弱点は，被曝量と造影剤量の問題である．被曝量と造影剤量の低減は重要な課題である．解決方法として，従来のretrospective gating法からprospective gating法を用いた放射線被曝の低減や，造影剤投与方法の工夫，薬物負荷の方法，エネルギーサブトラクション法などが提唱されているが，現段階においてはまだ十分でなく，さらなる研究成果が待たれる．

■文献■

1) Raff GL, Abidov A, Achenbach S, et al. SCCT guidelines for the interpretation and reporting of coronary computed tomographic angiography. J Cardiovasc Comput Tomogr. 2009; 3: 122-36.
2) Cerqueira, MD, Weissman NJ, Dilsizian V, et al. Standardized myocardial segmentation and nomenclature for tomographic imaging of the heart. Circulation. 2002; 105: 539-42.
3) Naito H, Saito H, Ohta M, et al. Significance of ultrafast computed tomography in cardiac imaging: usefulness in assessment of myocardial characteristics and cardiac function. Jpn Circ J. 1990; 54: 322-7.
4) Mochizuki T, Murase K, Higashino H, et al. Demonstration of acute myocardial infarction by subsecond spiral computed tomography; Early defect and delayed enhancement. Circulation. 1999; 99: 2058-9.
5) Koyama Y, Mochizuki T, Higaki J, et al. Computed tomography assessment of myocardial perfusion, viability, and function. J Magn Reson Imaging. 2004; 19: 800-15.
6) Koyama Y, Matsuoka H, Mochizuki T, et al. Assessment of reperfused acute myocardial infarction with two-phase contrast-enhanced helical CT: Prediction of left ventricular function and wall thickness. Radiology. 2005; 235: 804-11.
7) Nieman K, Shapiro MD, Ferencik M, et al. Reperfused myocardial infarction: Contrast-enhanced 64-section CT in comparison to MR imaging. Radiology. 2008; 247: 49-56.
8) Lessick J, Dragu R, Mutlak D, et al. Is functional improvement after myocardial infarction predicted with myocardial enhancement patterns at multidetector CT? Radiology. 2007; 244: 736-44.
9) Jayaweera AR, Wei K, Coggins M, et al. Role of capillaries in determining CBF reserve: new insights using myocardial contrast echocardiography. Am J Physiol. 1999; 277: H2363-72.
10) Wei K, Le E, Jayaweera AR, et al. Detection of noncritical coronary stenosis at rest without recourse to exercise or pharmacological stress. Circulation. 2002; 105: 218-23.

〈小山靖史〉

5 大動脈弁評価は可能か

A はじめに：大動脈弁疾患における MDCT の役割

　64 列 multidetector-row computed tomography（MDCT）の登場によって，心臓 CT 検査が日常臨床に急速に普及してきている．心臓 CT 検査の主目的は，冠動脈狭窄の検出および冠動脈プラークの評価であるが，画像内には他に様々な情報が含まれている．これらの情報を用いて心臓弁の評価を同時に行うことが可能である．

　大動脈弁疾患診断における画像診断法の優先順位は，まず心エコー検査，次に心臓 MRI，最後に心臓 CT である．表 5-4 に弁膜症診断における心エコー検査と MDCT の長所・短所を示す．血行動態に関する情報が得られにくいうえに，造影剤・被曝の問題があることから，現時点ではたす役割は限定的であるが，MDCT は大動脈弁の包括的評価（comprehensive evaluation）を行えるポテンシャルをもっている．第 1 に，高い精度と再現性をもって弁形態評価や弁口面積測定が可能である．第 2 に，CT は石灰化の評価に優れるため，弁石灰化の分布評価，定量的評価が可能であ

表 5-4　弁膜症診断における 64 列 MDCT と心エコー検査の比較

64 列 MDCT の長所・短所
長所
・1 回の息止め下で，弁評価と同時冠動脈評価が可能．
・撮像が比較的容易．
・再現性が高い．
短所
・造影剤，被曝の問題がある（弁評価には全時相のデータが必要）．
・時間分解能が比較的低い．
・撮像困難例（高心拍，不整脈多発など）が存在．

心エコー検査の長所・短所
長所
・無侵襲で，繰り返し施行が可能．
・弁通過最大血流速度，弁間圧較差など血行動態の評価が可能．
・造影剤，被曝の問題がない．
・時間分解能が高い．
短所
・再現性は検者の技量に依存する．
・患者条件やアーチファクトの問題から，画質不良な例がある．
・冠動脈の形態的評価はできない．

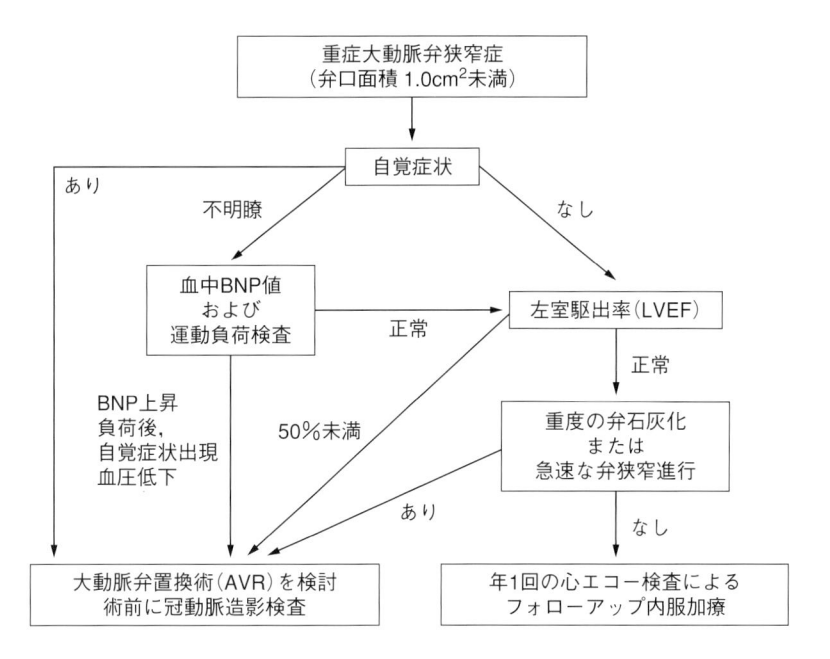

図 5-26 重症大動脈弁狭窄症の治療指針 (Otto CM. J Am Coll Cardiol. 2006; 47: 2141-51)[3]

自覚症状を有する場合や,自覚症状がなくとも左室機能低下を認める例では手術適応となる.自覚症状がなく左室機能が保たれていても,弁石灰化が重度の例では狭窄進行速度が速いことが予想されるため,手術が推奨される.

る.このことは,手術にあたって有益な情報をもたらす(弁輪部,aortic root 石灰化の程度など)のみならず,狭窄進行因子・予後因子に関する有用な情報を与えてくれる.第3に,同時に合併する冠動脈狭窄の診断が可能である.こうしたポテンシャルは,今後二管球 CT などの次世代 CT が導入され,造影剤量や被曝量の低減が可能となった際により顕在化してくるのではないかと考えられる.本稿では,当院で稼動している 64 列 MDCT による経験を元に,大動脈弁狭窄症の評価法について主に述べる.また,冠動脈硬化と大動脈弁硬化の関連性についても触れておきたい.

B 大動脈弁狭窄症の重症度評価(弁口面積測定)

大動脈弁狭窄症の病因は,リウマチ性,動脈硬化性,先天性に分類することができる.近年は高齢化や食生活の欧米化などから動脈硬化性変化によるものが増加している.65歳以上の2〜7%に認められ,加齢に従い有病率は上昇する.その前段階である大動脈弁硬化は65歳以上の26%,75歳以上の37%に認められ,まれな病態ではない[1].多くは進行性で,動脈硬化性の大動脈弁狭窄症の進行はリウマチ性および先天性二尖弁に伴うものに比して速い.弁口面積で年間 0.1 cm² 程度減少するとの報告が多いが,狭窄進行の程度には個人差が大きく,経時的観察の重要性が示されている[2].重症大動脈弁狭窄症(弁口面積<1.0 cm²)では,自覚症状がある場合や,自覚症状がなく

表 5-5　弁口面積による大動脈弁狭窄症の重症度分類
(Bonow RO, et al. J Am Coll Cardiol. 2008; 52: e1-142)[2]

	弁口面積（cm^2）
正　常	3〜4
軽　症	>1.5
中等症	1.0〜1.5
重　症	≦1.0

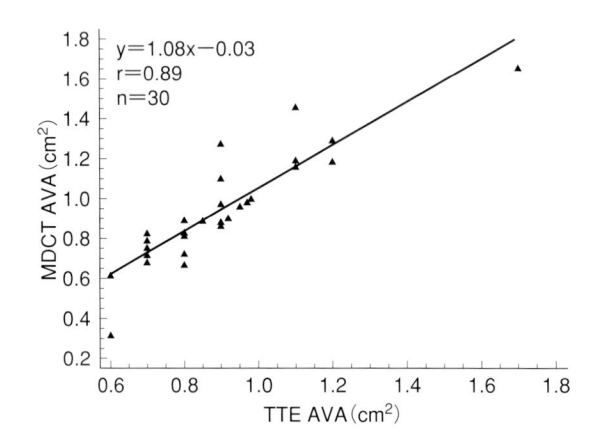

図 5-27　16 列 MDCT による弁口面積（MDCT AVA）は，経胸壁心エコーから求めた弁口面積（TTE AVA）と良好な相関を示す
(Feuchtner GM, et al. J Am Coll Cardiol. 2006; 47: 1410-7)[4]

とも左室機能低下を有する場合は手術適応となる[3]（図 5-26）．重症度評価には，弁通過最大血流速度や弁間圧較差，弁口面積が用いられるが，このうち弁口面積は血行動態の影響を受けにくく標準的指標とされている（表 5-5）．弁口面積の測定法として，経胸壁心エコー検査でプラニメトリ法や連続の式を用いた方法などがあるが，断面の設定や弁通過最大血流速度の検出には熟練を要する．

　MDCT による弁口面積計測に関しては，初期成績として 16 列 MDCT を用いた検討[4]で経胸壁心エコー検査による測定値との良好な相関が示された（図 5-27）．最近の 64 列 MDCT を用いた検討[5]では，経食道心エコー検査による測定値（プラニメトリ法で測定）と良好な一致性を認めたが，経胸壁心エコー検査による測定値（連続の式で測定）よりも大きくなる傾向を認めた（軽度〜中等度狭窄例で 0.31 cm^2，重度狭窄例で 0.10 cm^2 程度）．この測定差の原因には，測定部位の違い（解剖学的弁口面積と機能的弁口面積）など，様々な要因が絡んでいるが[6]，連続の式から算出した弁口面積よりもやや大きく出る傾向がある点は銘記しておくべきである．また，この研究では経食道心エコー検査に比して，MDCT が弁口面積測定に関する高い計測精度と優れた再現性を有することが示されている[5]．測定の実際は，まず大動脈弁が最大に開放する適切な時相を選び，double-oblique method によって正確な弁短軸像を得る．すなわち，ワークステーションでの 3 次

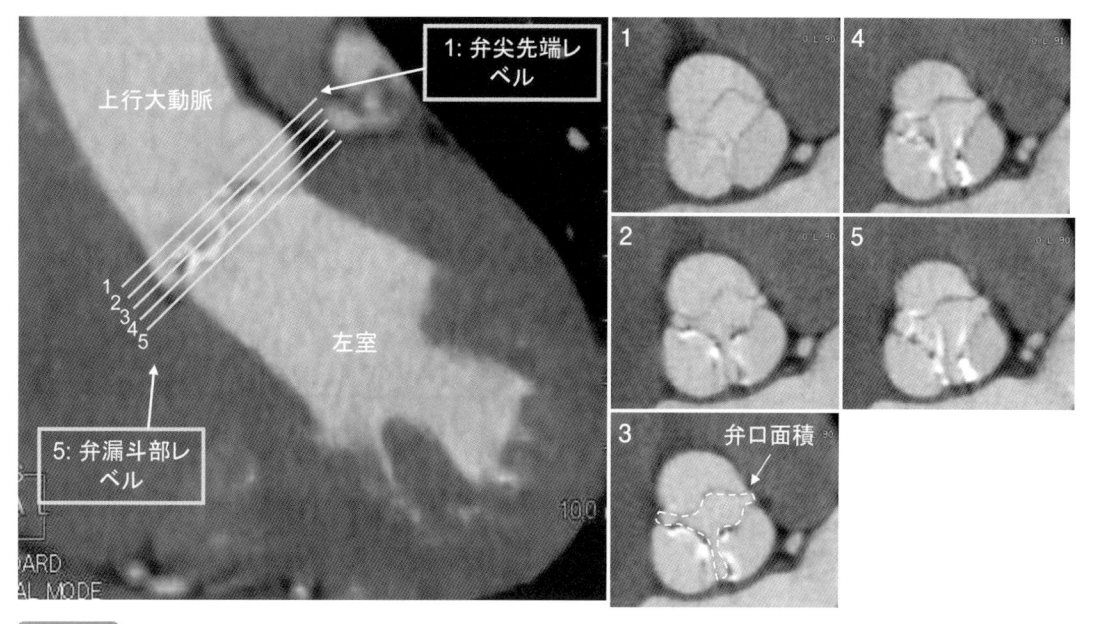

図 5-28 大動脈弁弁口面積の測定

弁尖先端レベルから，弁基部に向かって複数の弁短軸断面を作成し（1〜5），それぞれの断面で面積をマニュアルトレースする．そのなかで最小をとる断面を解剖学的弁口面積として採用する．本例では断面3で最小値をとり，弁口面積は 1.86 cm² と計測された．

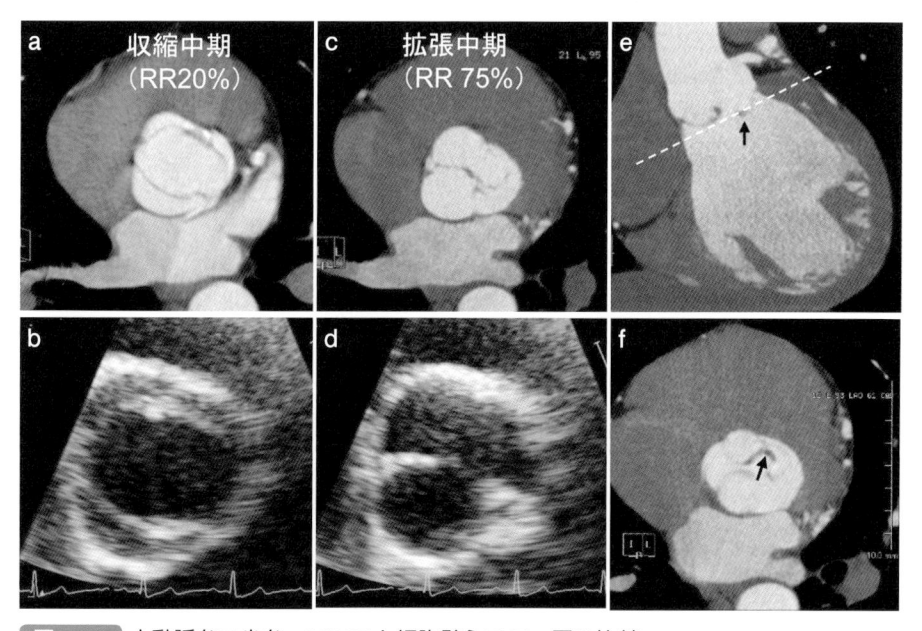

図 5-29 大動脈弁二尖弁，MDCT と経胸壁心エコー図の比較

a, b：収縮中期（最大開放時），c, d：拡張中期（弁閉鎖時），e：左斜冠状断面（拡張中期），
f：e 破線レベルでの短軸像．
32歳男性．経胸壁心エコー検査にて重症大動脈弁閉鎖不全を指摘されたが，詳細な検討が困難であった（b, d）．MDCT にて弁形態の詳細な観察が可能で，短軸像 2 時方向に raphe を認める（a, c）．石灰化は認めない．また，拡張中期像で raphe 部位を中心に弁がたわんで逸脱していることがわかる（e, f 矢印）．

5．大動脈弁評価は可能か

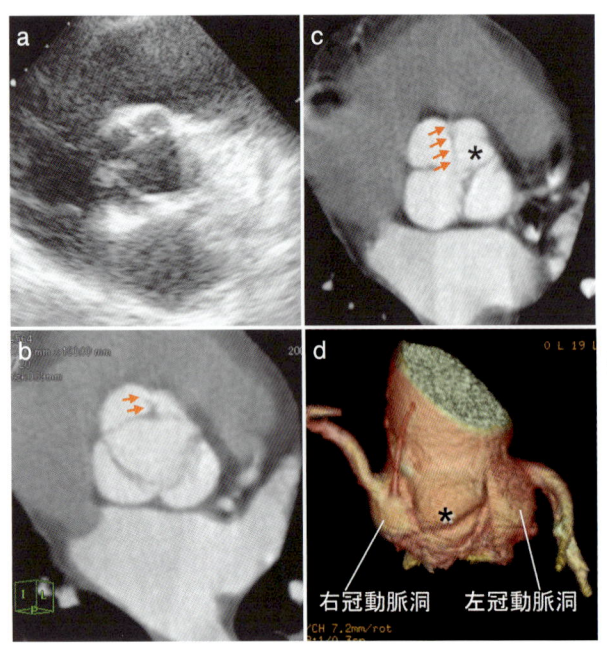

図 5-30 大動脈弁四尖弁
a：大動脈弁短軸像（経胸壁心エコー検査），b, c：大動脈弁短軸像（MDCT），d: volume rendering 像．55歳女性，中等度大動脈弁閉鎖不全症にてフォロー中．経胸壁心エコー検査では確定的ではないが，MDCTにて弁が四尖構造であることがわかる．短軸12時方向に raphe が認められ（b, c 矢印），右冠動脈洞と左冠動脈洞の間に4番目の洞が確認できる（*）．

元解析により左斜冠状断，左斜矢状断という直交する2断面を描出し，これらの断面において上行大動脈長軸に直交する短軸断面を切り出し，大動脈弁弁口を描出する．弁口面積はマニュアルトレース（プラニメトリ法）によって測定するが，図 5-28 のように弁尖先端レベルから弁基部に向かって複数の短軸像を作成し，その中で最小の面積となる断面を採用する．MDCT によるこうした手法の利点として，1）優れた空間分解能と高い組織コントラストを有する，2）短時間で広い視野が死角なく得られる，3）断面の設定が正確でかつ容易であることがあげられ，高い計測精度と再現性に繋がっていると考えられる．断面設定を正確に行えば，同様に僧帽弁弁口面積の測定も可能である．また，先天性大動脈弁二尖弁[7]，四尖弁[8]などの形態異常例で，経胸壁心エコー検査で評価が困難な場合にも正確な弁形態評価が可能である（図 5-29, 30）．しばしば合併する大動脈基部病変の評価が同時に可能というメリットもある．

C 至適な心時相はどこか？

MDCT における時間分解能は，カメラのシャッタースピードにたとえられる．64列 MDCT では，約 100 msec の時間分解能が達成されているが，これは他のモダリティ（経胸壁心エコーや心臓 MRI など）より低い．そのため，動いている弁を全時相で明瞭に捉えるには不十分である．この不十分な時間分解能のために様々なアーチファクトが認められる．大動脈弁弁口を描出する際には，前述のように大動脈弁が最大に開放する適切な時相を選ぶ必要があるわけだが，RR15〜25％の収縮中期で，アーチファクトの少ない最大開放した像が得られることが多い．アーチファクトの種類には，弁尖が二重に描出されるもの（double leaflet），弁尖の一部が不明瞭で視認できないもの（incomplete contour），cusp 構造が一部不明瞭に描出されるもの（image blurring）などがある

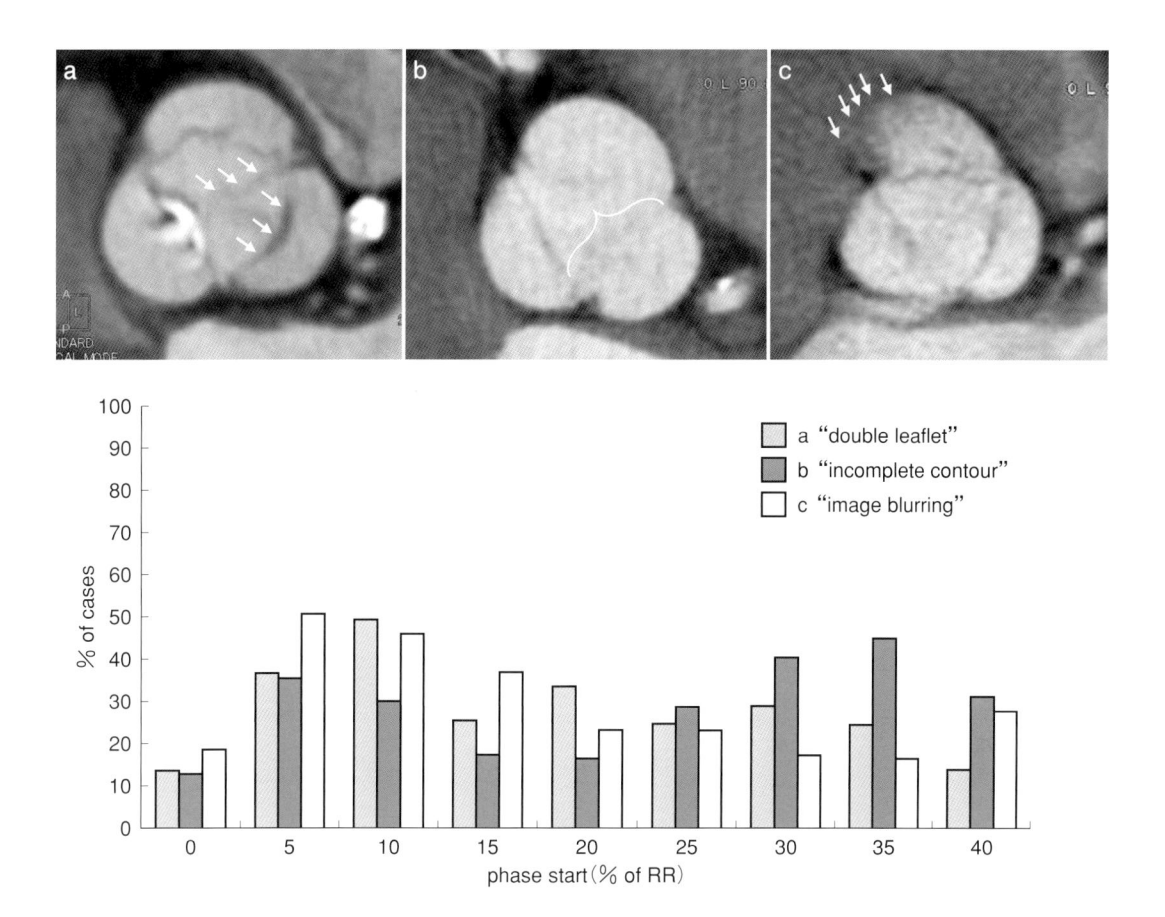

図 5-31 アーチファクトの種類と，各時相における出現頻度（自験例）

a: double leaflet, b: incomplete contour, c: image blurring
収縮中期（RR 15〜25％）においては，アーチファクト出現頻度が比較的低い．

が[9]，このうち前2者は弁口面積測定を困難にする．心拍数コントロールが良好（65 bpm 未満）であった連続 88 症例の自験例では，各種アーチファクトの収縮期（RR 0〜40％）における出現頻度は，double leaflet が 14〜49％，incomplete contour が 13〜44％，image blurring が 16〜50％であったが，double leaflet と image blurring は収縮早期（RR 0〜10％）に，incomplete contour は収縮早期（RR 0〜10％）および収縮末期（RR 30〜40％）に高頻度であった（図 5-31）．一方で，収縮中期（RR 15〜25％）におけるアーチファクトの出現頻度は比較的低く，double leaflet が 3 割程度，incomplete contour が 2 割前後であった．もちろん，アーチファクト出現例が全例評価困難となるわけではなく，90％以上の症例で弁口面積測定は可能であった．今後，二管球 CT などの次世代 CT の導入によってより高い時間分解能が達成された場合には，さらなる画質の改善が期待できる．

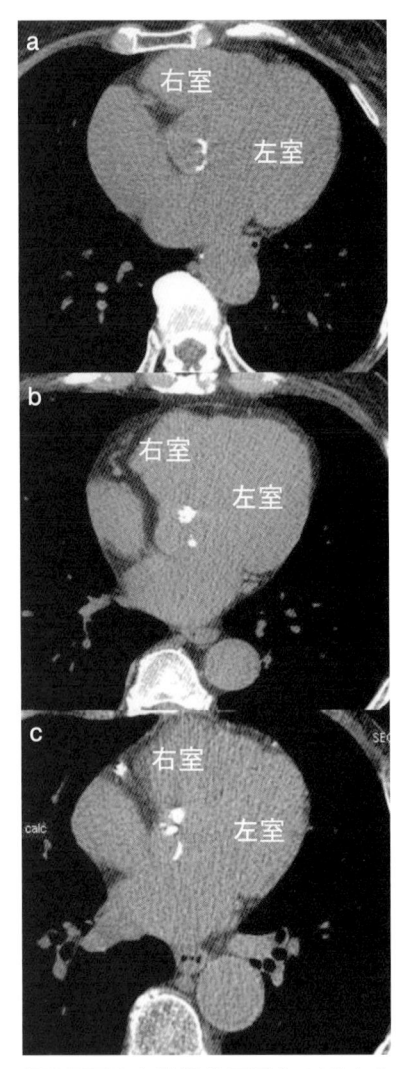

図 5-32 大動脈弁石灰化の重症度（単純 CT スライス）

a: 軽度（大動脈弁石灰化スコア 262）
b: 中等度（大動脈弁石灰化スコア 589）
c: 重度（大動脈弁石灰化スコア 1023）
経胸壁心エコー検査における弁口面積はそれぞれ，1.70 cm², 1.12 cm², 0.83 cm² であった．

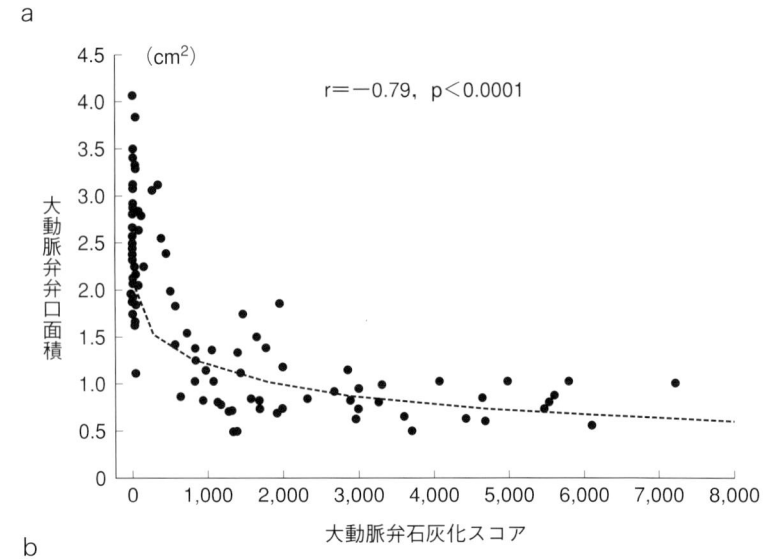

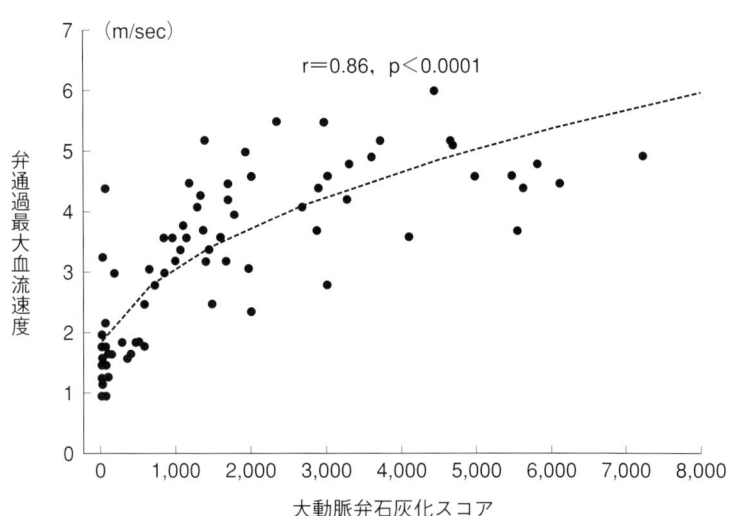

図 5-33 大動脈弁石灰化スコアと血行動態の関連（Budoff MJ, et al. Acad Radiol. 2002; 9: 1122-7）[10]

大動脈弁石灰化量は，弁口面積と逆相関関係（a），弁通過最大血流速度と相関関係を示す（b）．

D 大動脈弁石灰化定量の有用性: 血行動態関連，狭窄進行因子，予後因子

　MDCT では，弁通過血流速度や弁間圧較差などの血行動態に関する直接的な情報は得られないが，弁石灰化を定量的に評価することができる（図 5-32）．2.5 mm スライスの単純 CT 連続画像

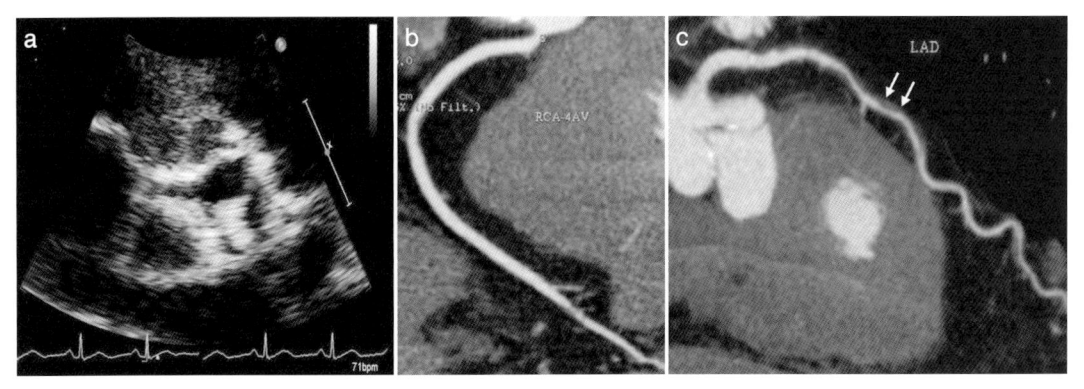

図 5-34 大動脈弁硬化と冠動脈プラーク

a：大動脈弁短軸像（心エコー）．弁尖を中心に3尖とも石灰化を認める．b：右冠動脈CPR像．c：左前下行枝CPR像．65歳男性．メタボリック症候群，喫煙などのリスク集積があり，心エコーで大動脈弁硬化を認めた（弁口面積1.9 cm^2）．MDCT上は，左右冠動脈に非石灰化プラーク散在を認める．プラークの一部には，陽性リモデリングを示す部位もみられる（矢印）．

を用いて，冠動脈石灰化スコアの測定と同様の方法（Agatston法）で大動脈弁石灰化スコアの測定を行う．石灰化スコアに関するエビデンスは，EBCT（電子ビームCT）時代からの蓄積があり，測定については高い再現性が示されている[10]．弁石灰化量と血行動態との関連性に関する報告も多く[11-14]，大動脈弁石灰化スコアは弁口面積および弁通過最大血流速度と相関があることが示されている（図5-33）．また，狭窄進行因子，予後因子としての石灰化定量の重要性も報告されている．期間を置いて2回EBCTを施行した研究によれば，大動脈弁石灰化スコアの増加速度を規定する因子は，baselineの石灰化スコアであった[15]．このことは，石灰化量が多い症例ではその後の狭窄進行が速い可能性を示唆するものである．Rosenhekらの前向き検討によれば，無症状の重症大動脈弁狭窄症例において狭窄の進行を予測する因子として弁石灰化の程度が重要であり，石灰化が中等度から高度な例ではその後の狭窄進行が速く（弁通過最大血流速度増加＞0.3 m/sec/年），2年以内に79％の例で死亡または大動脈弁置換術を受けることになった[16]．高度の石灰化を伴う重症大動脈弁狭窄症では，たとえ自覚症状がなく左室機能が保たれていても，進行が速いことが予測されるため手術が推奨される（図5-26）．弁石灰化定量は単純画像のみで測定が可能で被曝量も小さいことから，今後大動脈弁狭窄症のリスク層別化において有用なツールになる可能性があると考えられる．

E 大動脈弁狭窄症に合併する冠動脈疾患

大動脈弁狭窄症にはしばしば冠動脈疾患が合併するが，左室肥大，拡大などの複数の要因から，冠動脈疾患診断にあたっての自覚症状・負荷心電図・perfusion imagingの特異性が低くなる．そのため，大動脈弁評価と同時に冠動脈の形態評価が可能であるMDCTの有用性は高い．手術適応となる大動脈弁狭窄症が診断された場合や，軽度〜中等度症例で狭心痛，壁運動異常や虚血を疑わ

せる所見が認められる場合には冠動脈造影が必要となるため，心臓CTを検討する．特に，高齢の大動脈弁狭窄症では冠動脈疾患の合併頻度が高いため，MDCTによる術前検査が有用である．冠動脈造影検査24時間前に心臓CTを施行した，大動脈弁狭窄症連続55症例の検討では，MDCTによる冠動脈狭窄の検出は感度100％，特異度80％で可能であった[17]．ただし，高度冠動脈石灰化を伴う例（石灰化スコア＞1000）では冠動脈病変の診断精度に問題が残るため注意が必要である．

F 冠動脈硬化のサロゲートマーカーとしての大動脈弁硬化症

大動脈弁硬化は，粥状動脈硬化と共通したリスク因子を有することが知られ，冠動脈狭窄の存在と関係がある（図5-34）．弁狭窄に至らない軽度の石灰化でも，心血管イベント発症のリスク増加に関与することが示されており[18]，弁機能障害が有意でないといえども見過ごすべきではない．最近のMDCTを用いた研究で，大動脈弁硬化例では冠動脈プラークを有する頻度が高く，かつプラークが存在するセグメント数も多いと報告された[19]．僧帽弁輪部石灰化（同様に動脈硬化の表現の1つであることが指摘されている）と併せて，進行した冠動脈硬化を反映するマーカーとして注目すべきと考えられる．

G 経皮的大動脈弁挿入術への展開

近年大動脈弁狭窄症の治療法が進歩し，経カテーテル的大動脈弁挿入術 transcatheter aortic valve implantations（TAVI）が可能となってきており，良好な短期成績が報告されている[20,21]．TAVIを行うにあたって，留置した弁周囲からの逆流（paravalvular leakage）や冠動脈入口部の閉塞などが問題点として指摘されている．弁輪の形状や冠動脈入口部との位置関係を把握するツールとして，MDCTが注目を集めている．64列MDCTを用いた欧米での検討では，大動脈弁狭窄症例における大動脈弁弁輪の形状は楕円形で，弁輪から冠動脈入口部までの距離は右が平均17.2 mm，左が平均14.4 mmであった[22]．人種間の体格差があることから，今後本邦でTAVIが導入されるにあたっては，日本人でのMDCTによる検討が必要となると思われる．

■文献■

1) Stewart BF, Siscovick D, Lind BK, et al. Clinical factors associated with calcific aortic valve disease. Cardiovascular Health Study. J Am Coll Cardiol. 1997; 29: 630-4.
2) Bonow RO, Carabello BA, Chatterjee K, et al. 2008 focused update incorporated into the ACC/AHA 2006 guidelines for the management of patients with valvular heart disease: a report of the American College of Cardiology/American Heart Association Task Force on Practice Guidelines (Writing Committee to revise the 1998 guidelines for the management of patients with valvular heart disease). Endorsed by the Society of Cardiovascular Anesthesiologists, Society for Cardiovascular Angiography and Interventions, and Society of Thoracic Surgeons. J Am Coll Cardiol. 2008; 52: e1-142.

3) Otto CM. Valvular aortic stenosis: disease severity and timing of intervention. J Am Coll Cardiol. 2006; 47: 2141-51.
4) Feuchtner GM, Dichtl W, Friedrich GJ, et al. Multislice computed tomography for detection of patients with aortic valve stenosis and quantification of severity. J Am Coll Cardiol. 2006; 47: 1410-7.
5) Lembcke A, Kivelitz DE, Borges AC, et al. Quantification of aortic valve stenosis: head-to-head comparison of 64-slice spiral computed tomography with transesophageal and transthoracic echocardiography and cardiac catheterization. Invest Radiol. 2009; 44: 7-14.
6) Pouleur AC, le Polain de Waroux JB, Pasquet A, et al. Planimetric and continuity equation assessment of aortic valve area: Head to head comparison between cardiac magnetic resonance and echocardiography. J Magn Reson Imaging. 2007; 26: 1436-43.
7) Morgan-Hughes GJ, Roobottom CA, Owens PE, et al. Dilatation of the aorta in pure, severe, bicuspid aortic valve stenosis. Am Heart J. 2004; 147: 736-40.
8) Jacobs JE, Srichai M, Kim D, et al. Quadricuspid aortic valve: Imaging findings on multidetector helical CT with echocardiographic correlation. J Comput Assist Tomogr. 2006; 30: 569-71.
9) Abbara S, Pena AJ, Maurovich-Horvat P, et al. Feasibility and optimization of aortic valve planimetry with MDCT. AJR Am J Roentgenol. 2007; 188: 356-60.
10) Budoff MJ, Mao S, Takasu J, et al. Reproducibility of electron-beam CT measures of aortic valve calcification. Acad Radiol. 2002; 9: 1122-7.
11) Messika-Zeitoun D, Aubry MC, Detaint D, et al. Evaluation and clinical implications of aortic valve calcification measured by electron-beam computed tomography. Circulation. 2004; 110: 356-62.
12) Shavelle DM, Budoff MJ, Buljubasic N, et al. Usefulness of aortic valve calcium scores by electron beam computed tomography as a marker for aortic stenosis. Am J Cardiol. 2003; 92: 349-53.
13) Kaden JJ, Freyer S, Weisser G, et al. Correlation of degree of aortic valve stenosis by Doppler echocardiogram to quantity of calcium in the valve by electron beam tomography. Am J Cardiol. 2002; 90: 554-7.
14) Kizer JR, Gefter WB, de Lemos AS, et al. Electron beam computed tomography for the quantification of aortic valvular calcification. J Heart Valve Dis. 2001; 10: 361-6.
15) Messika-Zeitoun D, Bielak LF, Peyser PA, et al. Aortic valve calcification: determinants and progression in the population. Arterioscler Thromb Vasc Biol. 2007; 27: 642-8.
16) Rosenhek R, Binder T, Porenta G, et al. Predictors of outcome in severe, asymptomatic aortic stenosis. N Engl J Med. 2000; 343: 611-7.
17) Gilard M, Cornily JC, Pennec PY, et al. Accuracy of multislice computed tomography in the preoperative assessment of coronary disease in patients with aortic valve stenosis. J Am Coll Cardiol. 2006; 47: 2020-4.
18) Otto CM, Lind BK, Kitzman DW, et al. Association of aortic-valve sclerosis with cardiovascular mortality and morbidity in the elderly. N Engl J Med. 1999; 341: 142-7.
19) Mahabadi AA, Bamberg F, Toepker M, et al. Association of aortic valve calcification to the presence, extent, and composition of coronary artery plaque burden: from the Rule Out Myocardial Infarction using Computer Assisted Tomography (ROMICAT) trial. Am Heart J. 2009; 158: 562-8.
20) Tamburino C, Capodanno D, Mule M, et al. Procedural success and 30-day clinical outcomes after percutaneous aortic valve replacement using current third-generation self-expanding CoreValve prosthesis. J Invasive Cardiol. 2009; 21: 93-8.
21) Grube E, Laborde JC, Gerckens U, et al. Percutaneous implantation of the CoreValve self-ex-

panding valve prosthesis in high-risk patients with aortic valve disease: the Siegburg first-in-man study. Circulation. 2006; 114: 1616-24.
22) Tops LF, Wood DA, Delgado V, et al. Noninvasive evaluation of the aortic root with multislice computed tomography implications for transcatheter aortic valve replacement. JACC Cardiovasc Imaging. 2008; 1: 321-30.

〈宇都宮裕人〉

6 大動脈病変と造影 CT

　multidetector-row computed tomography（MDCT）は，時間・空間分解能の改善および検出器幅の拡大により短時間に広範囲の高分解ボリュームデータの収集が可能となった．その恩恵により，カテーテルを用いた血管造影検査に比較して，低侵襲的かつ，より正確に大動脈疾患の診断が可能となり，さらには息止め困難な全身状態不良の患者においても良好な画像が安定して得られるようになった．今回，大動脈瘤および大動脈解離を含む大動脈疾患について述べ，大血管領域におけるMDCTの現状を示す．

A 各大血管疾患領域における臨床的有用性

1. 大動脈瘤

　大動脈瘤は，「大動脈壁一部の全周，または局所が拡張した状態」とされ，大動脈の血管径が正常の約1.5倍，胸部4.5 cm，腹部3.0 cmを超えた場合のことをいう[1]．MDCTの使用により，大動脈瘤の血栓部を含めた壁性状の診断が可能で，治療選択に役立っている．また，横断像のみならず，MDCTによって得られたデータから再構成したvolume rendering（VR）像やmultiplanar reformatted（MPR）像などを併用することにより，ステント留置術や外科手術前に正確な動脈瘤径，分枝動脈との距離を含めた位置関係，分枝動脈の狭窄病変の有無についても評価可能となった．さらに以前，MDCTにおける上行大動脈の描出において問題となっていた心拍動に伴うアーチファクトに関しても，心電図同期再構成を使用することにより，上行大動脈疾患の詳細評価，および上行大動脈と冠動脈との位置関係把握は容易となり，当院で経験した胸部大動脈疾患連続10症例においても全例でその評価性は良好であった（図5-35）．

　大動脈瘤は，表5-6に示すように瘤径が大きくなるにつれて年間破裂率は高くなり，胸部大動脈瘤で6 cm以上，腹部大動脈瘤で5 cm以上になると，破裂率が急激に高くなってしまう[2,3]．また，動脈瘤径が大きくなるにつれて動脈瘤の拡張率も大きくなる傾向があり，腹部動脈瘤推定拡張率は，瘤径が3.0〜3.9 cmで2.0 mm/年，4.0〜4.9 cmで3.4 mm/年，5.0〜5.9 cmで6.4 mm/年という報告がなされている[4]．大動脈瘤破裂の危険性を踏まえ，提唱されている手術適応の判断基準を図5-36に示す．ここで注意しなければならない点として大動脈瘤破裂の危険性や手術適応基準は，CT横断像上で測定した瘤径を基にしてきたため[5]，MDCTにより得られる等方向性ボリュームデータを用いた任意断面からの瘤径測定，および血栓部を含めた動脈瘤のボリューム計測が可能となった現在，従来の基準により治療方針を決めることが適切であるのか今後さらなる検討が必要である（図5-37）．また，大動脈瘤切迫破裂を示唆するhyperattenuating crescent sign（図5-38）

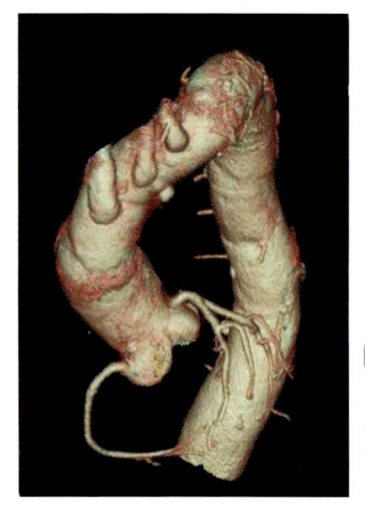

図 5-35 70歳女性．上行大動脈瘤の経過観察にて MDCT 施行

心電図同期再構成法にて撮影したため上行大動脈瘤と冠動脈との関係が容易に把握可能であった．

表 5-6　大動脈瘤推定破裂率

動脈瘤径（cm）	推定破裂率（%/年）	
	腹部（%/年）	胸部（%/年）
<4	0	0
4〜5	0.5〜5	0〜1.4
5〜6	3〜15	4.3〜16
6〜7	10〜20	10〜19
7〜8	20〜40	10〜19
8<	30〜50	10〜19

や破裂合併症である後腹膜出血や大動脈大静脈瘻，大動脈腸瘻についても MDCT は診断に有用である[6]．

　大動脈瘤を有する患者においては，諸家らの報告から冠動脈疾患を高頻度に合併するとされる．欧米の報告では，大動脈瘤，特に腹部大動脈瘤を有する患者（胸部動脈瘤の約2倍）において 46〜71％に冠動脈疾患を合併するとされる[7-9]．本邦においても欧米に比べるとやや低いものの，その合併頻度は約50％，そのうち無症候性患者においても約30％との報告がなされており[10, 11]，大動脈瘤患者においては冠動脈精査を行う必要性が考えられる（図5-39）．MDCT は，カテーテルを用いた冠動脈造影検査に比べ，安全かつ簡便に血管壁の情報を含めた冠動脈評価が可能で，大動脈瘤の評価と同時に行える点からも大動脈瘤患者の冠動脈精査に使用しやすい．さらに MDCT に関して避けられない放射線被曝の問題についても，近年，撮影方法の工夫および装置の進歩により少ない被曝線量で検査を行うことができ，今後 MDCT の適応がさらに拡大されることが予想される．

　また，大動脈瘤を含めた大動脈疾患の診断および経過観察おいて，MRI は MDCT と同様に有用な検査である[12]．MRI は，MDCT に比較して空間分解能が劣る，石灰化の情報が得られない，撮影に時間を有するため緊急対応ができない，などの欠点を有する．しかしながら，放射線被曝がないという利点を持ち合わせているため，若年者や長期間にわたる経過観察が必要となる症例におい

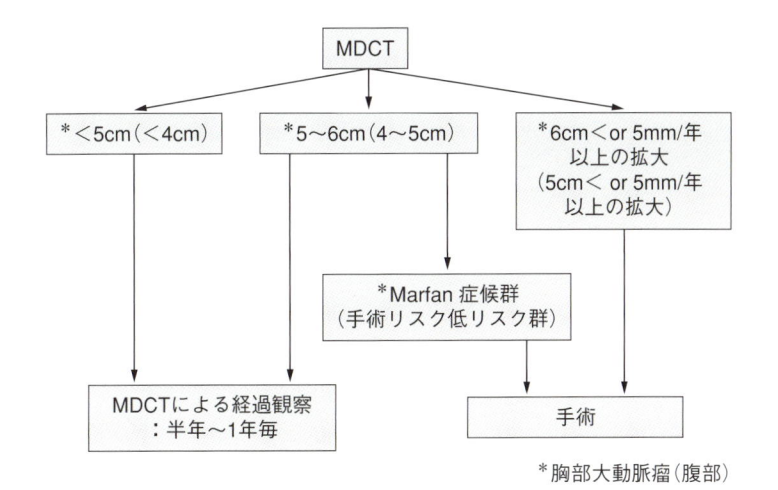

図 5-36 胸部・腹部動脈瘤の治療戦略シェーマ

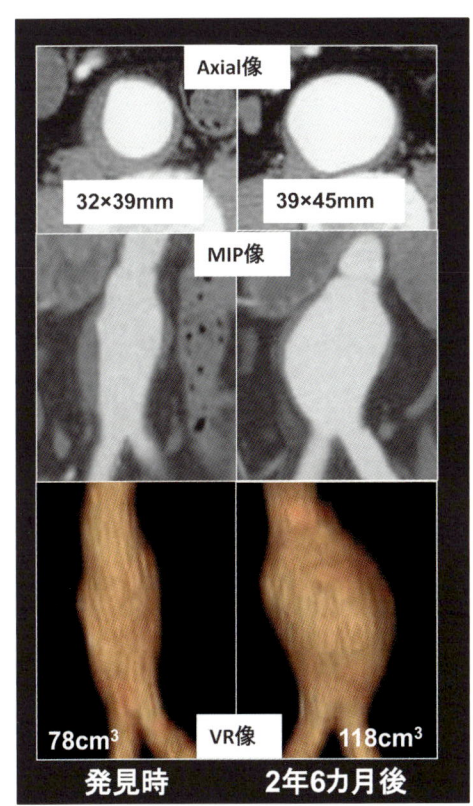

図 5-37 44 歳女性．MDCT にて腹部大動脈を経時的に観察
左：発見時，右：2 年 6 カ月後

6．大動脈病変と造影 CT

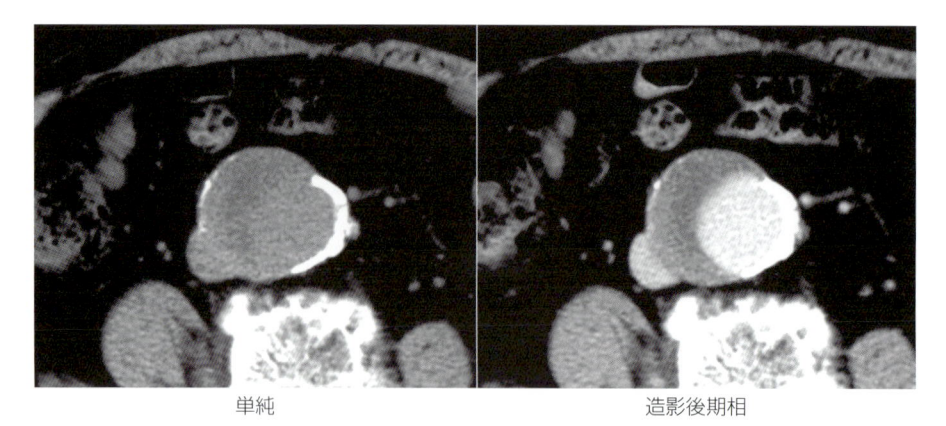

図 5-38 85歳男性

単純　　　　　　　　　　　　造影後期相

壁在血栓あるいは瘤壁に一致して，単純CT（左）で帯状の高吸収域，造影後期相（右）では軽度の造影効果が認められ（hyperattenuating crescent sign），大動脈瘤切迫破裂が強く疑われた．

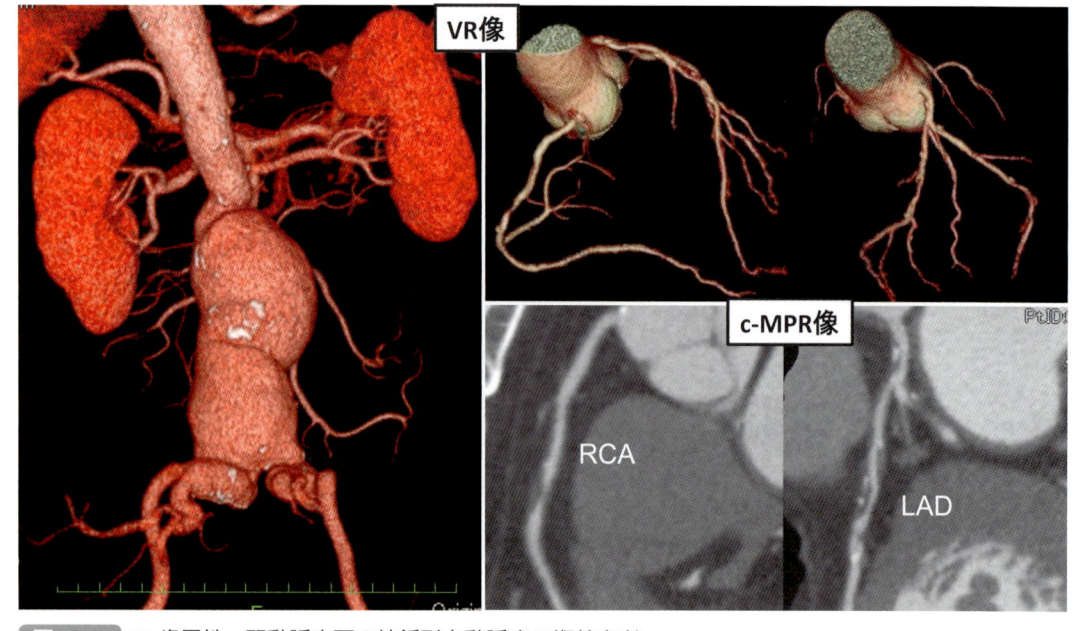

図 5-39 68歳男性．腎動脈直下の紡錘形大動脈瘤の術前患者

心電図同期法を用いて冠動脈同時評価．LAD および RCA に有意狭窄病変を認めた．
LAD：左冠動脈前下行枝，RCA：右冠動脈

ては，低線量 MDCT のみならず MRI の活用も考慮すべきである．

2. 大動脈解離

　大動脈解離とは「大動脈壁が中膜レベルで2層に剥離し，動脈走行に沿ってある長さをもち2腔（真腔，偽腔）になった状態」であり，解離範囲，偽腔の血流状態および病期により，表5-7のようにそれぞれ分類される．上行大動脈に及ぶ急性大動脈解離の場合，薬物のみによる非手術治

表 5-7　大動脈解離の分類

1. 解離範囲による分類
    Stanford 分類
        A 型：上行大動脈に解離があるもの
        B 型：上行大動脈に解離がないもの
    DeBakey 分類
        Ⅰ型：上行から下行大動脈まで解離が及ぶもの
        Ⅱ型：上行大動脈に解離が限局するもの
        Ⅲ型：下行大動脈に解離が限局するもの
            Ⅲa 型：腹部大動脈に解離が及ばないもの
            Ⅲb 型：腹部大動脈に解離が及ぶもの

2. 偽腔の血流状態による分類
    偽腔開存型：偽腔に血流が存在するもの
    偽腔血栓閉塞型：偽腔が血栓で閉塞しているもの

3. 病期による分類
    急性期：発症 2 週間以内．特に 48 時間以内のものを超急性期とする
    亜急性期：発症後 3 週目（15 日目）から 2 カ月まで
    慢性期：発症 2 カ月を経過したもの

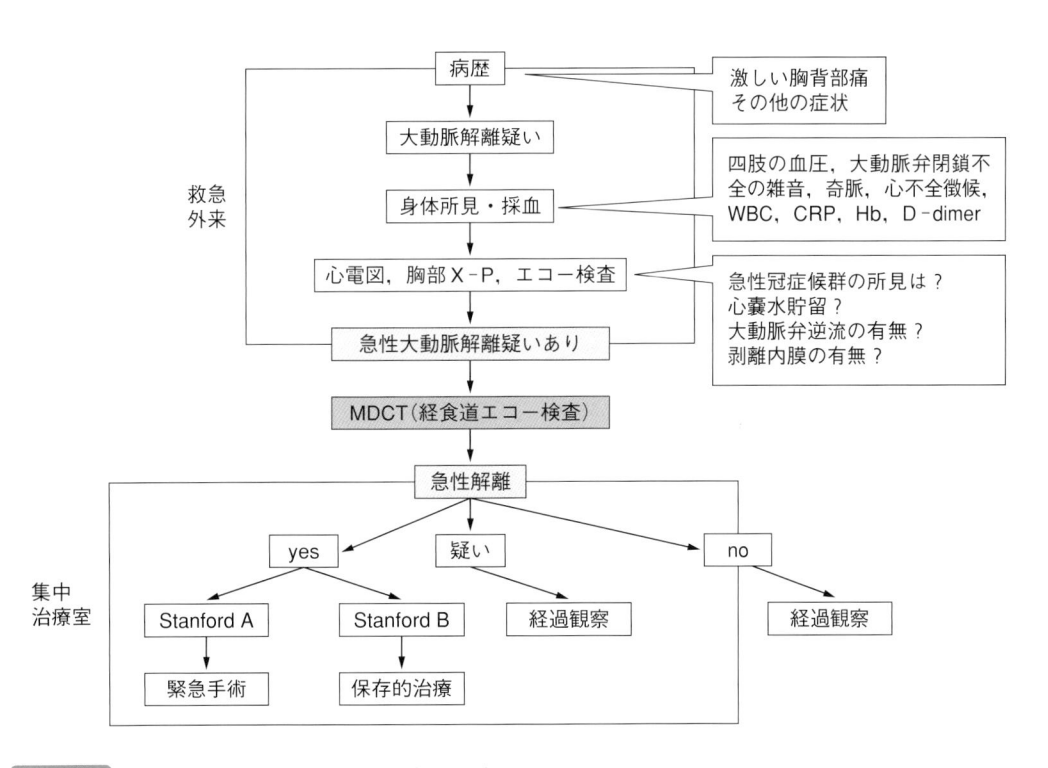

図 5-40　急性大動脈解離の診断・治療方針の流れ

療では，急性期に約 2/3 の患者は死亡するといわれており，迅速かつ的確な診断が要求される．図 5-40 に急性大動脈解離の診断・治療方針の流れについて示すが，その存在診断の確定において

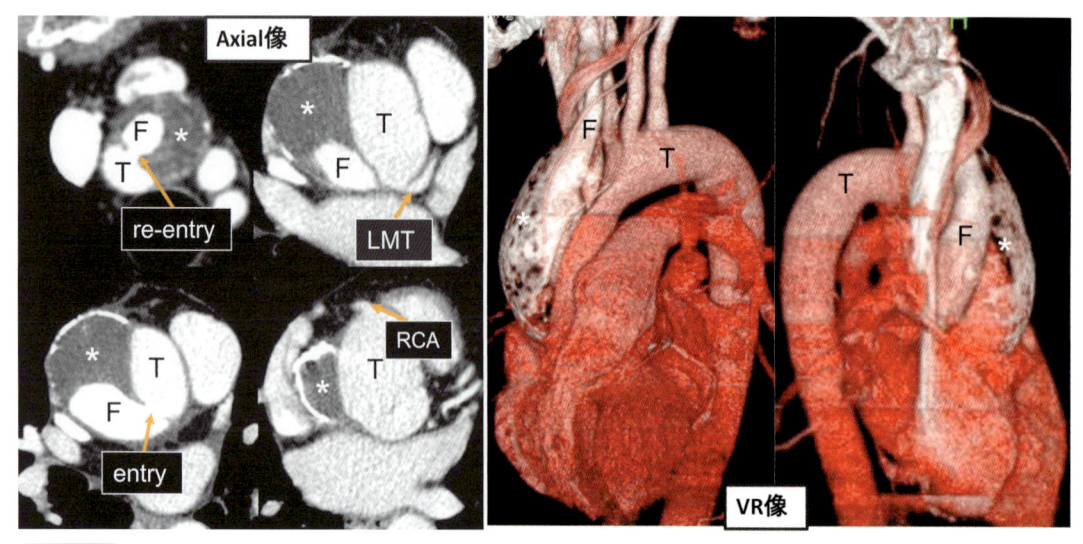

図 5-41 41 歳女性，Marfan 症候群

大動脈弁（左冠尖）直上部に entry，腕頭動脈部に re-entry を有する偽腔開存型大動脈解離症例で偽腔血流は血栓内を走行する．心電図同期法で冠動脈が明瞭に描出されており，左冠動脈および右冠動脈は，ともに真腔より分岐している．
T：真腔，F：偽腔，＊：血栓部，LMT：左冠動脈主幹部，RCA：右冠動脈

　近年 MDCT は非常に重要な役割を担っている[1]．また，その存在診断のみならず解離範囲および偽腔の血流状態を含めた病型分類についても，MDCT による検出率はほぼ 100％ と報告されている[13]．さらに大動脈解離の治療方針を決定する際，重要な情報である分枝動脈と解離腔との位置関係把握，大動脈径の評価，合併症（心タンポナーデなど）の有無についても MDCT により同時に評価可能である．

　大動脈解離では，剝離した内膜と中膜の一部からなる剝離内膜により本来の動脈内腔（真腔）と新たに生じた壁内腔（偽腔）に隔てられ，剝離内膜は通常 1〜数個の亀裂（tear）を有し，真腔と偽腔とが交通した状態の大動脈解離は偽腔開存型と分類される．また，偽腔開存型大動脈解離には，真腔から偽腔への入口部（entry），再入口部（re-entry），および亀裂などの内膜裂口が存在するが，当院の検討では，偽腔開存型大動脈解離における内膜裂口の MDCT による検出率は 100％ であった（図 5-41）．さらに，通常の撮影方法では心拍動に伴うアーチファクトのため描出に制限があった上行大動脈における解離発症直後のはためくような剝離内膜についても，心電図同期法を使用することにより明瞭に描出することが可能である[14]．また，MDCT による大動脈解離の診断において，偽腔内血流が遅い場合には早期相では造影されないことがあるため，血栓化と区別するために遅延相の撮影を行うことも必要とされる（図 5-42）．

　一方，亀裂が不明で真腔と偽腔の交通がみられない例も存在し，これを偽腔閉塞型と称する．偽腔閉塞型大動脈解離では，ulcer-like projection（ULP）の存在が治療方針に影響を与えるため，その有無および形態を評価することは臨床的に重要とされる．ULP の検出率は，シングル CT で 20〜40％ 程度と報告されているが，MDCT では明確な報告はなされていないものの，高分解能デー

| 早期相 | 遅延相 |

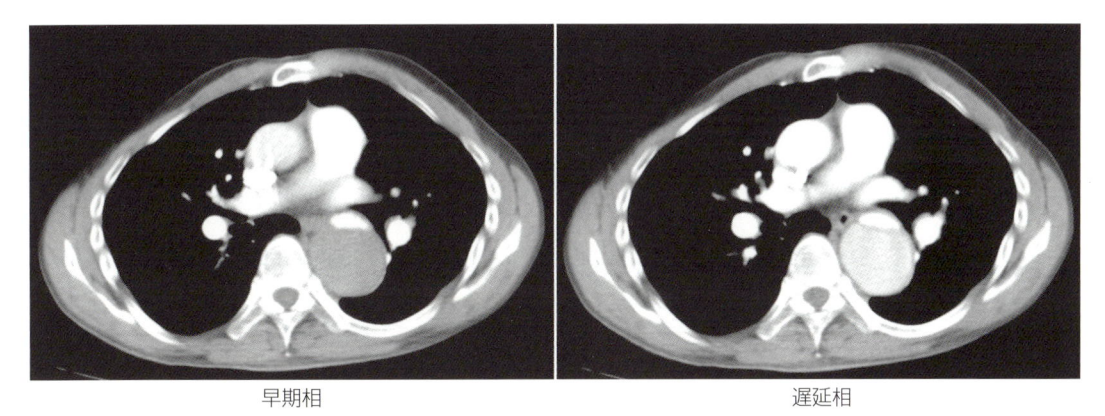

図 5-42 59歳男性．Stanford B 型の急性大動脈解離

偽腔は，早期相（左）では造影効果を認めなかったが遅延相（右）では造影効果を認め，偽腔開存型と診断された．

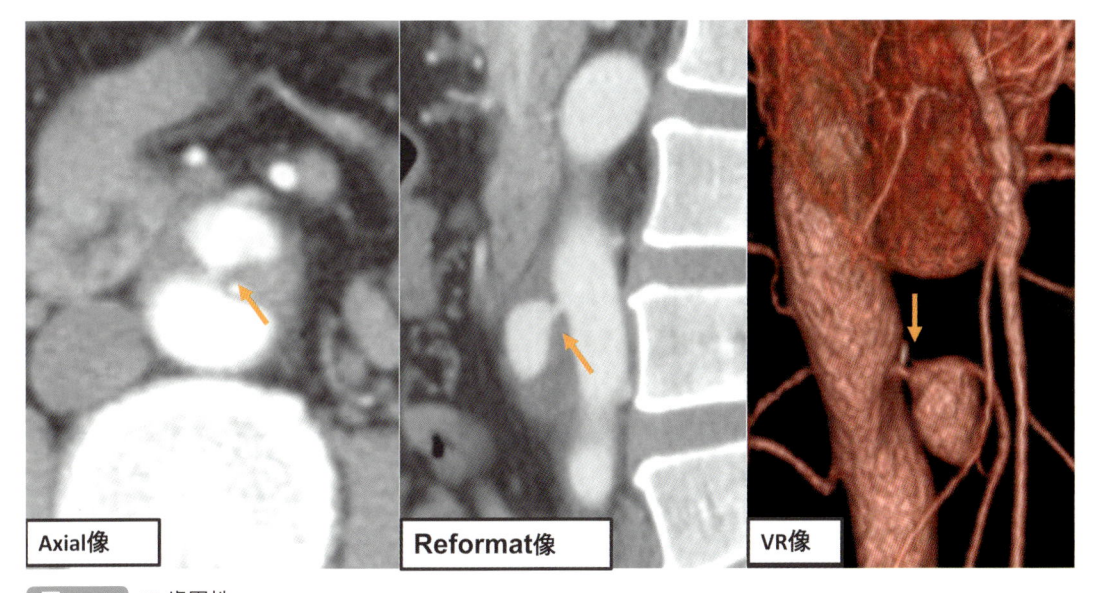

| Axial像 | Reformat像 | VR像 |

図 5-43 45歳男性

偽腔閉塞型大動脈解離（Stanford B 型）の経過観察中に認められた ulcer-like projection（黄色矢印部）．

タによる 3D 画像など活用できるため非常に高いことが予想される[15]（図 5-43）．本所見は，血管造影上，大動脈壁に認める潰瘍様突出像のことを示すが，その成因として亀裂部のあった遺残部分，開存型解離の偽腔遺残部位，分枝動脈に由来するものなどいくつかの病態が推定されている[16]．ULP には，拡大するものや，これを交通口として偽腔開存型に変化するもの，破裂するものなどが存在するため，MDCT で経過を追うことは臨床的に重要である（図 5-44）．また，penetrating atherosclerotic ulcer（PAU）という類似用語が存在するが，ULP との明確な鑑別は現在なされていない．本邦において ULP は，偽腔開存型大動脈解離における偽腔に向けての交通口を示すことが一般的である．一方，PAU は無症候性に発見された限局性大動脈解離をよぶ場合が多い．画像所見および病態学的に ULP と PAU は重複するところも多く，それらを画像的に明確

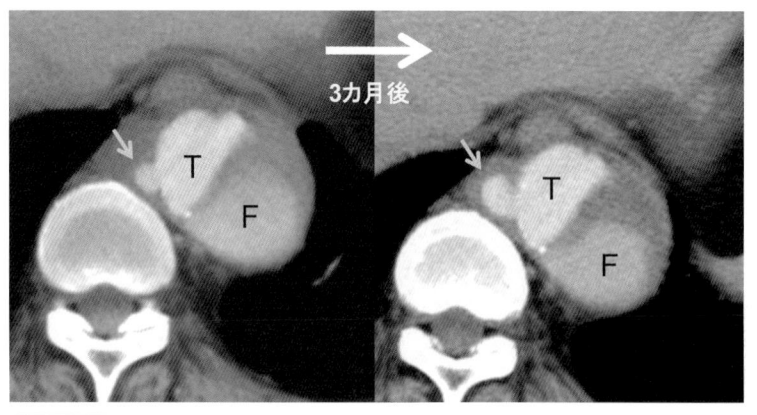

図 5-44 61 歳女性

Stanford B 型大動脈解離．保存的加療にて経過観察中，矢印部の ulcer-like projection 拡大を認めた．破裂の危険性が高いと判断し，後日手術となった．
T：真腔，F：偽腔

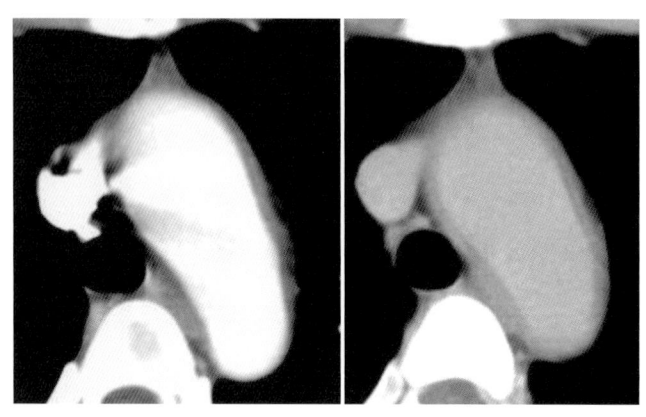

図 5-45 30 歳女性．大動脈炎症候群

左：早期相，右：遅延相．造影遅延相に大動脈壁の濃染を認め，動脈壁に炎症が存在することが疑われた．

な区別をすることは困難とされてきたが，臨床，画像（MDCT），病理の総合的検討に基づく，ULP と PAU の概念標準化，用語統一が期待される．

3. その他の大動脈疾患

　新生児・年少小児において，大動脈縮窄症は，超音波検査による大動脈弓部の直接的観察，およびドプラ法による大動脈縮窄部の圧較差測定をもとに診断がなされる．しかしながら，大動脈弓が一断面で描出できない場合など，大動脈弓離断症との鑑別を含め，確定診断が得られないこともある．Hu らによれば，超音波検査による大動脈縮窄症の検出率は 87.5％で，MDCT では 100％と報告している[17]．また，MDCT では大動脈縮窄症の存在診断のみならず，縮窄部および側副血行路の状態について圧較差測定はできないものの，カテーテルを用いた血管造影検査と同様の有益な情

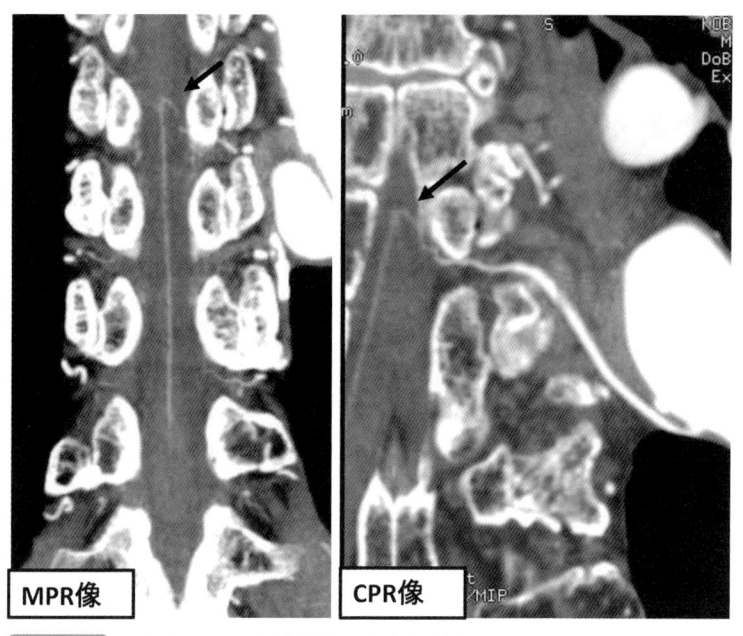

図 5-46 83 歳男性．胸腹部大動脈の術前患者
MDCT にて Adamkiewicz 動脈を評価．矢印部は Adamkiewicz 動脈を示す．

報が得られる．さらに，MDCT では血管壁の性状評価も可能で[18]，大動脈炎症候群の急性期に認められる大動脈壁の炎症性肥厚など活動状態の把握（図 5-45）および，ステロイド投与による治療効果判定においても重要な情報をもたらしてくれる．

B MDCT による Adamkiewicz 動脈の描出

　大血管疾患の MDCT による画像として前根脊髄動脈（Adamkiewicz 動脈）の描出は，胸腹部大動脈手術の際に発生する術後対麻痺発生の合併症を回避するため，術前の重要情報とされる．Adamkiewicz 動脈を描出するための撮影方法は，その血管径が約 1.0〜1.5 mm と非常に小さいため，胸腹部全血管の撮影とは別に field of view（collimation 1.0 mm 未満）を絞って空間分解能を上げた再構成を行う必要がある．得られた画像データから MPR 画像を作成し，前脊髄動脈と合流する際に認める Adamkiewicz 動脈に特徴的なヘアピンターンを描出しその動脈を同定し得るが[19]，前根脊髄静脈も非常に類似した走行を示すため，ヘアピンターンの描出だけでは静脈と動脈を誤診してしまう可能性がある．そのため，curved planar reformatted（CPR）画像を活用し，肋間・腰動脈，Adamkiewicz 動脈，前脊髄動脈の連続性を証明することで Adamkiewicz 動脈の診断能を向上させることが重要であり，諸家らの報告によれば，近年の MDCT による Adamkiewicz 動脈の連続性描出能は約 80％以上ともいわれている[19,20]（図 5-46）．術後対麻痺発生の原因には，Adamkiewicz 動脈再建の有無だけでなく，術中の動脈遮断時間，脊髄血流動態の個人差など様々な要因が関係していると考えられ，Adamkiewicz 動脈の術前診断と手術成績との関連にはいまだ議論的な点が多いが，今後さらなる検討が行われ MDCT による Adamkiewicz 動脈の描出が術後対麻痺発生を予防す

るための方法となり得ることが期待される．

まとめ

近年，MDCT では高速撮影・広範囲撮影・高分解能ボリュームデータの収集が可能となり，大血管領域においての臨床的有用性は飛躍的に向上している．今後，さらなる MDCT 装置の向上および撮影方法の改善により，形態的評価のみならず機能的評価を含めた低侵襲的診断法へと進歩することが期待される．

■ 文献 ■

1) 2004〜2005 年度合同研究班．大動脈瘤・大動脈瘤解離診療ガイドライン（2006 年度改訂版）. Cir J. 2006; 70: 1569-646.
2) Perko MJ, Norgaard M, Herzog TM, et al. Unoperated aortic aneurysm: a survey of 170 patients. Ann Thorac Surg. 1995; 59: 1204-9.
3) Brewster DC, Cronenwett JL, Hallett JW, et al. Guidelines for the treatment of abdominal aortic aneurysms. Report of a subcommittee of the joint council of the American association for vascular surgery and society for vascular surgery. J Vasc Surg. 2003; 37: 1106-17.
4) Vardulaki KA, Prevost TC, Walker NM, et al. Growth rates and risk of rupture of abdominal aortic aneurysms. Br J Surg. 1998; 85: 1674-80.
5) Masuda Y, Takanashi K, Takasu J, et al. Expansion rate of thoracic aortic aneurysms and influencing factors. Chest. 1992; 102: 461-6.
6) Carin F. The hyperattenuating crescent sign. Radiology. 1999; 211: 37-8.
7) Hertzer NR, Beven EG, Young JR, et al. Coronary artery disease in peripheral vascular patients: A classification of 1000 coronary angiograms and results of surgical management. Ann Surg. 1984; 199: 223-33.
8) Lachapelle K, Graham AM, Symes JF. Does the clinical evaluation of the cardiac status predict outcome in patients with abdominal aortic aneurysms? J Vasc Surg. 1992; 15: 964-70.
9) Hollier LH, Plate G, O'Brien PC, et al. Late survival after abdominal aortic aneurysm repair: Influence of coronary artery disease. J Vasc Surg. 1984; 1: 290-9.
10) Kioka Y, Tanabe A, Kotani Y, et al. Review of coronary artery disease in patients with infrarenal abdominal aortic aneurysm. Circ J. 2002; 66: 1110-2.
11) Takigawa M, Yokoyama N, Yoshimuta T, et al. Prevalence and prognosis of asymptomatic coronary artery disease in patients with abdominal aortic aneurysm and minor or no perioperative risks. Circ J. 2009; 73: 1203-9.
12) Yucel EK, Anderson CM, Edelman RR, et al. AHA scientific statement. Magnetic resonance angiography: update on applications for extracranial arteries. Circulation. 1999; 100: 2284-301.
13) Sebastià C, Pallisa E, Quiroga S, et al. Aortic dissection: Diagnosis and follow-up with helical CT. Radiographics. 1999; 19; 149-50.
14) Hayashi H, Kumazaki T. Multidetector-row CT evaluation of aortic disease. Radiat Med. 2005; 23: 1-9.
15) Jang YM, Seo JB, Lee YK, et al. Newly developed ulcer-like projection (ULP) in aortic intramural haematoma on follow-up CT: Is it different from the ULP seen on the initial CT? Clin Radiol. 2008; 63: 201-6.
16) Stanson AW, Kazmier FJ, Hollier LH, et al. Penetrating atherosclerotic ulcers of the thoracic aorta: Natural history and clinicopathologic correlations. Ann Vasc Surg. 1986; 1: 15-23.

17) Hu XH, Huang GY, Pa M, et al. Multidetector CT angiography and 3D reconstruction in young children with coarctation of the aorta. Pediatr Cardiol. 2008; 29: 726-31.
18) Yamada I, Nakagawa T, Himeno Y, et al. Takayasu arteritis: Evaluation of the thoracic aorta with CT angiography. Radiology. 1998; 209: 103-9.
19) Takase K, Sawamura Y, Igarashi K, et al. Demonstration of the artery of Adamkiewicz at multi-detector row helical CT. Radiology. 2002; 223: 39-45.
20) Yoshioka K, Niinuma H, Ohira A, et al. MR angiography and CT angiography of the artery of Adamkiewicz: noninvasive preoperative assessment of thoracoabdominal aortic aneurysm. Radiographics. 2003; 23: 1215-25.

〈國田英司〉

§6 CT冠動脈造影の未来

1 Vulnerable plaque画像診断法としてのCT冠動脈造影

　Burkeら[1]の病理学的検索によれば，冠動脈疾患があり突然死した113例のうち，59（52％）例で冠動脈血栓を認め，そのうち41例はプラーク破綻が原因で，18例はエロージオンが原因であり，また，突然死した113例のうち，54（48％）例では有意狭窄を認めたが血栓はみられなかったとしている．Falkら[2]は5年間の経時的冠動脈造影所見を検討した論文[3-6]のメタ解析を行い，心筋梗塞を起こした責任病変の心筋梗塞発症前の狭窄度を調査し，70％以上の有意狭窄から心筋梗塞を発症した症例は14％で，50～70％の狭窄病変からの発症は18％であったのに対し，50％以下の狭窄病変からの発症は68％に及んだと報告した．すなわち，有意狭窄がないのに突然心筋梗塞が発症し得る．Braunwald[7]は心筋梗塞を発症のリスク層別化において，これまでのフラミンガムスタディの10-year riskでは不十分で，年間15％以上心筋梗塞を発症するhigher risk群を発見できるような画像診断ツールが必要であると述べている．このためには不安定プラーク（vulnerable plaque）を直接みる必要があると思われるが，症状のない対象にも実施可能でなければならず，この点から冠動脈MDCTが注目を集めている．しかし，Naghaviら[8]が述べているようにvulnerable patientにはvulnerable plaqueの存在だけでなく，血液凝固線溶系の異常（vulnerable blood），致死性不整脈などの電気的不安定さを呈する心筋（vulnerable myocardium）も関与していることにも目を向けなければならないと思われる．

A プラーク解析の病理学的定義

　Narulaら[9]は破裂したプラークの病理学的特徴を以下のようにまとめている．血管のポジティブリモデリングを認め，プラークは血管断面積の50％以上を占め，さらにnecrotic coreはプラークの25％以上を占める．また，プラーク内に脆弱な新生血管（vasa vasorum）を認め，しばしばそれが破綻してプラーク内出血が起こる．赤血球膜には多くのコレステロールが含まれ，これをマクロファージが貪食することによりさらにプラークは成長する[10]．不安定プラークの線維性皮膜

の厚さは65μ以下で，線維性皮膜にマクロファージが浸潤し，matrix metalloproteinase（MMP）が発現している．以上のような特徴を有するプラークが破裂しやすいとしている．

B CT からみた vulnerable plaque の定義とその問題点

Schroederら[11]は，15例で34個のプラークをIVUSで観察し，soft（n=12），intermediate（n=5）and calcified（n=17）に分類した．彼らは1.0 mmスライス4列のMDCTで冠動脈を撮影し，それぞれのプラークのCT値を計測した．soft: $14±26$ HU（range-42 to$+47$ HU），intermediate plaques: $91±21$HU（61 to 112 HU），calcified plaques: $419±194$ HU（126 to 736 HU）であったと報告した．しかし最近のMDCTは64列，0.5〜0.625 mmのスライス厚が主流となっている．分解能に比して小さなプラークのCT値を計測する場合，部分容積効果が大きく影響する．Motoyamaら[12]は0.5 mmスライスMDCTを用い，37例で98個のプラークを検討した．IVUSでsoft, fibrous, calcifiedと判定されたプラークのCT値はそれぞれ$11±12$ HU, $78±21$ HU, $516±198$ HUであったと報告し，soft plaqueは30 HU以下が妥当と述べている．一方，Pohleら[13]はIVUSでhypo-echogenicとhyper-echogenicを分類しそのCT値はそれぞれ$58±43$と$121±39$ HUで両者には有意差（$p<0.001$）はあるもののオーバーラップが多く分離できないと報告している．さらに，Cademartiriら[14]はプラークのCT値は冠動脈内腔の造影剤濃度に影響を受け，造影剤濃度が高くなるほどプラークのCT値は高くなると報告している．さらに，山口ら[15]はプラークのCT値に影響を与えるのは血管内腔のCT値だけではなくその病変の狭窄度も関与していると報告している．

Kodamaら[16]はCT値だけでなくその分布を加味した解析法（Labeling法）を開発しVH-IVUSと比較して良好な結果が得られたとしている（図6-1, 2）．この分野においては，より正確で，妥当性の高い解析法の開発が強く期待されている．

C CT からみた vulnerable plaque をもつ患者の予後

最近，Motoyamaら[17]はCTからみたvulnerable plaqueをポジティブリモデリング〔PR index（diameter）>1.1〕とプラークのCT値30 HU未満の両方の条件を満たすものを2 feature positive plaque（2FPP）とし，さらにどちらか一方を満たすものを1 feature positive plaqueと定義し，その予後を2年間に渡って追跡した．その結果，2年間で2FPP 45例から10（22.2％）例の急性冠症候群（ACS）が発生し，1FPP 27例からは1（3.7％）例がACSを発症したのみで，この2つの特徴を両方ともたない群〔2 feature negative plaque（2FNP）〕820例からACSを発症したのは4（0.5％）例にすぎなかったと報告した（図6-3）．したがって，2FPPから年間11.1％の確率でACSが発症することになり，Braunwald[7]が期待した15％には届かなかったが，CTで冠動脈プラークの性状を診断することの臨床的意義がより増したと考えられる．今後さらに大規模な多施設共同研究の実施が期待される．

	Lumen:	3.2 mm²		Lumen:	4.2 mm²		Lumen:	3.0 mm²
Area by CT	External:	15.6 mm²		External:	29.8 mm²		External:	19.0 mm²
	Plaque:	12.4 mm²		Plaque:	25.6 mm²		Plaque:	16.0 mm²
	Soft:	0.0 mm²		Soft:	1.9 mm²		Soft:	6.4 mm²
	Fibrous:	12.4 mm²		Fibrous:	23.7 mm²		Fibrous:	9.6 mm²

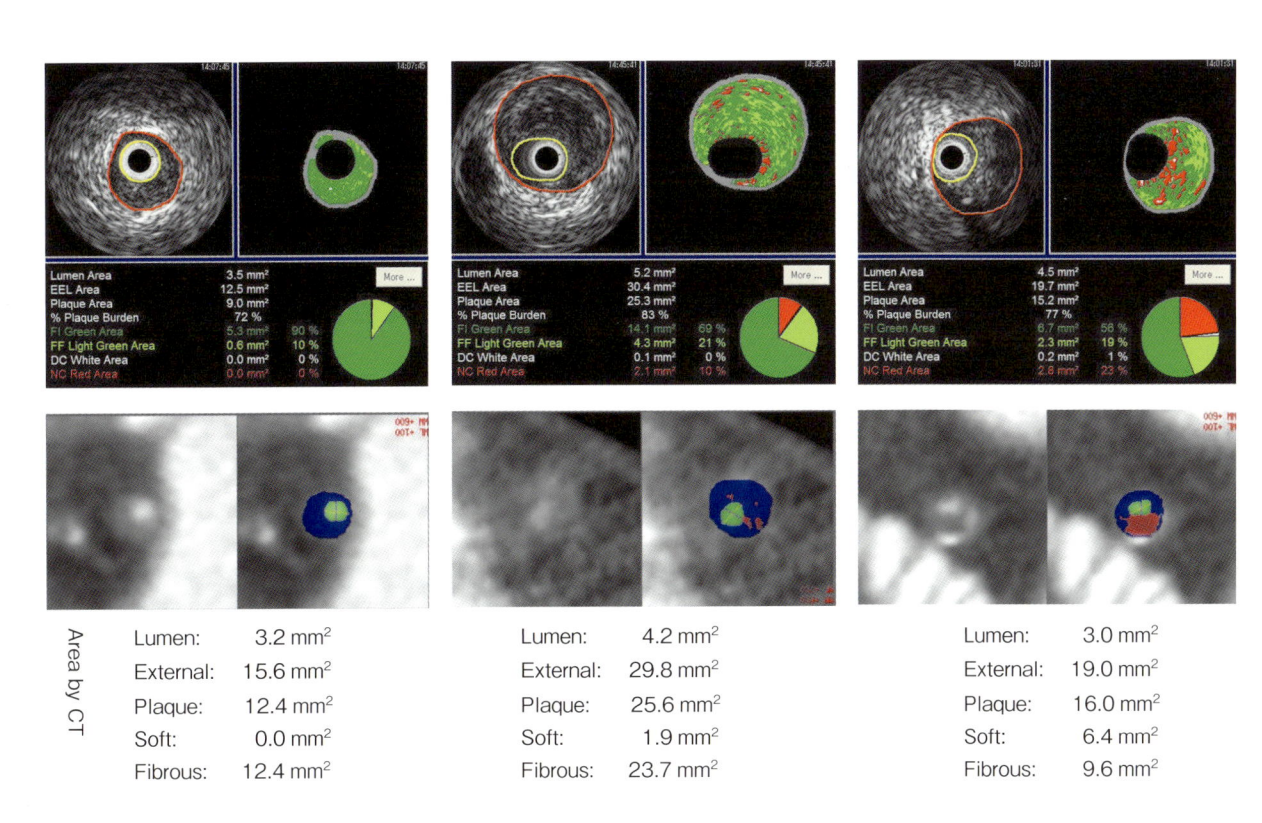

EEL: External Elastic Lamina

図 6-1 CTによる冠動脈プラーク解析

virtual histology intravascular ultrasound（VH-IVUS）とCTにおけるlabeling methodとの対比.
線維性，脂質に富むプラークの代表例を示す．VH-IVUSからexternal elastic lamina（EEL），lumen, fibrous, fibrofatty（FF）＋necrotic core（NC）の面積を算出し，CTにおけるlabeling methodにより血管面積（external），lumen, fibrous, soft plaqueの面積を算出した．このlabeling methodはCTだけでなくその分布も加味した方法である．

D CTからみたvulnerable plaqueの分布

Kolodgieら[18]は病理学的にvulnerable plaque（thin cap fibroatherom: TCFA）の分布を検討し，すべてのvulnerable plaqueの40％以上が左前下行枝中枢側（proxLAD）に集中し，次いで約20％が右冠動脈中枢側（proxRCA）と左回旋枝中枢側（proxLCX）にそれぞれ分布し，約10％が左主幹部（LMT）に存在したと報告している．そこで，著者らは上述のCTからみた2FPPが冠動脈枝およびセグメントにどのように分布しているかについて4480例を対象に2 mm以上のすべての冠動脈区域（76,160セグメント）を観察し検討した．313（7％）例で435（0.6％）個の2FPPを認め，その分布はproxLADに157（36.1％）個，proxRCAに50（11.5％）個，prox-LCXに23（5.3％）個，LMTに37（8.5％）個の2FPPを認め，2FPPにspotty Caを伴っていたのは111（26％）個で，有意狭窄を伴っていたのは126（29％）個であった（図6-4）．この結果はKolodgieらの結果とほぼ一致していると考えられた．

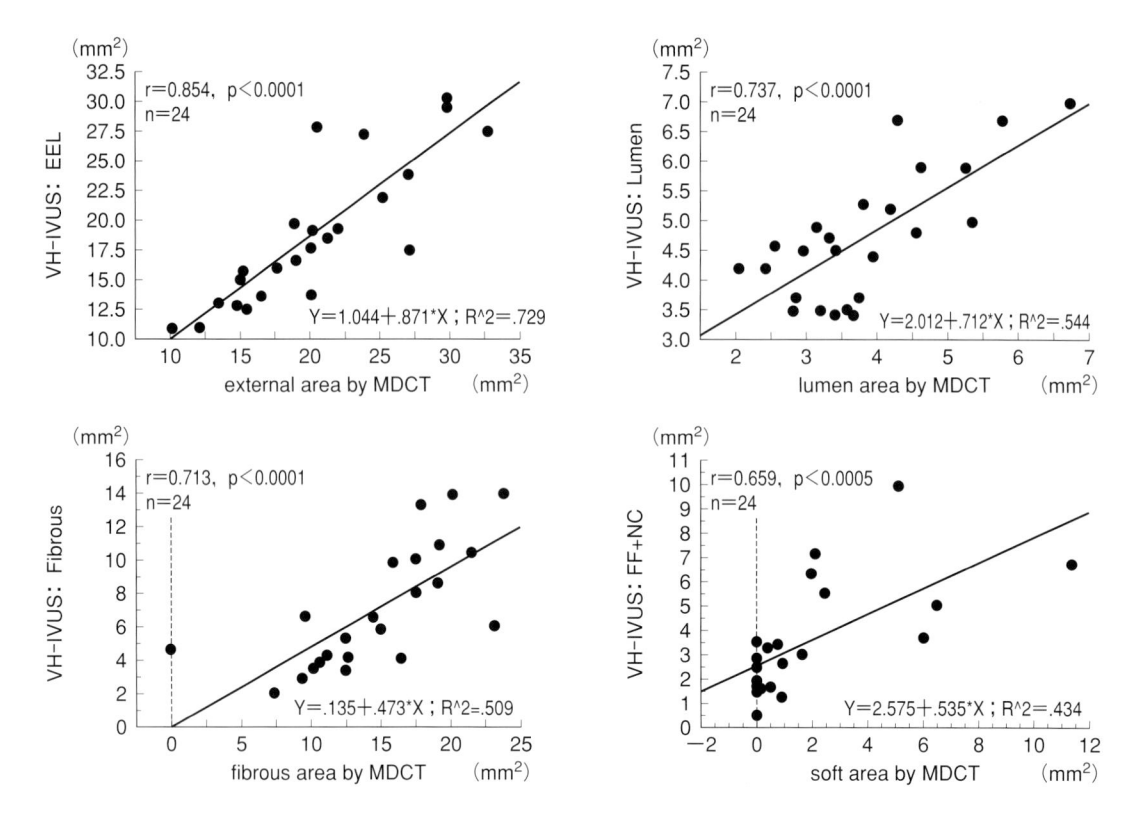

EEL: External Elastic Lamina

図 6-2 CT による冠動脈プラーク解析

virtual histology intravascular ultrasound（VH-IVUS）と CT における labeling method との対比.
VH-IVUS と CT における labeling method から得られたそれぞれの面積の相関関係を示す.
どの指標も比較的高い相関を示した.

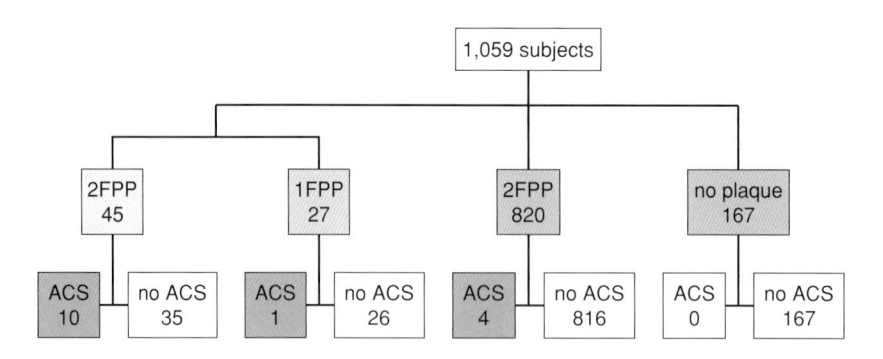

図 6-3 CT からみた vulnerable plaque をもつ患者の予後（Motoyama S, et al. J Am Coll Cardiol. 2009; 54: 49-57）[17]

CT からみた vulnerable plaque をポジティブリモデリング〔PR index（diameter）＞1.1〕とプラークの CT 値 30 HU 未満の両方の条件を満たすものを 2 feature positive plaque（2FPP）とし，どちらか一方を満たすものを 1 feature positive plaque と定義し，その予後を 2 年間にわたって追跡した．その結果 2FPP をもつ患者 45 例から 10 例と高率に ACS が発症し，逆に，この 2 つの特徴を両方ともたない群〔2 feature negative plaque（2FNP）〕820 例から ACS を発症したのは 4（0.5％）例にすぎなかった．

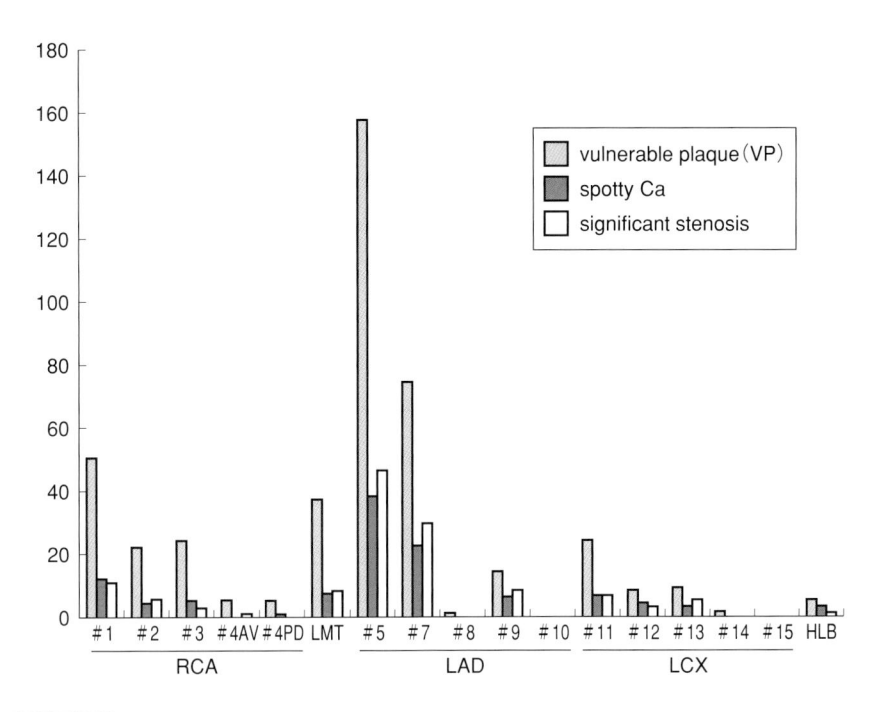

図 6-4 CT からみた vulnerable plaque の分布

Kolodgie ら[18]の病理学的検討結果と同様に，CT からみた 2FPP の分布は LAD 中枢側，次いで LAD 中部，RCA 中枢側に多く分布した．

E CT からみた vulnerable plaque と冠動脈カルシウムスコアの関係

Agatston ら[19]により超高速 CT を用いた冠動脈カルシウムの定量的評価法〔冠動脈カルシウムスコア（CACS）〕が提案され，さらに，MDCT でもこの方法を用いることの妥当性が検討され[20]，現在では広く普及している．Greenland ら[21]は，年間心事故（冠動脈疾患死および心筋梗塞）発生頻度は CACS 0〜99 で 0.4％，CACS 100〜399 で 1.3％，CACS 400 以上で 2.4％と報告し，CACS が高いほど心事故発生率が高いと述べている．高い CACS は冠動脈硬化の重積を表し，動脈硬化の終末像と考えられる．しかし，vulnerable plaque は比較的若いプラークである[8]とすれば，それらの関係を理解しにくい．そこで，著者らは CACS を計測できた連続 1041 例について CACS の程度と CT からみた vulnerable plaque（2FPP）をもつ患者の頻度を検討した（図 6-5）．その結果，CACS がたとえ 0 であっても 6.0％の患者が 2FPP をもち，CACS 300〜399 では 31.6％で 2FPP が認められ，CACS 600 以上では 2FPP は 12.0％と比較的低かった．したがって，CACS が高いほど 2FPP が多いとはいえず，動脈硬化の終盤ではかえって 2FPP は減少した．

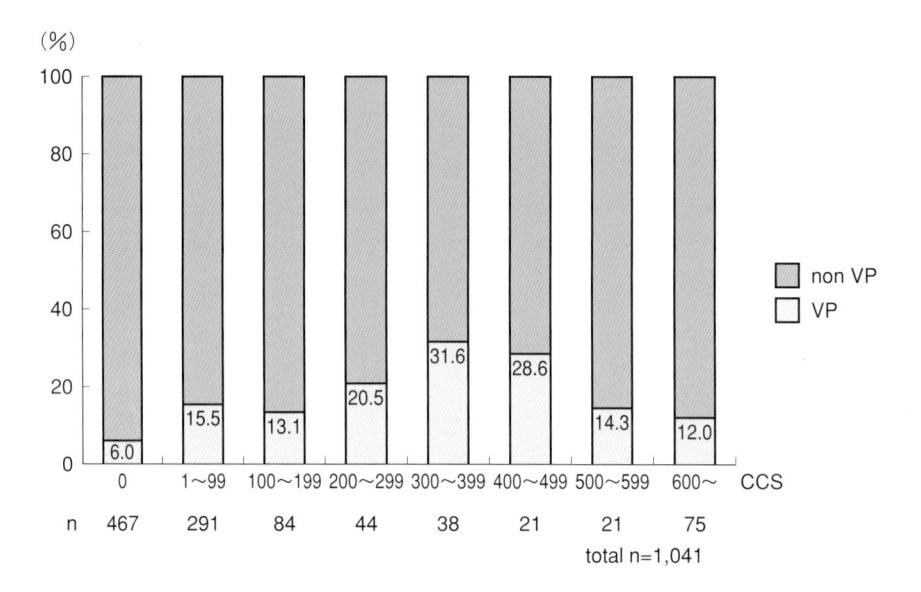

図 6-5 CT からみた vulnerable plaque と冠動脈カルシウムスコアの関係

Greenland ら[21]は，CACS が高いほど心事故発生率が高いと述べているが，高い CACS は冠動脈硬化の終末像であり，CACS が高い患者に vulnerable plaque が多いとは限らない．そこで，CACS の程度と CT からみた 2FPP をもつ患者の頻度を検討した．その結果，CACS が高いほど 2FPP が多いとはいえず，動脈硬化の終盤（CACS≧500）ではかえって 2FPP は減少していた．

F CT からみた vulnerable plaque の将来展望

Hyafil ら[22]はウサギの大動脈の実験で，マクロファージが貪食するナノパーティクルを使った造影剤を用いて，大動脈動脈硬化巣に潜むマクロファージの画像化について報告している．これが臨床現場で使用可能となれば，CT でより明確に vulnerable plaque を同定可能になると思われる．

プラーク解析には高画質の MDCT 画像が必要で，このためには CT 装置の空間分解能，時間分解能，低吸収域での密度分解能の向上とともにプラーク解析ソフトの開発も必要である．また，症状のない方にも実施する必要があるため被曝低減にも取り組まなければならない．

まとめ

現時点では，CT 上の 2FPP に，vulnerable blood や vulnerable myocardium などの情報も加えて vulnerable patient を発見し，心事故発生の予防に努めなければならない．すなわちフラミンガムの 10-year risk に代表される従来の冠動脈疾患危険因子（年齢，性別，LDL・HDL コレステロール，喫煙，糖尿病，高血圧）や高感度 CRP，メタボリック症候群などの指標も加えて評価を行い，生活習慣の改善，抗血小板薬，スタチンなどを含む総合的な治療が重要であると思われる．今後，CT からみた vulnerable plaque に関する前向き多施設共同研究が必要と思われる．

文献

1) Burke AP, Farb A, Malcom GT, et al. Coronary risk factors and plaque morphology in men with coronary disease who died suddenly. N Engl J Med. 1997; 336: 1276-82.
2) Falk E, Shah PK, Fuster V. Coronary plaque disruption. Circulation. 1995; 92: 657-71.
3) Nobuyoshi M, Tanaka M, Nosaka H, et al. Progression of coronary atherosclerosis: is coronary spasm related to progression? J Am Coll Cardiol. 1991; 18: 904-10.
4) Giroud D, Li JM, Urban P, et al. Relation of the site of acute myocardial infarction to the most severe coronary arterial stenosis at prior angiography. Am J Cardiol. 1992; 69: 729-32.
5) Ambrose JA, Tannenbaum MA, Alexopoulos D, et al. Angiographic progression of coronary artery disease and the development of myocardial infarction. J Am Coll Cardiol. 1988; 12: 56-62.
6) Little WC, Constantinescu M, Applegate RJ, et al. Can coronary angiography predict the site of a subsequent myocardial infarction in patients with mild-to-moderate coronary artery disease? Circulation. 1988; 78: 1157-66.
7) Braunwald E. Epilogue: what do clinicians expect from imagers? J Am Coll Cardiol. 2006; 47(8 Suppl): C101-3.
8) Naghavi M, Libby P, Falk E, et al. From vulnerable plaque to vulnerable patient: a call for new definitions and risk assessment strategies: Part I. Circulation. 2003; 108: 1664-72.
9) Narula J, Finn AV, DeMaria AN. Picking plaques that pop …. J Am Coll Cardiol. 2005; 45: 1970-3.
10) Narula J, Strauss HW. The popcorn plaques. Nature Medicine. 2007; 13: 532-4.
11) Schroeder S, Kopp AF, Baumbach A, et al. Noninvasive detection and evaluation of atherosclerotic coronary plaques with multislice computed tomography. J Am Coll Cardiol. 2001; 37: 1430-5.
12) Motoyama S, Kondo T, Anno H, et al. Atherosclerotic plaque characterization by 0.5-mm-slice multislice computed tomographic imaging. Circ J. 2007; 71: 363-6.
13) Pohlea K, Achenbach S, et al. Characterization of non-calcified coronary atherosclerotic plaque by multi-detector row CT: Comparison to IVUS. Atherosclerosis. 2007; 190: 174-80.
14) Cademartiri F, Mollet NR, Runza G, et al. Influence of intracoronary attenuation on coronary plaque measurements using multislice computed tomography: observations in an ex vivo model of coronary computed tomography angiography. Eur Radiol. 2005; 15: 1426-31.
15) 山口裕之. よりよい心臓CT検査のために〜撮影技術の現状と課題. Innervision. 2007; 22: 59-64.
16) Kodama T, Kondo T, Orihara T, et al. Comparison between new labeling method of MDCT and virtual histology of IVUS for non-calcified plaque analysis. Circ J. 2009; 73 (Supple I): 228 (OE-156).
17) Motoyama S, Sarai M, Harigaya H, et al. Computed tomographic angiography characteristics of atherosclerotic plaques subsequently resulting in acute coronary syndrome. J Am Coll Cardiol. 2009; 54: 49-57.
18) Kolodgie FD, Burke AP, Farb A, et al. The thin-cap fibroatheroma: a type of vulnerable plaque: the major precursor lesion to acute coronary syndromes. Curr Opin Cardiol. 2001; 16: 285-92.
19) Agatston AS, Janowitz WR, Hildner FJ, et al. Quantification of coronary artery calcium using ultrafast computed tomography. J Am Coll Cardiol. 1990; 15: 827-32.
20) 大坂美和子, 那須雅孝, 吉岡邦浩. マルチスライスCTによる冠動脈石灰化の評価；電子ビームCTとの比較. 冠疾患誌. 2005; 11: 69-74.
21) Greenland P, Bonow RO, Brundage BH, et al. ACCF/AHA 2007 clinical expert consensus document on coronary artery calcium scoring by computed tomography in global cardiovascular risk

assessment and in evaluation of patients with chest pain: a report of the American College of Cardiology Foundation Clinical Expert Consensus Task Force (ACCF/AHA Writing Committee to Update the 2000 Expert Consensus Document on Electron Beam Computed Tomography) developed in collaboration with the Society of Atherosclerosis Imaging and Prevention and the Society of Cardiovascular Computed Tomography. J Am Coll Cardiol. 2007; 49: 378-402.

22) Hyafil F, Cornily JC, Feig JE, et al. Noninvasive detection of macrophages using a nanoparticulate contrast agent for computed tomography. Nature Medicine. 2007; 13: 636-41.

〈近藤 武　高瀬真一〉

2 非侵襲的冠動脈造影における CTA vs MRA

　日本人の死亡原因で悪性新生物の次に多いのが心疾患である．なかでも食生活の欧米化に伴い動脈硬化性疾患である虚血性心疾患の増加が指摘されている．従来，非侵襲的な虚血性心疾患診断には運動負荷心電図，負荷心筋シンチグラフィー，ドブタミン負荷心臓超音波検査法が用いられてきた．これらの検査は心筋虚血を検出することを目的とする機能的検査で，それぞれの検査の診断能は感度が52％，87％，85％，特異度は71％，73％，77％，と報告されている[1]．一方，近年の革新的な機器の発達は，冠動脈を非侵襲的に描出することを可能とし，multidetector-row CT (MDCT) や MRI を用いた冠動脈の形態診断が頻用されるようになった．しかし多くの施設で冠動脈の形態評価のための使い分けがなされていないのが現状である．

A MDCT を用いた冠動脈形態評価

　従来より冠動脈の形態診断には，coronary angiography（CAG）が用いられゴールドスタンダードとされている．一方，MDCT による冠動脈造影（CT coronary angiography: CTCA）は，高い時間分解能と空間分解能を有し，心臓全体の冠動脈を低侵襲かつ詳細に描出可能とした．

　検出器の多列化により，時間分解能および空間分解能を飛躍的に向上させた MDCT は，空間解像度が高く，しかも1回呼吸停止で心臓全体の撮影を終了できるなど虚血性心疾患のルーチン検査法として優れた特徴を有している．現在の汎用機である64列 MDCT による冠動脈狭窄病変の検出能は，sensitivity（感度）が81〜90％，specificity（特異度）が86〜97％，negative predictive value（陰性反応的中度）が97〜99％[2,3]．特筆すべきは negative predictive value（陰性反応的中度）がほぼ100％に近いことであり，外来スクリーニング検査としての有用性が高く，臨床使用がすでに確立している．現在ではCTO病変への治療戦略構築やPCI後の評価さらにはアブレーション前の形態評価など，その役割は広がってきている．

　このCTCAの最大の特徴は，血管内腔の情報しか得られないCAGと異なり，血管壁の構造が評価できることにある．プラークの分布や性状を評価できる[4]ため，PCI後の再狭窄評価において，低侵襲にステントのみならず de novo lesion を合わせて評価できるという特徴を有する．

B 心臓 MRI

　心臓 MRI 検査は，約45分間で心機能，心筋血流，心筋バイアビリティーの評価さらには冠動脈の描出を可能とし，虚血性心疾患の画像診断法として，大きな注目を浴びるようになった．なか

でも MRI を用いた冠動脈の形態評価は被曝しないだけでなく造影剤を使用しないという他のモダリティーにない突出した特徴を有している．このため冠動脈 MRA は，虚血性心疾患診断におけるディジジョンツリーの低位にあった冠動脈形態診断を上位にシフトさせることを可能にした．

冠動脈の形態は個々の差が大きく，正常亜型が多く存在する．さらに心筋血流分布も血管走行や側副血行路の有無などの要因により症例間での差が大きく，評価が元来難しい．このような特徴をもつ臓器の観察には臓器全体の高解像度の volume data 取得が可能なだけでなく，1 回の検査で心機能，心筋血流，心筋バイアビリティーの評価さらには冠動脈の描出すら可能とする MRI は理想のモダリティーと考えられる．特に本年市販化された 32 列コイルは，撮像時間の大幅な短縮を実現し，従来問題となっていた検査時間の長さを解決した．

C whole heart coronary MRA（WHCMRA）

WHCMRA は被曝がなく，石灰化病変の評価が可能，再撮像が可能であり，造影剤を必要としないなど，スクリーニング検査としてきわめて優れた特徴を有する．従来の coronary MRA は目標冠動脈の走行に合わせたスライス厚 20 mm 程度のボリュームデータをグラディエントエコー法により収集していた．多施設共同研究による Manning らの検討では，sensitivity 83％，accuracy 72％，LMT あるいは 3 枝病変に限局すると sensitivity 100％，specificity 85％，accuracy 87％と高い診断能を有しており，臨床応用が可能と報告した[5]．しかしながら，撮像にはある程度の技術と時間を要すること，末梢病変の検出能が必ずしも良好ではないことが問題であった．そのなかで，2003 年 Whole heart coronary MRA とよばれるアプローチが登場し，造影剤を用いず，かつ被曝せずに心臓全体の高分解能 3D 画像を 1 回 10 分程度で撮影可能となった[6]．心臓は心拍変動と呼吸変動を受ける臓器である．MDCT では呼吸変動を避けるため，呼吸停止下に心電図と同期したデータを収集し，画像再構成を行うが，MRI では呼吸停止下約 20 秒間に心電図同期の心臓データをフルに収集することができないため，心電図同期と呼吸同期を併用してデータ収集する．佐久間らの報告[7]では whole heart coronary MRA の検査成功率は 86％，狭窄病変検出能は sensitivity: 87％，specificity: 85％，accuracy: 87％であった．Pouleur らは whole heart coronary MRA（1.5T MRI・5 チャンネルコイル）と MDCT（40 & 64 列）の狭窄病変検出能について比較検討しており，検査成功率はそれぞれ 86％・100％，狭窄病変検出能はそれぞれ sensitivity: 100％・94％，specificity: 72％・88％，accuracy: 78％・90％であったと報告している[8]．また Kefer らは whole heart coronary MRA（1.5T MRI・5 チャンネルコイル）と MDCT（16 列）の狭窄病変検出能について比較検討しており，狭窄病変検出能はそれぞれ sensitivity: 75％・82％，specificity: 77％・79％，accuracy: 77％・80％と同等の診断能であることから，whole heart coronary MRA（1.5T MRI・5 チャンネルコイル）は 16 列 MDCT 相当の診断能力を有していると報告した[9]．

D 32チャンネル心臓用コイル

前述したように心臓はそれ自体の拍動だけでなく，呼吸による影響を受ける臓器である．現在のMRIは心臓全体のデータ収集をMDCTのように数秒で成し遂げる能力をもたない．このため息止め法あるいは呼吸同期法を用いての撮像となるが，いずれにしても限られた時間内での撮像が要求されるため，高速撮像法であるパラレルイメージングが用いられている．従来の1.5T MRIでは5チャンネル心臓用コイルが，3T MRIでは6チャンネル心臓用コイルが用いられていた．昨年市販された32チャンネル心臓用コイルは感度の改善や，2方向でのSENSE使用を可能とした．これにより撮像時間や空間分解能・時間分解能が向上し，従来から指摘されていた検査成功率の改善や画質の改善に貢献した．

E 3T MRI whole heart coronary MRA

3.0T MRIは，高磁場のもたらす高いS/NとT1緩和時間の延長に伴うコントラスト分解能の向上が特徴で，vessel wall imagingや造影剤を用いた撮像で高画質が得られる．しかし，3.0T装置では，高磁場による磁場の不均一性が出現しやすく，周囲を肺野の空気に囲まれた心臓領域では特に顕著となる．1.5T心臓MRIで用いられるsteady state法は，この磁場の不均一性に影響を受けやすいため，3T MRIでの心臓撮像はいまだ発展段階である．whole heart coronary MRAにおける非造影steady state法1.5T MRIと造影GRE法3T MRIの比較をボランティア撮像で行った検討では，主要冠動脈における同等の描出能と3T MRIでの高いCNRが報告[10]されているが，3T MRIでのwhole heart coronary MRAはまだ始まったばかりであり，臨床応用には課題となるべき点も多い．しかしその潜在的なポテンシャルは高く，今後が期待されている．

F coronary imagingはMDCTとMRIの使い分け

64列MDCTは冠動脈有意狭窄病変に関して高い診断能を有するため，外来スクリーニング検査として確立された．64列MDCTを用いたCTCAは15分の検査時間で撮像が終了するため，一般検査枠内で施行が可能であるばかりか，最新のワークステーションの使用により解析時間も20分程度を要するのみである．被曝に関しても"step and shootの使用により3 mSv以下での撮影が可能となり，他の部位の撮影と同等以下の低被曝となった．冠動脈形態診断法としてのwhole heart coronary MRAは造影剤を使わず，被曝なしで撮像できるが，CTと比較して空間分解能に劣るだけでなく，解析に用いるワークステーションも確立していないため，我々の施設では若年者，スクリーニング検査，石灰化病変の評価目的，造影剤アレルギー症例などの使用にとどめている．またwhole heart coronary MRAの診断精度を語るときに，忘れてはならないのが検査成功率である．CTと比較してMRIでの冠動脈描出はまだまだ技術的に難易度が高く，検査成功率は80〜90％程

度にとどまる．特に高齢者や呼吸変動の大きい症例，肥満患者での検査成功率が低い傾向があり，課題といえよう．

G MDCTを用いたステント内腔評価の現状

　PCI治療の70％以上をステント留置が占めるようになり，ステント留置後の評価が臨床上重要と考えられている．従来ステント留置後の評価はCAGで行ってきたが，金属であるステントをMRIは描出できずCTCAによる描出が改善したため，その臨床応用が期待されている．

　64列MDCTを用いたステント内腔の評価は％ diameter stenosis≧50％とした時の評価可能率が58〜95.5％で，評価できなかったステントを有意狭窄と判定した場合の診断能がsensitivity 86〜92％，specificity 81〜98％，positive predictive value 44.2〜86％，negative predictive value 98〜98.7％であったと報告されている[11-13]．いずれの報告においても高いNPVが特徴であり，冠動脈病変評価と同様にスクリーニング検査としての高い有用性が認められる．しかし，ステント評価において求められるのは高い評価可能率と陽性的中率であり，現状のMDCTはこれを満たす性能を有していないと考えられる．そこで，2006年に発表されたAHAのCTのガイドライン[1]ではステント評価におけるCTの有効性はClass IIIとされ，適応が認められていない．しかし，MDCTを用いた左主幹部DES評価における報告[14]では，診断可能率100％，sensitivity 100％，specificity 91％，positive predictive value 67％，negative predictive value 100％と高い診断率が報告されており，血管径の太い場所にDESを用いた場合など限られたケースでは臨床上有効と考えられる．

H 石灰化病変の評価 (図6-6, 7, 8)

　CTCAにおいて高度石灰化病変では石灰化病変を中心とするビームハードニング効果（高CT値領域）とその周囲のシューティングアーチファクト（低CT値領域）ならびに部分容積効果のため，内腔評価が困難となる．動脈硬化の進んだ症例においてこそMDCTでの検査が有用であるにもかかわらず，石灰化によるアーチファクトのため診断が困難になる[15]というジレンマがここに存在する．このような症例では心筋虚血の機能診断として運動負荷試験や負荷心筋シンチあるいは負荷perfusion MRIなどを併用して診断していくこととなるが，石灰化病変の形態診断ではMR angiography（whole heart coronary MRA）が石灰化の影響を受けないためその有用性が報告されている[7]（図6-9）．被曝と造影剤を使用して撮像するCTCAにおいて，撮像後に高度石灰化のため評価困難とするのはできる限り避けるべきであろう．位置決めの撮像あるいは石灰化スコアの画像から目標血管の高度石灰化は確認できるため，このような症例においてはCTCA撮像を中止してMR angiographyあるいは心臓カテーテル検査に切り替えるなどの判断が要求される．

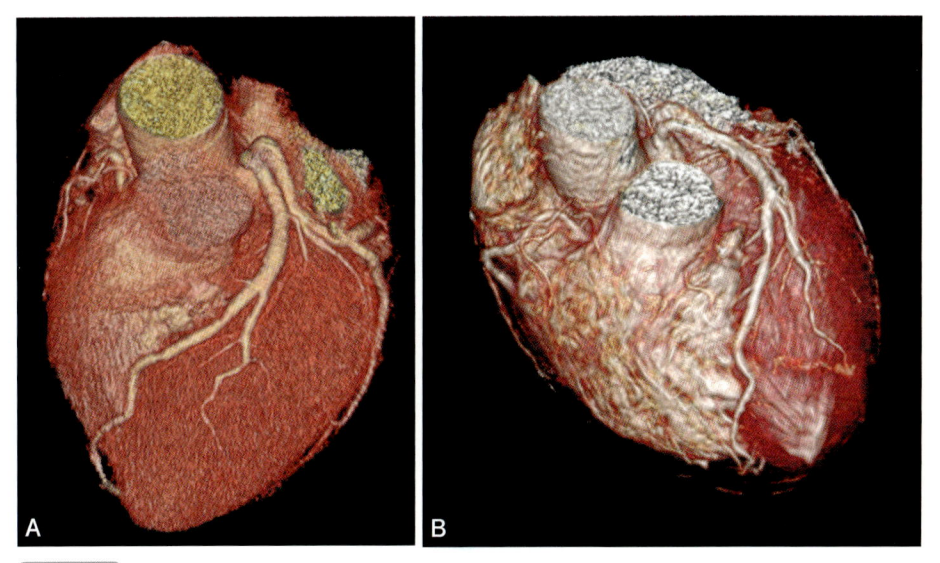

図 6-6 CTA vs MRA

左前下行枝 #7 に 50%狭窄を認めた症例における whole heart coronary MRA と coronary CTA の比較を示す．A は CTCA の 3D 画像である．B は心電図同期下に，navigator（呼吸同期）法を用いて高分解能冠動脈 3D 画像を撮像した．分解能にはほとんど差がないことがわかる．
A: CT coronary angiography と B: whole heart coronary MRA

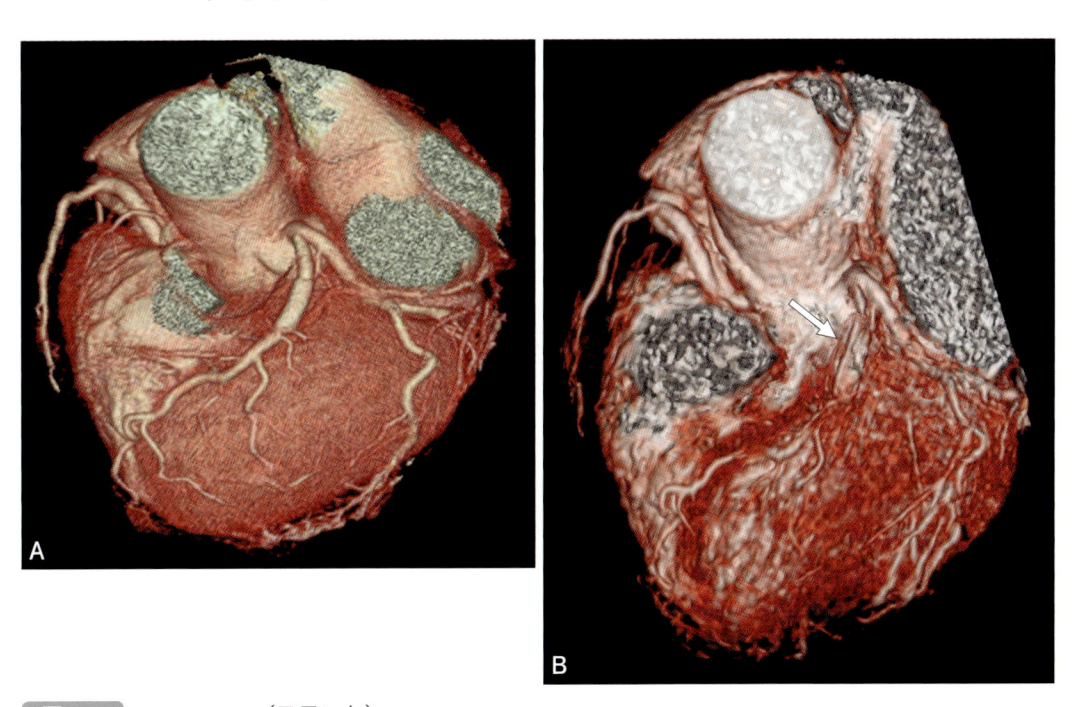

図 6-7 CTA vs MRA（ステント）

LAD#6 に driver 4.0×15 mm を留置した症例における whole heart coronary MRA と coronary CTA の比較を示す．MRI においても CT と同等の冠動脈描出が可能であるが，画質の点で造影剤を用いている CT には及ばない．また MRI では金属からなるステント（⇒）描出は不可能であり，周囲は無信号となる．さらにステント末梢の信号強度は低下するため，描出は不良となることが多い．
A: MDCT 3DVR 像，B: MRI 3DVR 像

2. 非侵襲的冠動脈造影における CTA vs MRA

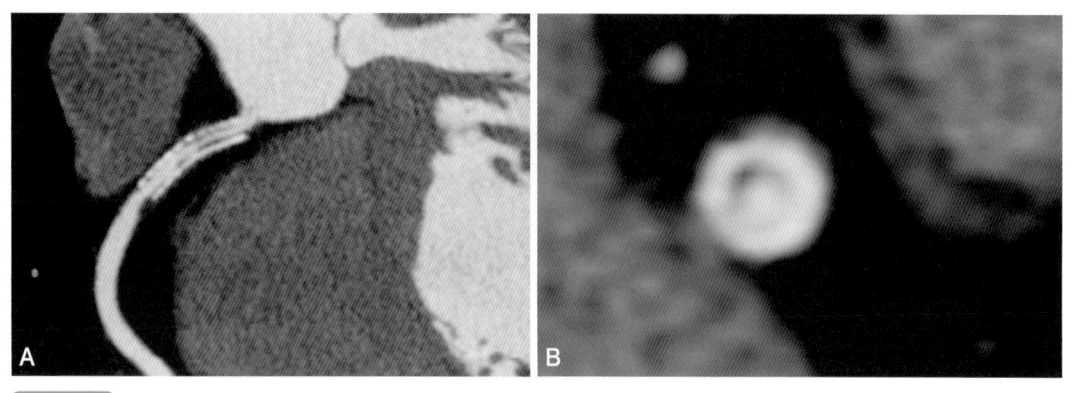

図 6-8 64 列 MDCT におけるステント再狭窄の描出（RCA#1: Liberte ステント 4.0×24 mm）
A: curved-MPR 像，B: ステントの直交断面像

I スクリーニング検査

　虚血性心疾患の治療において，慢性期の安定した冠動脈疾患の患者では薬物療法と PCI で予後に差がないことが報告された[16]．一方，急性心筋梗塞患者では，発症から再還流までの時間が短い程，予後のよいことが報告されている[17]．そこでこのような急性心筋梗塞や不安定狭心症などの急性冠症候群（ACS）が発症する前の患者の同定が虚血性心疾患の予後改善に重要と考えられている．しかし，ACS の約 80％が有意狭窄病変からの進展ではなく，75％以下の動脈硬化性病変から発症することが知られている．こうした急性心筋梗塞の原因となる非狭窄性病変は，脂肪に富む非石灰化粥腫（プラーク）が不安定化し，そこに生じる破綻と引き続いて生じる血栓形成により急性冠動脈症候群が発症するとされる．このような病変は負荷心電図や負荷心筋シンチ，ドブタミン負荷心臓超音波検査法といった従来の機能的検査ではできないばかりか，多くの ACS 患者が発症まで無症状であることから，破裂する可能性のある粥腫の非侵襲的画像診断法として CT，MRI が注目されており，ACS の予防のためにも重要と考えられている．

　最近，無症候性中年男女 1,000 人の連続症例に心臓 CT を施行した結果がソウルからの報告された．215 人（22％）で冠動脈プラークを検出し，約 18 カ月の間に 1 人が不安定狭心症を発症し，14 人が血行再建術を受けたとされる[18]．しかし MDCT は多列化と高速化による被曝線量の増加が指摘され，発がんとの関係が危惧されている[19]．実際 AHA scientific statement[20,21] によると，胸部症状のない患者に対する CTCA は Class III，level of evidence C であり推奨していない．よって，このような患者におけるスクリーニング目的の冠動脈形態評価には WHCMRA を選択すべきと考えられる．もちろん心臓 CT における被曝低減技術の進歩は目覚ましく，冠動脈疾患スクリーニングにおける心臓 CT の活用が現実となる可能性はあるが，造影剤のリスクがある以上，心臓 CT による冠動脈疾患スクリーニングには石灰化スコアを用いるべきである．

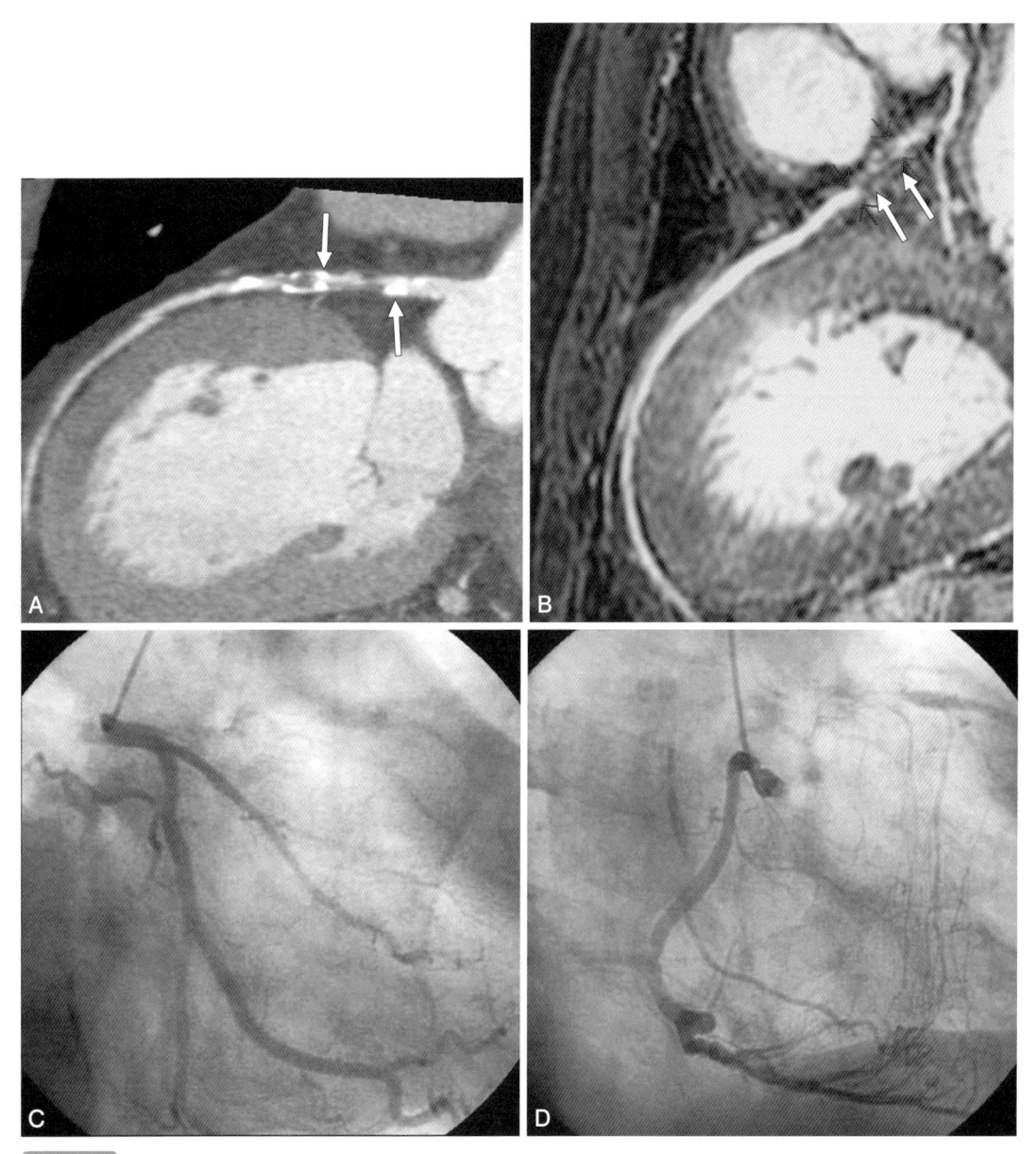

図 6-9 高度石灰病変評価における CTCA と MRA

術前の心電図で虚血性心疾患が疑われ，循環器内科受診となった症例．CTCA を施行したところ，curved MPR（A）の病変部は高度石灰化とソフトプラークが混在（→）しており，評価困難であった．しかし末梢が描出されるため，病変部は完全閉塞あるいは高度狭窄と判断した．石灰化病変評価のため行った whole heart coronary MRA（WHCMRA）（B）では，LAD ＃ 6 の石灰化病変が完全閉塞であることが確認できる．CTCA と異なり，MRI では血流信号を描出し，石灰化の影響を受けないため，このような症例でよい適応となる．CAG（C）では LAD ＃ 6 が完全閉塞しており，側副血行路で LAD 末梢が描出されている．

A: CTCA curved MPR, B: WHCMRA curved MPR, C: CAG LCA, D: CAG RCA

J 心臓MRI検査の最大の武器は遅延造影を用いた心筋バイアビリティー評価

正確な心筋バイアビリティーの評価は，心筋梗塞症例の血行再建術を検討するうえで重要である．従来用いられてきた心筋SPECTに比し，遅延造影MRIが心筋バイアビリティー評価において優れた診断能を有することが明らかとなり[22]，その高い臨床的診断価値が注目されている[23]．しかも遅延造影MRIは撮像手法が簡単であるだけでなく，撮像時間も短時間で済むため，その有用性は虚血性心疾患の治療戦略を構築するうえで計り知れないものがある．非造影の冠動脈形態評価が可能な点でMRIは大きな脚光を浴びたが，他のモダリティにないMRIのアドバンテージは心筋バイアビリティー評価にあることを忘れてはならない．

おわりに

現在のモダリティの性能を考えれば冠動脈の形態評価に関しては特殊症例を除き，まずCTAを選ぶべきであろう．しかし，虚血性心疾患の病態把握には形態診断だけでは不十分であり，この点で低侵襲かつ高分解能な機能画像を提供できるMRIはきわめて優れたモダリティと考えられる．本稿では非侵襲的冠動脈造影におけるCTA vs MRAというタイトルをもとに執筆したが，CTAで得られた冠動脈形態情報にMRIで得られる機能情報を合わせて評価することが低侵襲画像診断におけるベストな組み合わせと筆者は考えている．

文献

1) Budoff MJ, Achenbach S, Blumenthal RS, et al. Assessment of coronary artery disease by cardiac computed tomography. A scientific statement from the American Heart Association Committee on Cardiovascular Imaging and Intervention, Council on Cardiovascular Radiology and Intervention, and Committee on Cardiac Imaging, Council on Clinical Cardiology. Circulation. 2006; 114: 1761-91.
2) Leber AW, Knez A, von Ziegler F, et al. Quantification of obstructive and nonobstructive coronary lesions by 64-slice computed tomography: a comparative study with quantitative coronary angiography and intravascular ultrasound. J Am Coll Cardiol. 2005; 46: 147-54.
3) Hamon M, Biondi-Zoccai GG, Malagutti P, et al. Diagnostic performance of multislice spiral computed tomography of coronary arteries as compared with conventional invasive coronary angiography: a meta-analysis. J Am Coll Cardiol. 2006; 48: 1896-910.
4) Schroder S, Kopp AF, Baumbach A, et al. Noninvasive detection of coronary lesions by multislice computed tomography; results of the new age pilot trial. Oatheter Cardiovasc Interv. 2001; 53: 325-58.
5) Kim WY, Danias PG, Stuber M, et al. Coronary magnetic resonance angiography for the detection of coronary stenoses. N Engl J Med. 2001; 345: 1863-9.
6) Weber OM, Martin AJ, Higgins CB. Wholeheart steady-state free precession coronary artery magnetic resonance angiography. Magn Reson Med. 2003; 50: 1223-8.
7) Sakuma H, Ichikawa Y, Suzawa N, et al. Assessment of the entire coronary artery tree with total study time of less than 30 minute using whole heart coronary magnetic resonance angiograph. Radiology. 2005; 237: 316-21.

8) Pouleur AC, Waroux JP, Kefer J, et al. Direct comparison of whole-hearth navigator-gated magnetic resonance coronary angiography and 40-and 64-slice multidetector row computed tomography to detect the coronary artery stenosis in patients scheduled for conventional coronary angiography. Circulation: Cardiovascular Imaging. 2008; 1: 114-21.

9) Kefer J, Coche E, Legros G, et al. Head-to-head comparison of three-dimensional navigator-gated magnetic resonance imaging and 16-slice computed tomography to detect coronary artery stenosis in patients. J Am Coll Cardiol. 2005; 46: 92-100.

10) Liu X, Bi X, Huang J, et al. Contrast-enhanced whole-heart coronary magnetic resonance angiography at 3.0 T: comparison with steady-state free precession technique at 1.5 T. Invest Radiol. 2008; 43: 663-8.

11) Cademartiri F, Schuijf JD, Pugliese F, et al. Usefulness of 64-slice multislice computed tomography coronary angiography to assess in-stent restenosis. J Am Coll Cardiol. 2007; 49: 2204-10.

12) Ehara M, Kawai M, Surmely JF, et al. Diagnostic accuracy of coronary in-stent restenosis using 64-slice computed tomography: comparison with invasive coronary angiography. J Am Coll Cardiol. 2007; 49: 951-9.

13) Rixe J, Achenbach S, Ropers D, et al. Assessment of coronary artery stent restenosis by 64-slice multi-detector computed tomography. Eur Heart J. 2006; 27: 2567-72.

14) Van Mieghem CA, Cademartiri F, Mollet NR, et al. Multislice spiral computed tomography for the evaluation of stent patency after left main coronary artery stenting: a comparison with conventional coronary angiography and intravascular ultrasound. Circulation. 2006; 114: 645-53.

15) Kitagawa T, Fujii T, Tomohiro Y, et al. Ability for visualization, resons for nonassessable image, and diagnostic accuracy of 16-slice multi-detector row helical computed tomography for the assessment of the entire coronary arteries. Am J Cardiol. 2005; 95: 1076-9.

16) William E, Boden MD, Robert A, et al. COURAGE Trial optimal medical therapy with or without PCI for stable coronary disease. N Engl J Med. 2007; 12; 356: 1503-16.

17) Ross AM, et al. for the PACT investigators. A randomized trial comparing primary angioplasty with a strategy of short-acting thrombolysis and immediate planned rescue angioplasty in acute myocardial infarction; the PACT trial. J Am Coll Cardiol. 1999; 34: 1954-62.

18) Choi EK, Choi SI, Rivera JJ, et al. Coronary computed tomography angiography as a screening tool for the detection of occult coronary artery disease in asymptomatic individuals. J Am Coll Cardiol. 2008; 52: 357-65.

19) Einstein AJ, Henzlova MJ, Rajagopalan S. Estimating risk of cancer associated with radiation exposure from 64-slice computed tomography coronary angiography. JAMA. 2007; 298: 317-23.

20) Budoff MJ, Cohen MC, Garcia MJ, et al. ACCF/AHA clinical competence statement on cardiac imaging with computed tomography and magnetic resonance: a report of the American College of Cardiology Foundation/American Heart Association/American College of Physicians Task Force on Clinical Competence and Training. J Am Coll Cardiol. 2005; 46: 383-402.

21) Budoff MJ, Achenbach S, Berman DS, et al. Task force 13: training in advanced cardiovascular imaging (computed tomography) endorsed by the American Society of Nuclear Cardiology, Society of Atherosclerosis Imaging and Prevention, Society for Cardiovascular Angiography and Interventions, and Society of Cardiovascular Computed Tomography. J Am Coll Cardiol. 2008; 51: 409-14.

22) Kim RJ, Fieno DS, Parrish TB, et al. Relationship of MRI delayed contrast enhancement to irreversible injury, infarct age, and contractile function. Circulation. 1999; 100: 1992-2002.

23) Kim RJ, Wu E, Rafael A, et al. The use of contrast-enhanced magnetic resonance imaging to identify reversible myocardial dysfunction. N Engl J Med. 2000; 343: 1445-53.

〈平野雅春　山科 章〉

3 SPECT との併用がもたらすもの

近年のCT装置とアプリケーションの発達[1,2]によってCCTA（coronary computed tomographic angiography）[3,4]はその確固たる地位を固めてきたといえる．すでに臨床現場にも広く普及して日々進歩を繰り返しながら多くの症例が積み重ねられている．

ここでCCTAとSPECT（single photon emission computed tomography）との併用について議論して，将来もたらされるものについて，慢性虚血性病変を対象として，著者らの経験をもとに述べさせていただく．

A SPECT-MPI

SPECTはSPECT-MPI（myocardial perfusion imaging）ともよばれる心筋血流イメージングの代表格である．モダリティが何であれ慢性虚血性病変において，冠動脈狭窄病変の評価だけでなく心筋バイアビリティや心筋虚血の評価が治療戦略を考えるうえで重要であることは議論の余地がない．冠動脈を木の枝とすれば心筋血流は光合成を行う葉の機能であり，心筋細胞機能を反映するSPECT-MPIが最も優れていると，心臓核医学会の講習会スライドでも述べられている．

このベースには多くの症例を背景とした膨大なデータによるエビデンスの報告がある．SPECT-MPIを用いた半定量評価による虚血心筋量によるリスクの層別化が予後の推定にきわめて有用であり[5]，特に軽度の病変か中等度の病変かの判断が心臓死を予測するうえできわめて有用である[6]ことが示された．さらには虚血心筋量が増えるに従って保存的治療を選択したときの予後よりも侵襲的治療を選択したときの予後がよくなる[7]こと，具体的には虚血心筋量が10％を超えるとその傾向が明らかになることが示された．

核医学に携わる専門家にとってはすでに常識的なこのようなエビデンスが核医学SPECT-MPIの正当性を物語っている．

B CCTA と MRCA

ここでCCTAとMRCA（magnetic resonance coronary angiography）について，これらのモダリティでは虚血を評価できないかどうかも少し述べさせていただくと，実はそれは十分に可能なことで，これまでも多く報告されている[8-10]し，今も日々研究と経験が積み重ねられている．MDCTを用いた心筋血流定量化も報告されている[11]．こういった議論やあるいは学会のシンポジウムなどでも，CTやMRはもっぱら冠動脈診断ツールとして，SPECT-MPIのみが虚血心筋の評価ツー

ルとして取り扱われ，CCTA（あるいは MRCA）vs SPECT-MPI などとタイトルされることがあるのは少し残念な印象である．心筋虚血の評価ツールとして CT や MR を SPECT-MPI と比較して徹底的に議論する場があってもよいと思う．

そのことを前提として，今はまだ特に CT での心筋虚血評価のエビデンスが SPECT-MPI と比べて十分ではないという理由で，本稿では CT（および MR）はもっぱら冠動脈診断ツールとの仮定の下で議論させていただく．

C CCTA と SPECT-MPI の被曝

さて CCTA は冠動脈を，SPECT-MPI は心筋虚血を診断するツールであるが，どちらも X 線被曝が存在する．CCTA はかつての後向き心電図同期モードでの撮像では 1 回の撮像で 10 mSv を超えるようなときもあったが，現在の前向き心電図同期モードでの撮像では，心拍数が遅く安定していないとできない制約はあるが，3 mSv 程度の被曝でも撮像可能である．一方核医学，SPECT-MPI では使用する核種によって被曝の程度は異なるものの，10 mSv 程度かあるいはそれ以上との報告[12]もある．測定方法によっても多少異なるので断定はできないが，もし 10 mSv 程度と仮定すると，いまや CCTA よりも大きな被曝線量である．周知の通り医療被曝は確たる正当性のもとに行われるはずであるので，CCTA と SPECT-MPI の両方の被曝を与えることも当然に正当である．しかし，被曝線量は同じ診断能であれば小さい方がよい．この意味で，CCTA と SPECT-MPI の併用はきちんと正当性を考えたうえで適応を吟味する必要がある．

D CCTA と SPECT-MPI の関係

さて CCTA と SPECT-MPI の併用の議論であるが，そもそも SPECT-MPI の歴史の方が古い，したがって，CCTA に SPECT-MPI を併用してはどうか，という議論が先ではなく，SPECT-MPI に CCTA を併用してはどうか，あるいはこれまで SPECT-MPI で行っていた診断を CCTA に切り替えてはどうか，と考えるのが，臨床現場の率直な考えである．

ここで慢性虚血性病変における検査前確率が低確率群，中間確率群，高確率群に分けて考察してみたい．これらは Berman ら[13]によって提唱された診断ツリーであるが，わかりやすくするためにきわめておおざっぱに著者なりに割り切って提示する．

図 6-10a に SPECT-MPI を主体とした診断ツリーを示す．著者らが初学者の時代に習った診断ツリーである．これに似通ったツリーは今でも腎機能障害症例では推奨されている．中間確率群に SPECT-MPI を行い，SPECT-MPI 異常症例は高確率群に準じた治療，すなわち侵襲的治療，SPECT-MPI 正常症例は低確率群に準じた治療，すなわち保存的治療を行う，との考え方である．かつての心臓核医学系教育講演では，「中間確率群にこそ SPECT-MPI は有用です，高確率群ではすでに病変の存在は明らかですので SPECT-MPI は有用ではありません．」と何度も習ったことを記憶している．

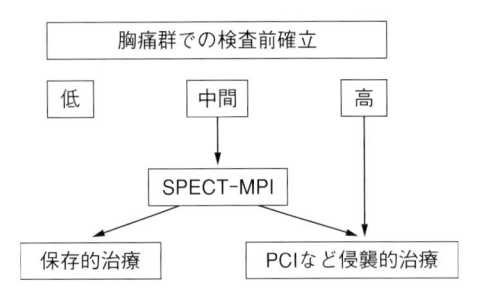

図6-10a CCTAやMRCA登場以前の検査前確率による診断ツリー
現在でも腎機能障害などでヨード造影剤を使えない症例やMR室に入室できない症例は本診断チャートがよい.

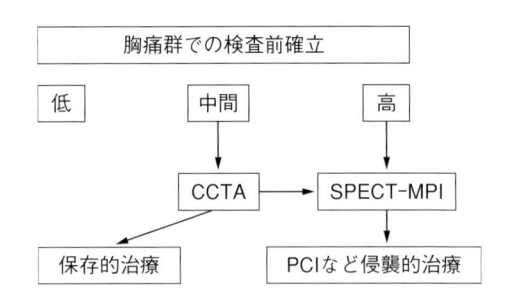

図6-10b CCTAやMRCA登場後の診断ツリー
侵襲的治療を前提とすると虚血心筋量を把握するためにSPECT-MPIが推奨される.

図6-10bにCCTAが介入した診断ツリーを示す.まず最初の特徴はSPECT-MPIが高確率群で利用されていることで,これは虚血心筋量の程度が高くなるにつれて侵襲的治療の利益が大きくなる証拠が示されたことが大きな理由である.現在では侵襲的治療を前提とする場合は虚血心筋量が10％以上あることを確認しておくべきである.

第2の特徴は中間確率群にCCTAを用いていることである.かつてはこの群にはSPECT-MPIしか方法がなかった.しかし今では冠動脈を直接CCTAで検査することが容易な時代なのであるから,中間確率群にはまずCCTAでよいと考える.CCTAで異常なしであれば他の臨床的リスクにもよるが保存的治療で問題はない.

少し議論の余地があるのはCCTAで異常があった場合に直接侵襲的治療へ向かうか,やはりSPECT-MPIを行うべきかどうかであるが,ここでもやはり侵襲的治療を行う根拠として,時間的余裕があるのならSPECT-MPIで虚血心筋量を検討したい.したがってSPECT-MPIへと向かうべきと考える.

ここにCCTAとSPECT-MPIの併用の一番大きな意義があると考える.この考え方をベースとして以下に小児と成人での症例を呈示しながら具体例で解説を加えたい.

なお,CCTAのかわりにMRCAを行う考え方もある.MRCAはMR装置とコイルによる診断能の差が大きくMRCAを一括して議論するのは難しい.しかし適切な装置と熱意をもって行えるのであれば,CCTAのかわりに中間確率群にMRCAを行うことも将来は可能かもしれない.ここで少し問題と思うことは時にMRCAを低確率群または中間確率群に行って異常所見を認めたときにCCTAへ移行することである.MRCAできわめてはっきりした狭窄を認めるので,CCTAでプラークを評価したい,ということもあるかもしれない.しかし本質的に冠動脈の検査であることにかわりはなく,やはりMRCAを主体としても異常があればSPECT-MPIに移行すべきと考える.もちろんCTやMRで心筋虚血を正確に判断できるエビデンスが蓄積されればそれでもよい.

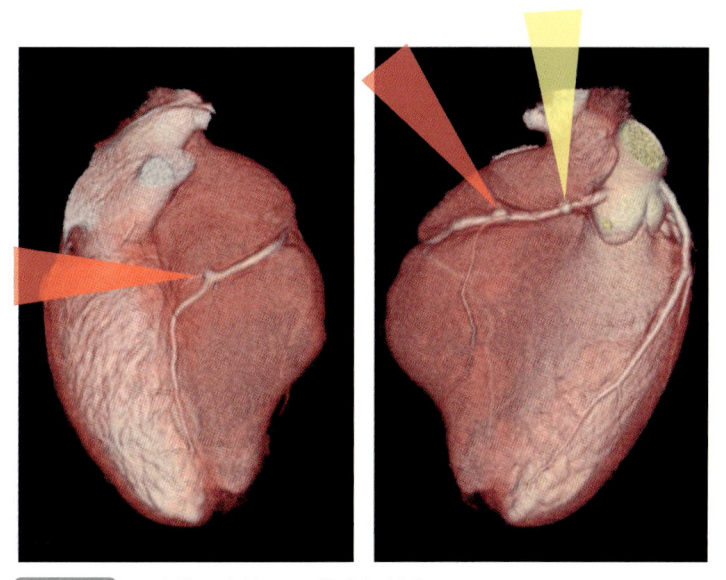

図 6-11a 10 歳代の女性，冠動脈瘤症例
CCTA 3D 像にて右冠動脈に動脈瘤（赤矢印）や石灰化（黄矢印）を認める．

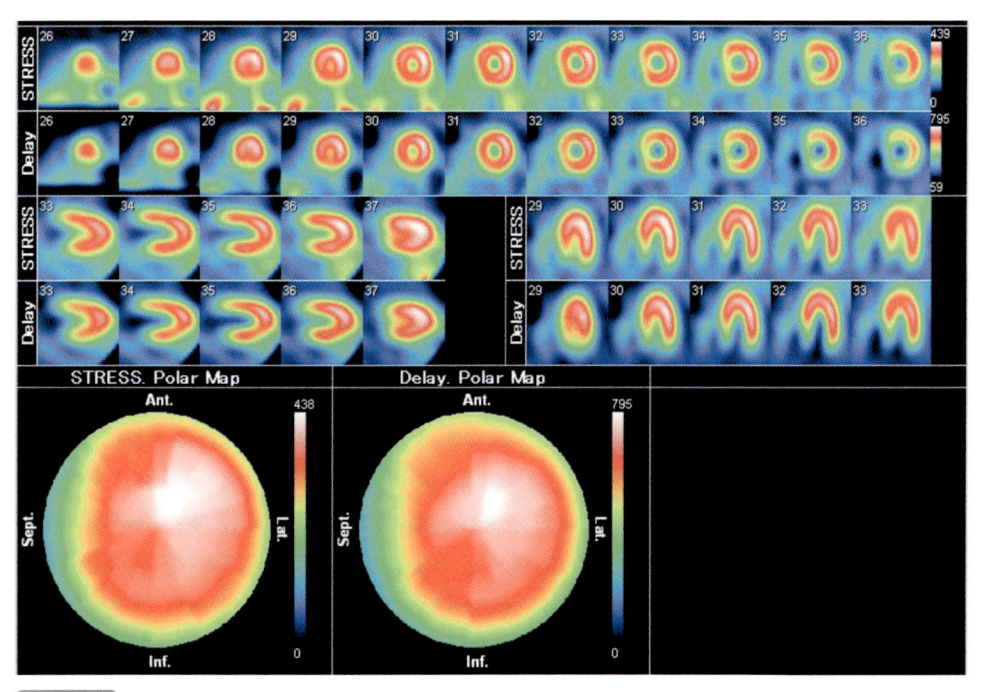

図 6-11b
ATP 負荷心筋血流シンチグラフィーにて有意な灌流異常は認めない．

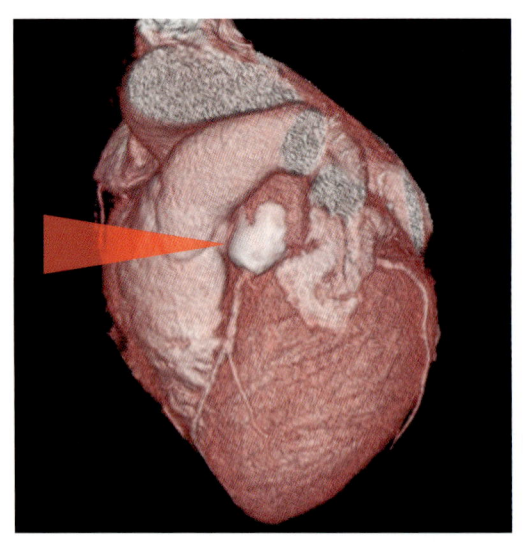

図 6-12a 20 歳代の女性，冠動脈瘤症例
CCTA 3D 像にて左冠動脈主幹部に石灰化を伴う大きな動脈瘤を認める（赤矢印）．

1. 川崎病症例

小児の川崎病症例を 2 症例呈示する（図 6-11, 12）．

図 6-11 の症例では CCTA にて右冠動脈に動脈瘤や石灰化を認めるが，SPECT-MPI では有意な灌流異常は認めず，保存的治療を継続している．

図 6-12 の症例では CCTA にて左冠動脈主幹部に石灰化を伴う動脈瘤を認めるが，SPECT-MPI では有意所見を認めず保存的治療を行っていた．しかし経過中に虚血症状を訴え，SPECT-MPI を行ったところ左冠動脈領域に広く強い負荷誘発性灌流低下を認め，中等度以上の虚血性病変と診断して治療適応と判断された．

いずれの症例も CCTA で冠動脈病変は診断されているが，治療適応を判断するために SPECT-MPI を行った．もちろん CCTA と SPECT-MPI のみで治療適応が決定されるわけではなく他の臨床的リスクなども総合的に考慮されてのことであるが，図 6-10b の診断ツリーの考え方に準じている．

2. 労作性狭心症症例

成人の労作性狭心症症例を 2 例提示する（図 6-13, 14）．

図 6-13 の症例では CCTA にて左前下行枝近位 #6 に有意な病変を認め，SPECT-MPI にて左前下行枝領域に負荷誘発性灌流低下を認め中等度以上の虚血性病変と診断し侵襲的治療の適応と判断した．

図 6-14 の症例は強い虚血症状から先に SPECT-MPI を行い，左前下行枝領域に負荷誘発性灌流低下を認め中等度以上の虚血性病変と診断し侵襲的治療の適応と判断した．しかし治療前に少し時間があったこともあって CCTA を行い左前下行枝近位 #6 に有意な病変を認めた．これは結局侵襲的治療前の有用な情報となった．

短軸断層像　　　　　　　　　　　　　　　　ブルズアイ像

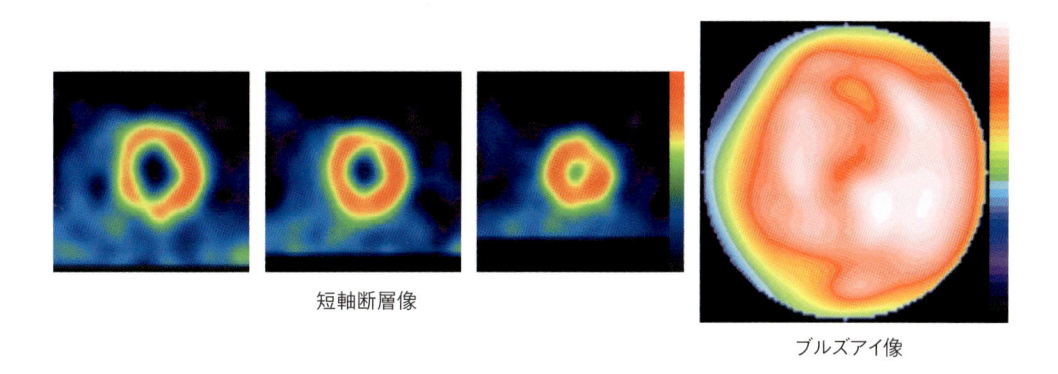

図 6-12b
運動負荷 Tl 心筋血流シンチグラフィーにて有意な灌流異常は認めない．

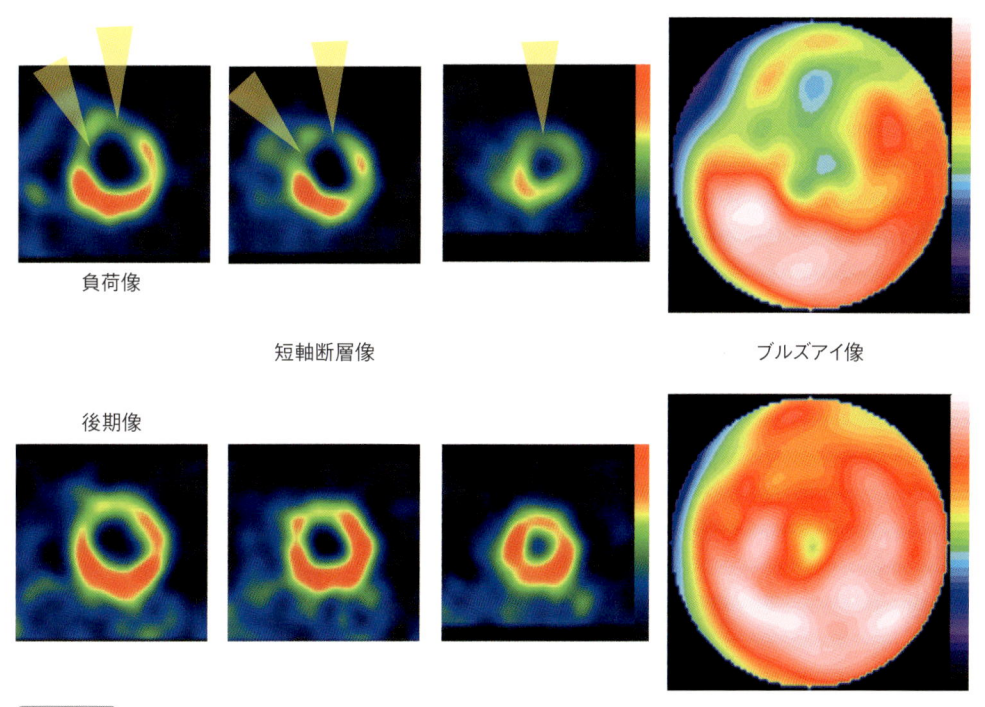

負荷像

短軸断層像　　　　　　　　　　　　　　　　ブルズアイ像

後期像

図 6-12c
運動負荷 Tl 心筋シンチグラフィーにて左冠動脈領域に広く強い負荷誘発性灌流低下を認める．

　ここで図 6-13 の症例は図 6-10b の診断ツリーの考え方に準じているが，図 6-14 の症例は臨床的に高確率群であり SPECT-MPI でも有意所見でありながら CCTA を行った．しかしこれは腎機能や時間的な問題が解決されるのであれば行ってよいと思う．CCTA の情報が侵襲的治療の良好な指標となることはよくあることであり望ましいことでもある．

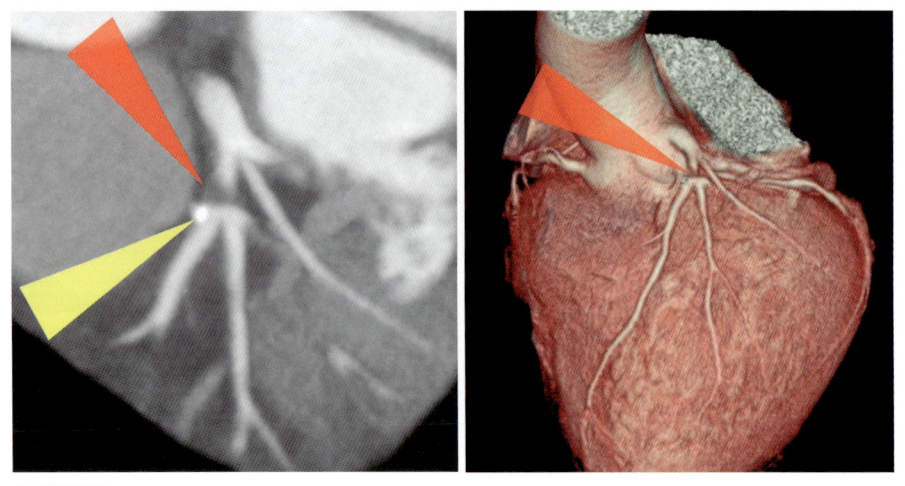

図 6-13a 60 歳代の男性，労作性狭心症症例

CCTA（左：MPR 像，右：3D 像）にて左冠動脈近位 #6 に石灰化（黄矢印）とともに有意なソフトプラーク（赤矢印）を認める．

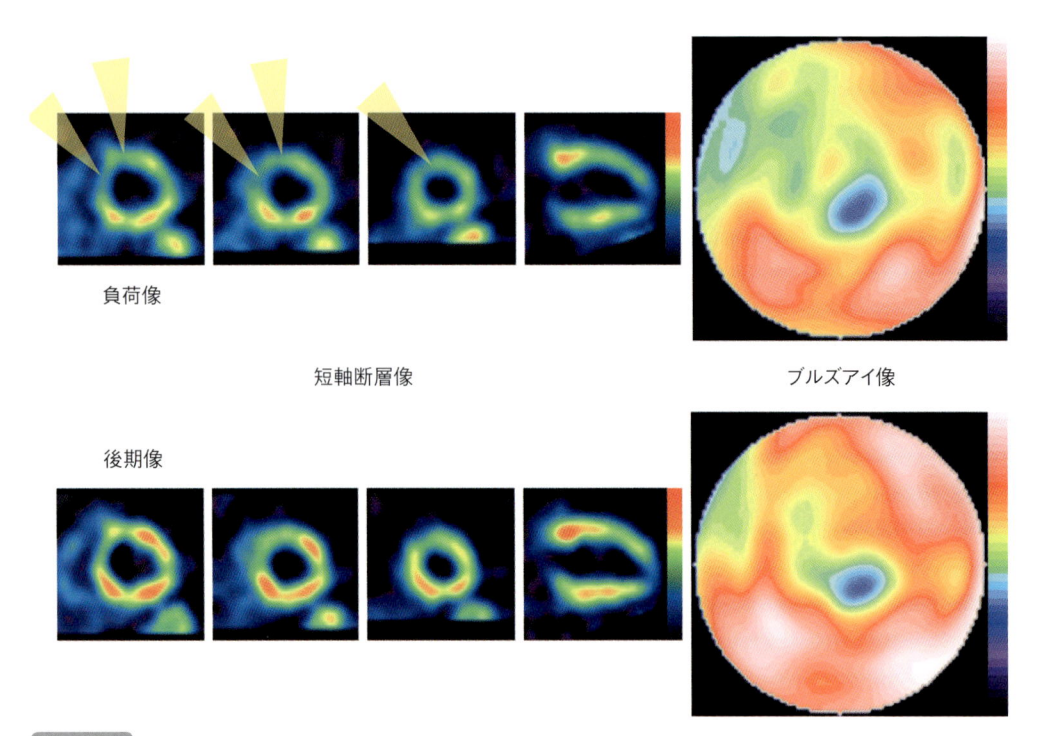

負荷像

短軸断層像

ブルズアイ像

後期像

図 6-13b

ATP 負荷心筋血流シンチグラフィーにて左前下行枝領域に不完全再分布を伴う負荷誘発性灌流低下を認める（黄矢印）．

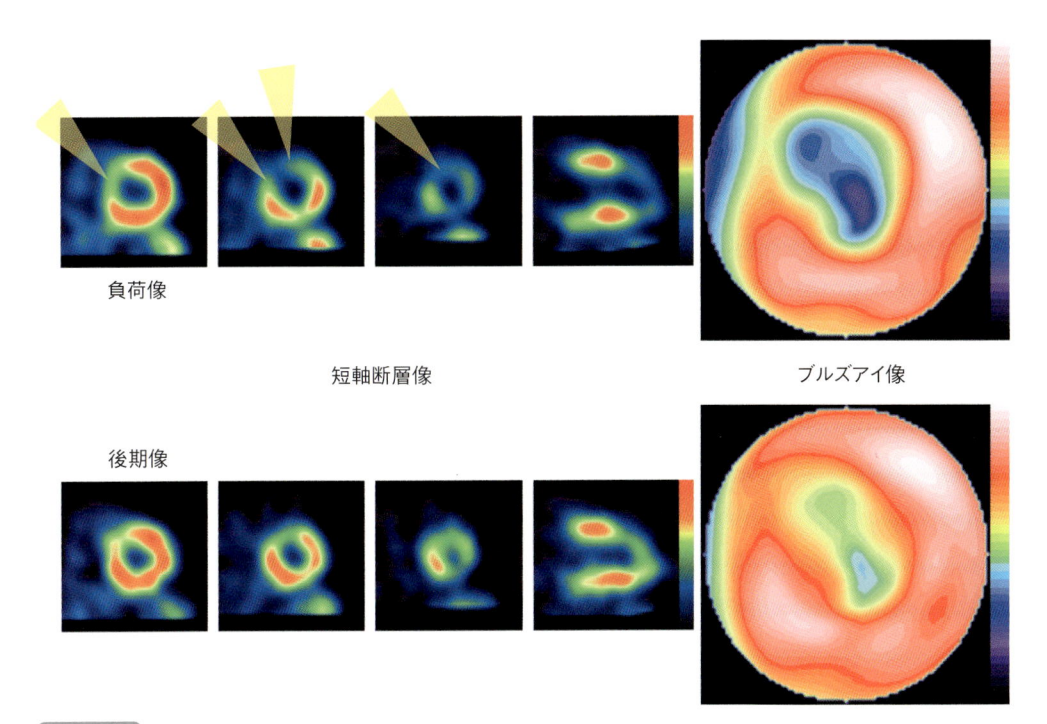

図 6-14a 60 歳代の女性，労作性狭心症症例
ATP 負荷心筋血流シンチグラフィーにて左前下行枝領域に不完全再分布を伴う負荷誘発性灌流低下を認める（黄矢印）．

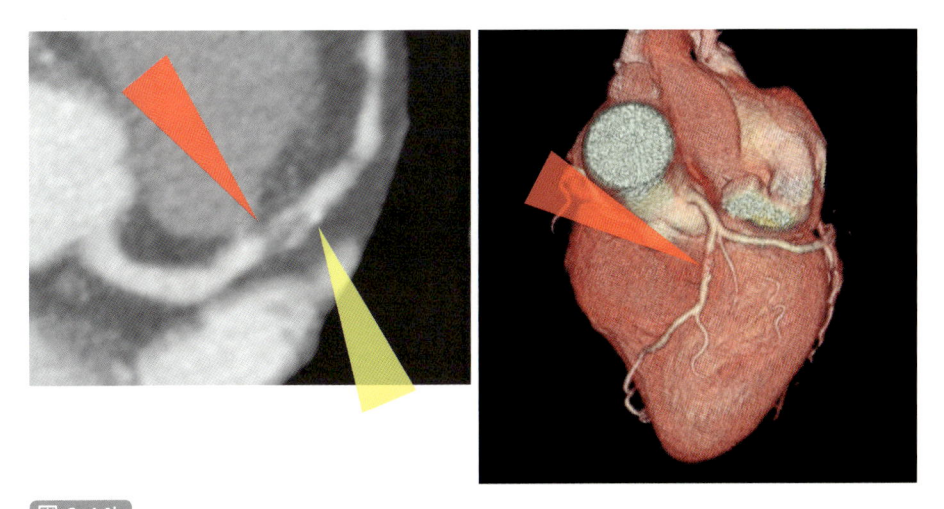

図 6-14b
CCTA（左：MPR 像，右：3D 像）にて左冠動脈近位 #6 に石灰化（黄矢印）とともに有意なソフトプラーク（赤矢印）を認める．

E　CCTA と SPECT-MPI の fusion

図 6-14 の症例で，高確率群で SPECT-MPI 有意所見症例での CCTA も有用であると述べた．

術前

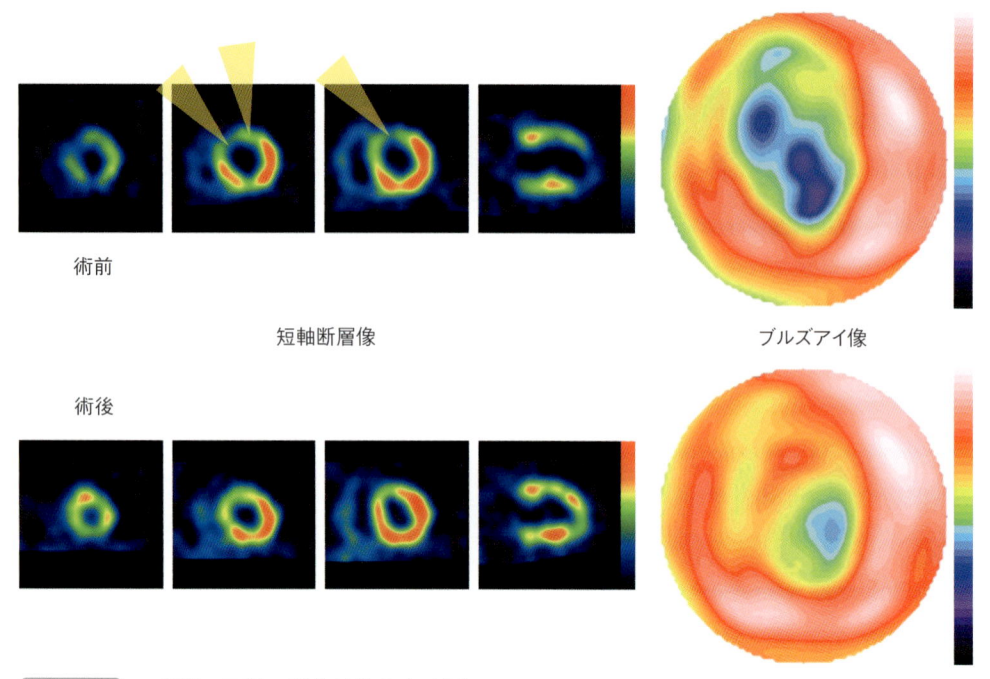

短軸断層像　　　　　　　　　　　　ブルズアイ像

術後

図 6-15a　60歳代の男性，労作性狭心症症例

左前下行枝病変に対してバイパス手術を施行．術前と術後の安静心筋血流シンチグラフィー．術前では左前下行枝領域に強い灌流低下（黄矢印）を認めるが，術後は改善傾向を認める．

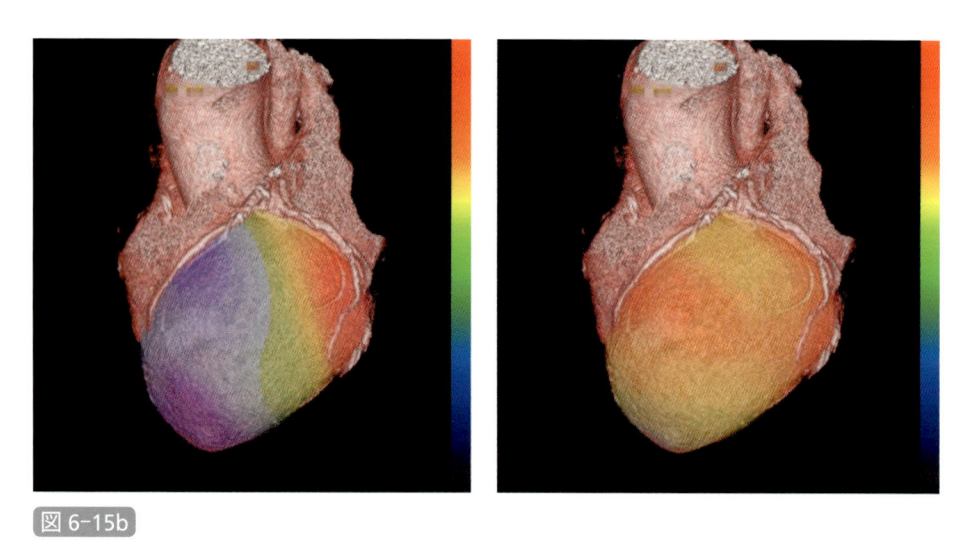

図 6-15b

術前の CCTA（左冠動脈に多くの石灰化を認める）に術前術後の安静心筋血流シンチグラフィーを重ね合わせた像．左前下行枝領域の灌流の改善を責任冠動脈とともに明瞭に認める．

それならば CCTA と SPECT-MPI が同時に撮像できる機器が配備されている施設ならば，腎機能が許される限りにおいては，最初から併用，すなわち SPECT-CT を撮像すればよいのではないかとの考え方もある．それもよい考え方である．

SPECT-CT 機器での撮像には被曝が増える欠点もあるし社会医学的には医療費の問題もある．

低確率群または中間確率群にやみくもに行うべきではない．しかし高確率群では適応を吟味したうえでなら患者にとっても1回で検査が行えれば利益がある．

CCTAとSPECT-MPIのfusionには他にもいろいろな可能性を秘めている．図6-15に左前下行枝への侵襲的治療を行った症例の術前術後のSPECT-MPIを示す．安静時心筋血流が改善されていることが示されている．治療の目的は心筋血流の改善であるからにはこのチェックは欠かすべきではない．この情報を術前のCCTAに重ね合わせた画像を図6-15bに示す．術直後にはCAG (coronary angiography) を行えば必ずしもCCTAを行わなくてもよいと思うが，術前のCCTAに術前術後のSPECT-MPIを重ねあわせれば，治療効果を3次元的に表すことができ，患者への説明にも有利である．これは著者らのCT-CT fusionの方法[14]を応用した画像作成であるが，こういったfusionもどんどんなされるべきであり，そのためには，同一のメーカーのCCTAとSPECT-MPIだけでなく，異なるメーカーのモダリティの情報を重ね合わせることが重要である．モダリティメーカーではなくサードパーティのワークステーション解析メーカーの出番かもしれない．

おわりに

以上，CCTAとSPECT-MPIの併用について述べさせていただいたが，冠動脈と心筋血流という別個の情報をみている以上，そしてそれぞれ欠点が皆無ではないことからも，適応を十分に検討したうえで正当な併用が行われれば，患者にとってよりよい診断が行えると考える．

■文献■

1) Mochizuki T, Murase K, Higashino H, et al. Two- and three-dimensional CT ventriculography: a new application of helical CT. AJR Am J Roentgenol. 2000; 174: 203-8.
2) Nagao M, Matsuoka H, Kawakami H, et al. Myocardial ischemia in acute coronary syndrome: assessment using 64-MDCT. AJR Am J Roentgenol. 2009; 193: 1097-106.
3) Sato Y, Matsumoto N, Inoue F, et al. Computed tomography assessment of the regression of an atherosclerotic coronary artery plaque. Circ J. 2005; 69: 1141-3.
4) Komatsu S, Hirayama A, Omori Y, et al. Detection of coronary plaque by computed tomography with a novel plaque analysis system, 'Plaque Map', and comparison with intravascular ultrasound and angioscopy. Circ J. 2005 Jan; 69: 72-7.
5) Matsumoto N, Sato Y, Suzuki Y, et al. Prognostic value of myocardial perfusion single-photon emission computed tomography for the prediction of future cardiac events in a Japanese population: a middle-term follow-up study. Circ J. 2007; 71: 1580-5.
6) Hachamovitch R, Berman DS, Shaw LJ, et al. Incremental prognostic value of myocardial perfusion single photon emission computed tomography for the prediction of cardiac death: differential stratification for risk of cardiac death and myocardial infarction. Circulation. 1998; 97: 535-43.
7) Hachamovitch R, Hayes SW, Friedman JD, et al. Comparison of the short-term survival benefit associated with revascularization compared with medical therapy in patients with no prior coronary artery disease undergoing stress myocardial perfusion single photon emission computed tomography. Circulation. 2003; 107: 2900-7. Epub 2003 May 27.
8) Kurata A, Mochizuki T, Koyama Y, et al. Myocardial perfusion imaging using adenosine triphos-

phate stress multi-slice spiral computed tomography: alternative to stress myocardial perfusion scintigraphy. Circ J. 2005; 69: 550-7.
9) Koyama Y, Matsuoka H, Mochizuki T, et al. Assessment of reperfused acute myocardial infarction with two-phase contrast-enhanced helical CT: prediction of left ventricular function and wall thickness. Radiology. 2005; 235: 804-11.
10) Kitagawa K, Sakuma H, Nagata M, et al. Diagnostic accuracy of stress myocardial perfusion MRI and late gadolinium-enhanced MRI for detecting flow-limiting coronary artery disease: a multicenter study. Eur Radiol. 2008; 18: 2808-16.
11) Kido T, Kurata A, Higashino H, et al. Quantification of regional myocardial blood flow using first-pass multidetector-row computed tomography and adenosine triphosphate in coronary artery disease. Circ J. 2008; 72: 1086-91.
12) Gerber TC, Carr JJ, Arai AE, et al. Ionizing radiation in cardiac imaging: A science advisory from the American Heart Association Committee on Cardiac Imaging of the Council on Clinical Cardiology and Committee on Cardiovascular Imaging and Intervention of the Council on Cardiovascular Radiology and Intervention. Circulation. 2009; 119; 1056-65.
13) Berman DS, Hachamovitch R, Shaw LJ, et al. Roles of nuclear cardiology, cardiac computed tomography, and cardiac magnetic resonance: Noninvasive risk stratification and a conceptual framework for the selection of noninvasive imaging tests in patients with known or suspected coronary artery disease. J Nucl Med. 2006; 47: 1107-18.
14) Higashino H, Mochizuki T, Haraikawa T, et al. Image fusion of coronary tree and regional cardiac function image using multislice computed tomography. Circ J. 2006; 70: 105-9.

〈東野 博　望月輝一〉

4 健診部門における冠動脈 MDCT の位置づけ

　4 列型 MDCT が登場して 12 年が経過した現在，冠動脈疾患の診断における MDCT の位置づけは確立されたと思われるが，人間ドックを主体とする予防医学における有用性は賛否両論がある．MDCT の欠点は放射線被曝ばかりではなく，造影剤による造影剤腎症の発症，高度石灰化症例における冠動脈狭窄判定の困難さであろう．今日，冠動脈 MDCT を用いた心血管ドックを採用する施設も多々存在するが，あくまでも対象は健康人であり，検査は完全な非侵襲性であることが求められる．したがって，基本的に我々はスクリーニング検査としての MDCT については否定的である．

　本稿では人間ドックにおける冠動脈疾患診断のあるべき姿を模索しつつある我々の取り組みを紹介したい．

A 当クリニックにおける心血管ドックの流れ

　一般的な人間ドックの検査項目に加え，当クリニックにおける心血管ドックにおいては以下の検査項目を設定している．

1. small dense LDL-cholesterol（sdLDL）

　近年 LDL コレステロールにはいくつかの subclass があることが知られ，なかでも pattern B に分類されている sdLDL は冠動脈疾患との関連が強いことが報告されている[1-3]．Koba ら[2] によれば sdLDL は冠動脈疾患の重症度と良好に相関すると報告しており，LDL コレステロールより冠動脈イベント予測因子としての有用性は高いと思われる．

2. 頸動脈エコー，脈波伝搬速度（CAVI）

　動脈硬化性疾患におけるこれら検査の有用性はすでに確立されており，改めて言及の余地はないが，Nakamura ら[4] は，最大内膜中膜肥厚（max IMT）およびプラークスコア，CAVI 値が冠動脈有意狭窄に対して高度の診断精度を有すると報告しており，冠動脈疾患スクリーニングとしては欠かせない検査である．

3. 血流依存性血管拡張反応（FMD）

　FMD が頸動脈エコーにおける内膜中膜厚と良好に相関すること[5]，FMD 低値が冠動脈疾患存在の予測因子となること[6,7] が示されており，この検査も冠動脈疾患スクリーニングには必須であ

る．

4. 冠動脈MRA

　冠動脈MRAの冠動脈疾患診断精度は我々の報告によれば感度86％，特異度99％，陽性的中率98％，陰性的中率94％と冠動脈疾患スクリーニング検査としては満足できるものであった[8]．ただし冠動脈MRAの空間解像度は1.1 mmとCTの0.4 mmに対して劣り，また冠動脈MRAの撮影条件では冠動脈プラークの評価ができないことが残された命題である．一方，冠動脈MRAは時間解像度にすぐれているため，高心拍数の症例に対しても心電図同期撮影が容易であること，CTでは評価が困難である高度石灰化病変の内腔評価が可能であること，放射線被曝のないこと，造影剤非使用という利点とともに，MRAが冠動脈疾患スクリーニング検査の第1選択となり得る条件を満たしている．我々の施設では32 channel cardiac coilの導入により，これまでの5 channel coilによる10〜30分の撮影時間が2〜5分と短縮され，撮影成功率もほぼ100％を達成している．

5. 冠動脈MDCT

　心血管ドックの症例で冠動脈MRA上冠動脈有意狭窄を認めた症例にはMRA終了直後にMDCTを施行している．装置はSiemens社製SOMATOM Definition AS＋（128列型，ガントリー回転速度0.3 sec/rotation）であり，ほぼ全例においてnon-helical撮影法（sequential mode）を行っている．そのため放射線被曝量は3 mSv以下ときわめて少ない．

> ●症例　58歳男性
> 　糖尿病．早朝の労作時に息切れがあるという理由で心血管ドックを受診．冠動脈MRA上左前下行枝セグメント#7中枢側に軽度狭窄を認めたため（図6-16），MRA終了直後にMDCTを行った．MDCT所見を図6-17に示す．volume rendering画像（図6-17A）ではMRA同様にセグメント#7中枢側の有意狭窄を認め（矢印），CPR画像（図6-17B）では低CT値を有する非石灰化プラークおよび狭窄部の陽性リモデリングを認めた（矢印）．
> 　この症例は脆弱性プラークを伴う狭窄部のスパズムと診断し，冠動脈造影検査で同部の狭窄を確認後，ステント挿入術を行った．

6. 心血管ドックで異常を指摘された症例のフォローアップ

　当院は画像センターを含む外来診療部門（1階），健診部門（3階）のほか，メディカルフィットネスクラブ（2階）を有する予防医学のための複合施設である．そのため生活習慣病の症例に対しては薬物療法ばかりではなく，管理栄養士，保健師による栄養指導，併設する調理実習室での料理教室，フィットネスクラブにおける運動療法を積極的に取り入れている．特にフィットネスクラブにおける運動履歴は外来の電子カルテから容易にアクセス可能であり，実際の外来診療に利用している．また禁煙外来，男性更年期外来，アンチエイジング外来など生活習慣病対策としての特殊外来が併設されているのも当クリニックの特徴である．

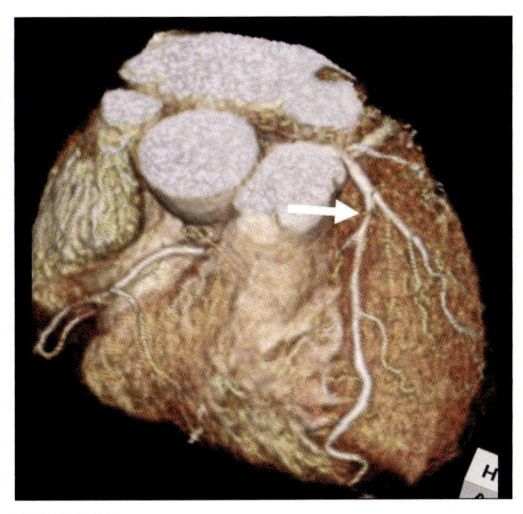

図 6-16 冠動脈 MRA 画像

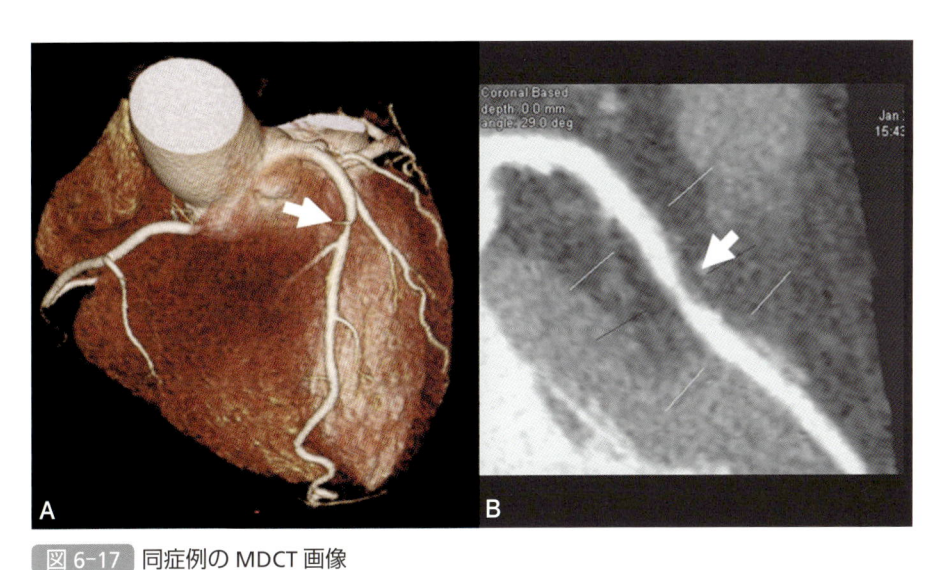

図 6-17 同症例の MDCT 画像
A: volume rendering 画像，B: CPR 画像

おわりに

　冠動脈 MDCT の登場は冠動脈疾患診断技術の革命であった．さらに冠動脈 MRA はその非侵襲性から予防医学における画像診断学の革命児となりうる可能性を秘めている．しかし一方，現状の MRI 装置では脆弱性プラークの評価ができないという欠点もある．

　基本的に健常人を対象とした予防医学の現場では冠動脈 MDCT の導入は困難であると考えるが，non-helical 撮影法による放射線被曝の劇的低減，少量の造影剤使用による撮影が可能となりつつある現在，慢性腎臓病，糖尿病，脂質異常症，喫煙，メタボリックシンドロームなどの危険因子を有する症例に対しては，解像度に優れ，プラーク評価が可能な冠動脈 MDCT を積極的に行うことも考慮すべきであろう．この分野におけるエビデンスの蓄積が待たれる．また健診対象者にお

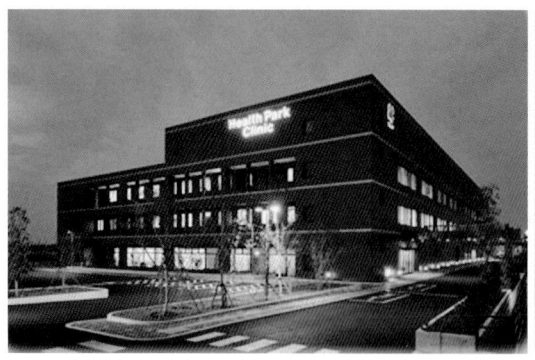

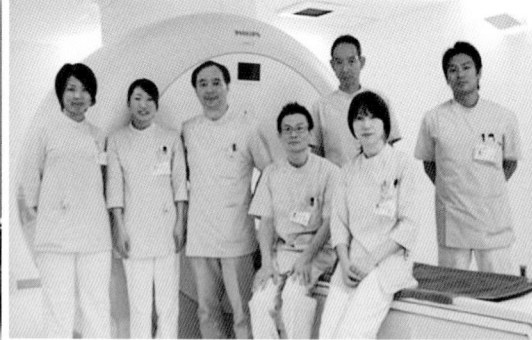

図 6-18 当クリニックの外観（左），放射線部スタッフ（右：中央が筆者）

ける頸動脈エコー所見，CAVI 値，sdLDL をはじめとする脂質プロフィール，FMD による血管内皮機能を用いた冠動脈疾患リスクの総合的評価法を確立するのも予防医学分野に求められる課題である．

謝辞　筆者の過酷な要求に機敏に応じて下さる当クリニック放射線部の諸氏に感謝の念を表したい（図6-18）．

文献

1) Nozoe T, Michishita I, Ishibashi Y, et al. Small dense low-density lipoprotein cholesterol is a useful marker of metabolic syndrome in patients with coronary artery disease. J Atheroseler Thromb. 2007; 14: 202-7.
2) Koba S, Yokota Y, Hirano T, et al. Small LDL-cholesterol is superior to LDL-cholesterol for determining severe coronary atherosclersis. J Atherscler Thromb. 2008; 15: 250-60.
3) Rizzo M, Pernice V, Frasherit A, et al. Small, dense low-density lipoproteins (LDL) are predictors of cardio- and cerebro-vascular events in subjects with the metabolic syndrome. Clin Endocrinol. 2009; 70: 870-5.
4) Nakamura M, Tomaru T, Yamamura S, et al. Cardio-ankle vascular index is a candidate predictor of coronary atherosclerosis. Circ J. 2008; 72: 598-604.
5) Halcox JPJ, Donald AE, Ellins E, et al. Endothelial function predicts progression of carotid intima-media thickness. Circulation. 2009; 119: 1005-12.
6) Matsushita Y, Takase B, Uchata A, et al. Comparable predictive and diagnostic value of flow-mediated vasodilation in the brachial artery and intima media thickness of the carotid artery for assessment of coronary artery disease severity. Int J Cardiol. 2007; 117: 165-72.
7) Simova I, Denchev S. Endothelial functional and structural impairment in patients with different degrees of coronary artery disease development. Heart Vessels. 2008; 23: 308-15.
8) Kunimasa T, Sato Y, Matsumoto N, et al. Detection of coronary artery disease by free-breathing, whole heart coronary magnetic resonance angiography: our initial experience. Heart Vessels. 2009; 24: 429-33.

〈佐藤裕一　黒澤 功〉

§7 あとがきにかえて

A 公表されたACC/AHAポジションペーパー

　2010年6月のJACC（オンラインでは2009年11月）にACC（アメリカ心臓病学会），ACR（アメリカ放射線医学会），AHA（アメリカ心臓協会），NASCI（北米心血管イメージング学会），SAIP（動脈硬化イメージングと予防学会），SCAI（心血管造影とインターベンション学会），それにSCCT（心臓血管CT学会）の連名で「CT冠動脈造影（CTA）に関する専門医のコンセンサス」が公表された[1]．目覚ましいCT冠動脈造影機器の進歩とその結果得られた臨床知見が総括され，臨床医が現況においてそこから得られる画像所見に基づいてどこまで解釈することが許されるのかが端的に示されている．

　本専門委員会では，2009年6月の時点で公表された3つの多施設研究，45の単施設研究における従来のカテーテル冠動脈造影とCTA（とりわけ64列以降のモダリティによる）との比較試験を中心にコンセンサスの形成が進められており，「CTAは冠動脈疾患が疑われるあるいは既知の患者に対して，冠動脈狭窄の解剖学的情報と左室機能についての評価を提供しうる」と結論づけた．一方，冠動脈壁の構造変化とりわけ非石灰化プラーク（NCAL）の臨床的意義については，「いまだ情報が十分とはいえず現状でコンセンサスを形成することはできない」と記載するにとどまっている．しかしながら一方で，「非侵襲的に冠動脈画像を取得することができるCTAの優位性がモダリティの開発進化を突き進めている」現状を認め，「将来においてこの非侵襲的イメージング法が，従来の冠動脈造影法では得ることができなかった付加的情報を提供し，動脈硬化性冠動脈疾患患者の分類法や管理方法を抜本的に変革する可能性がある」ことを指摘している．

　このポジションペーパーから振り返れば，本著の内容は余りにも多く研究者の夢想にページを割いてしまっているといえよう．著者一同はそのことに気づいていない訳ではなく，誰も今日のコンセンサスに意義を唱えるものはない．患者に間違いなく伝えられる情報とそれ以外の部分との区別は大変重要である．しかし，そのうえで同時にみえてくる付加的情報にも着目し，それを我々の夢想から将来のコンセンサスへと育ててゆく術を考えることに「強く惹かれて」いる．実際のところ，本邦を中心とした地道な研究者の活動が，我々の向かうべき将来への道筋を示してくれている．

B 本山論文と北川論文の地平

　本山貞子博士の論文は 2009 年 6 月の JACC に発表・掲載された[2]．その詳細は「§6-1. Vulnerable plaque 画像診断法としての CT 冠動脈造影」（217 頁）にて言及されているのでここではその要点を述べる．彼女たちは 1059 名の CTA 施行患者においてそのプラーク病変（NCAL）の有無，性状を克明に調査した．局所の血管リモデリングと低 CT 値の両方を呈したプラークが 45 名の対象で検出されたが，そのうち 10 名が CTA 後平均 27 カ月の観察期間に ACS を発症した．その高い ACS 発症頻度（22.2％）は，血管リモデリングと低 CT 値のいずれか一方を示した 27 名の患者群における 1 名の発症（3.7％），あるいは，それらの局所所見が陰性のプラークを有する 820 名のうちで 4 名（0.5％）の発症であったことに比較して突出していた．さらには，プラークが検出されず正常冠動脈と判断された 167 名では ACS 発症は皆無（0％）であった．ACS 発病者の NCAL は非発病者のそれに比較して血管リモデリング，プラーク体積，低 CT 値領域ともに有意に大であった．本研究は，CTA で検出された冠動脈血管壁の画像性状を分類すると，将来の ACS 発症を予知することができることを示した点で画期的である．「自分の半生をどうしたら心筋梗塞から心筋を救うことができるのかとの問いに捧げてきた」と語る TIMI 研究主催者であり循環器病学を志す者にその名を知らぬ者はない Braunwald ハーバード大学教授が[3,4]，本山論文に Editorial を寄稿し[5]，「遂に『馬盗人が来る前に既に閂を架ける』ことができる時代が到来した」，と熱烈な賛辞を贈ったことを記憶されている方は少なくないであろう．

　北川知郎博士の論文は本山論文に先立つ 2009 年 2 月に JACC Imaging に発表された[6]．北川君は我々教室の大学院生として臨床研究をすすめていたわけであるが，その間，非 ST 上昇型心筋梗塞を含む 21 名の ACS 患者の CTA 画像を収集し，それを安定狭心症患者 80 名の画像と丹念に比較検討を行った．やはり「§5-1. CT 冠動脈造影における急性冠症候群の特徴」（159 頁）においてその詳細が述べられているのでここでは要約する．ACS 患者は平均して 3.2 個のプラークを有し，それは非 ACS 患者の 2.0 個より増加していた．低 CT 値，血管リモデリング，小石灰化を NCAL の性状として評価すると，ACS 患者においてそれらの特徴は非 ACS 患者よりも有意に顕著であり，とりわけ血管リモデリングが対照血管径の 23％以上に達する NCAL は 76％の確率で ACS の責任病変となっていた．血管リモデリングが軽微な患者においての ACS 発症は皆無であり，また ACS 患者における責任病変と非責任病変との差異も血管リモデリングにおいて認められた．本研究も CTA の血管壁画像が ACS・心筋梗塞の発症予測の分岐となる可能性を明確に示している．とりわけ血管リモデリングの意味が動脈硬化進展の慢性プロセスにおける代償機転のみならず，急性・亜急性にプラーク破綻という最終局面への病態展開にかかわっている可能性を示唆している．我々が炎症細胞の侵潤であるとか，浮腫であるとか，あるいは局所の変形・シェアストレスの増大などとよんでいたものの総和が，分子標的イメージングを待たずしてそこにみえてしまっているのではないであろうか．北川論文には James Goldstein 教授が Editorial を寄せ[7]，「CTA は今日 Beyond Lumen への地平を開いた．それは我々の将来への大いなる希望である」と，称賛して

いる.

　この2つの素晴らしい論文には多くの共通点がある．同じ年のJACCに相前後して掲載されたこと，本邦の若い研究者による臨床に即した研究であること，などなど．しかしとりわけ強調するべきことは，ほとんどの臨床医や研究者が日々目にしつつも，その意味を問うことを躊躇っていた「冠動脈の壁」に着目し，明快な仮説を検証してみせたことではなかろうか．贈答品の中身ではなくその包み紙を丹念に集め，結局贈答品が受取り主にどれくらい気に入られるかを言い当てたような芸当に思えるかもしれない．しかしこと血管に関しては，包みが中身そのものを形作ってしまうのであるから，そこには歴然とした理があるといわざるを得ないであろう．それらCTA画像があくまでもパターンであることを認識し，「対応するかもしれない」病理や病態への飛躍を現状においては慎重に回避することを怠らない必要はあるが．

C　前向き多施設研究「PREDICT」

　本邦男性における肥満者の増加と急性心筋梗塞・突然死の急増との関係を初めて指摘し，警鐘を鳴らしたのは沖縄の実地医家の先生方であったと思う[8]．「沖縄クライシス」と今日よばれる異常事態は，沖縄地域の問題に留まらず，わが国全土に波及している．とりわけ若年者や健常就労者において重大な問題である．そのことを筆者が認識させられたのは，CTA画像上に現れた，その年齢の患者にしてはあってはならない非狭窄性冠動脈プラーク像であった．神戸においてのそのような臨床経験を広島に持ち込んだ．同じ問題意識を共有するのみならず自分の研究課題として展開させている北川博士をはじめとする若い研究者との出会いがさらに自分の仮説を肥大化させ，世界中を納得させるには，やはり多施設が参加し，均一な基準でのCTA画像解析に基づく，前向きレジストリーと臨床アウトカム評価が必要であろうと思い始めた．

　若干の紆余曲折はあったが，2008年後期の厚生労働省科学研究費を交付され，「PREDICT」研究〔Plaque Registration and Event Detection in Computed Tomography（PREDICT2009, *ClinicalTrials.gov/archive/NCT00991835*）〕[9]はスタートした．2009年3月福岡での日本循環器学会学術集会の際にキックオフ会議を開催したところ，全国から30余基幹施設の参画を得ることができた．臨床エントリー基準，画像取得方法の画一化，画像解析ラボの設置，Web上へのデータベース設定などに約1年を費やしたが，昨年末よりエントリーを開始することができ，6000例の目標登録症例数に向かって現在邁進中である．PREDICT研究は，1）CTAで検出された非石灰化プラーク（NCAL）が本当に心血管イベントの発症予測因子になるか，2）2年後のCTA追跡・再検は意味があるか（2年間でNCALは変化するか），3）もし変化すればそれは患者のどのようなプロファイルと相関した変化であるのか，を明らかにする．仮説が正しく，また，解析を許すだけの症例数が登録されたならば，本山，北川論文をサポートするのみならず，CTAに『馬盗人が来る前に既に閂を架ける』番人たる役割を付与することができる．そのようなエビデンスを確立し，本邦に広く普及したCTをさらに有効かつ的確に応用することで，メタボリック症候群などを対象とした予知・予防への具体的対処が可能となることを期待している．カテーテル検査を中心とした従来の心

臓血管診療に未病診断の観点からパラダイムシフトがもたらされることはそんなに遠い将来ではないかもしれない.

謝辞

多忙な時間を割き本書の執筆にあたっていただいた諸先生に厚く感謝する．また，PREDICT 研究への参画施設の医師・放射線技師，とりわけ広島大学大学院循環器内科学教室，放射線診断学教室，広島大学病院放射線部の諸氏には感謝の念に堪えない．最後に，筆者が神戸時代に執筆したおそらく世界で初めての 64 列 CT 冠動脈造影に関するモノグラム[10] が絶版となったのを期に，その後継として本書を立案し，その原稿の収集から校正まで多大なご尽力をいただいた中外医学社 岩松宏典さんに深く御礼申し上げる．

■ 文献 ■

1) Mark DB, Berman DS, Budoff MJ, et al. American College of Cardiology Foundation Task Force on Expert Consensus Documents. ACCF/ACR/AHA/NASCI/SAIP/SCAI/SCCT 2010 expert consensus document on coronary computed tomographic angiography: a report of the American College of Cardiology Foundation Task Force on Expert Consensus Documents. J Am Coll Cardiol. 2010; 55: 2663-99.
2) Motoyama S, Sarai M, Harigaya H, et al. Computed tomographic angiography characteristics of atherosclerotic plaques subsequently resulting in acute coronary syndrome. J Am Coll Cardiol. 2009; 54: 49-57.
3) Williams R. Eugene Braunwald: escaping death and prolonging lives [part 1]. Circ Res. 2010; 106: 1668-71.
4) Williams R. Eugene Braunwald: escaping death and prolonging lives [part 2]. Circ Res. 2010; 106: 1786-8.
5) Braunwald E. Noninvasive detection of vulnerable coronary plaques: Locking the barn door before the horse is stolen. J Am Coll Cardiol. 2010; 54: 58-9.
6) Kitagawa T, Yamamoto H, Horiguchi J, et al. Characterization of noncalcified coronary plaques and identification of culprit lesions in patients with acute coronary syndrome by 64-slice computed tomography. JACC Cardiovasc Imaging. 2009; 2: 153-60.
7) Goldstein JA. Coronary plaque characterization by computed tomographic angiography: present promise and future hope. JACC Cardiovasc Imaging. 2009; 2: 161-3.
8) 田仲秀明. 沖縄クライシス：欧米型生活習慣のツケ. 沖縄医報. 2006; 42: 1181-8.
9) 木原康樹, 栗林幸夫, 堀口 純, 他. 多列 CT を用いた冠動脈プラークの性状判定と冠動脈イベント発症との関連についての多施設・前向き追跡調査. 厚生労働科学研究費補助金（臨床研究推進研究事業：H20-H22, 臨床研究―一般-15）. Plaque Registration and Event Detection in Computed Tomography (PREDICT2009, NCT00991835, *ClinicalTrials.gov/archive/NCT00991835*)
10) 木原康樹, 伊藤 亨, 編. 冠動脈疾患と MDCT：64 列 MDCT による新たな診断の幕開け. 東京：文光堂；2006. p.1-173.

〈木原康樹〉

索　引

2 feature negative plaque
　（2FNP）　218
2-stent 法　132
10-year risk　217
32 チャンネル心臓用コイル
　　227
320 列 MDCT　28,155

あ行

アーチファクト　199
安定狭心症　175
インデラル®注　46

か行

カルシウムスコア　18,91
仮想単色 X 線　119
仮想単色 X 線等価画像　118
画像解析　22
画像再構成関数　14,39
画像ノイズ　54
拡張中期　77
川崎病　238
完全閉塞　151
冠動脈 CTA　67,246
冠動脈 MRA　246
冠動脈カルシウムスコア　221
冠動脈狭窄　3,102
冠動脈疾患　95,206
　　検出率　97
冠動脈スパスム　153
冠動脈石灰化　93,143,179
冠動脈造影効果　64
冠動脈内ステント　41
　　再狭窄　141
冠動脈内超音波　122,123
冠動脈バイパス術　149,156
管電圧　117
偽腔開存型大動脈解離　210
急性冠症候群　159,169
狭窄進行因子　201

胸痛症候群　169
曲面変換表示法　84
グラフト開存　151,154
駆出率　21
空間分解能　3,14,80
経カテーテル的大動脈弁挿入術
　　202
血管径　151
血管内腔　151
血管内視鏡　124
血流依存性血管拡張反応　245
検査前確率　235
後方超音波減衰エコー　131
高周波信号　122

さ行

左室心筋壁厚　21
左室容積　21
左主幹部病変　143
再構成 FOV　14
時間-造影濃度曲線　56
時間分解能　3,12,34,35
実効エネルギー　116
収縮末期　77
除脂肪体重　58
静脈グラフト　156
心機能解析　21
心筋虚血評価　189
心筋重量　21
心筋バイアビリティー　225
心電図同期再構成　67,205
心電図編集　81
セロケン®錠　46
石灰化病変　136
潜在的動脈硬化　178,181
前根脊髄動脈　213
側副血行路　151

た行

多断面変換表示法　186

体重換算法　58
体表面積　58
大動脈炎症候群　213
大動脈解離　208
大動脈縮窄症　212
大動脈病変　205
大動脈弁　194
大動脈弁狭窄症　195
大動脈弁硬化症　202
大動脈弁四尖弁　198
大動脈弁石灰化スコア　201
大動脈弁二尖弁　198
大動脈瘤　205
　　推定破裂率　206
　　破裂　205
短軸断面画像　21
長期開存率　154
直交断面画像　85
テストボーラス法　61
低被曝　67
糖尿病患者　181
橈骨動脈　153

な行

ナノパーティクル　222
ニトログリセリン　47

は行

ハーフスキャン再構成　12
ハーフ再構成　34
バンディングアーチファクト　29
非典型的胸痛　175
被曝線量　54
被曝量軽減　155
微小石灰化　110,114
ブルーミングアーチファクト
　　15,80
プラーク　91,103
　　CT 値　113,115
　　性状　160

分布	134
冠動脈—	4,112,159
石灰化—	112
非石灰化—	112,179
不安定—	113,159,178,217
プラニメトリ法	196
プロスペクティブスキャン	12,49
不安定狭心症	173
不透明度	84
腹部内臓脂肪面積	179
物質密度画像	118
分割再構成法	13
分岐角度	132
分岐部病変	132
ヘリカルピッチ	17
壁厚増加率	21
弁口面積測定	195
ボーラストラッキング法	61
ボリュームレンダリング法	18,78,84
包括的心機能測定	186
放射線被曝	37,168

ま行

マルチセクタ再構成	34
慢性虚血性病変	235
ミオコール®スプレー	47
密度分解能	80
メタボリック症候群	178

や行・ら行

薬剤溶出性ステント	144
レトロスペクティブスキャン	12,49
ロータブレータ	136
労作性狭心症	238

A

acute coronary syndrome (ACS)	159
Adamkiewicz 動脈	213
ALARA	37
angiographic view	87,19
angioscopy	124
ASIR	40

B

β遮断薬	46
beam hardening	116
blooming artifact	15,80
BMI	58

C

CABG	149
CABG 前評価	149
CACS	221
capillary derecruitment	192
carina shift	135
CCTA	234
color code 化	116
computer tomography	11
CPR 画像	130
cross-section	85
CS 画像	130
CT-AEC	48
CTDIvol	16
CT 冠動脈造影の限界	177
CT 値	16
curved planar reconstruction (CPR)	84
curved planar reformation (CPR)	21

D

DLP	16
double leaflet	198
double-oblique method	196
DSCT	33
dual energy	118

E・F

ECG dose modulation	49
edit	81
FMD	245
fusion	241

G・H・I

GS-IVUS	123
HDCT	39
IB-IVUS	116,123

image blurring	198
incomplete contour	198
intravascular ultrasond (IVUS)	122,123

L・M・N

LITA	151
LITA-LAD バイパス	153
maximum intensity projection (MIP)	19,87
micro channel	139
MRCA	234
multidetector-row computed tomography (MDCT)	1,11,122,125,151,194
進歩	2
negative predictive value (NPV)	168

O・P

opacity	84
padding	28,49
penetrating atherosclerotic ulcer (PAU)	211
plaque shift	135
positive remodeling	114
prospective CTA	28

R

radiofrequency signal (RF signal)	122
remodeling index	113
RF-signal IVUS	123

S

sequential 吻合	152
Simpson 法	21
single beat angiography	28
slow flow	130
SPECT	234
spotty calcification	110,114
stretched CPR	21

T

| TAVI | 202 |

thin cap fibroatherom (TCFA) 219	vasa vasorum 217	**W・X**
time density curve (TDC) 56	VH-IVUS 123	whole heart coronary MRA
triple rule out 53	volume rendering (VR) 18,78,84	(WHCMRA) 226
	volume 計測 21	workstation 18
U・V	vulnerable myocardium 217	X 線被曝 235
ulcer-like projection (ULP) 210	vulnerable patient 217	
undershooting artifact 80	vulnerable plaque 217	

CT冠動脈造影実践学		ⓒ	

発　行	2010年9月20日	初版1刷	
編著者	木原康樹		
	栗林幸夫		
発行者	株式会社　中外医学社		
	代表取締役　青木　滋		

〒162-0805　東京都新宿区矢来町62
電　話　　03-3268-2701（代）
振替口座　00190-1-98814番

印刷・製本/横山印刷（株）　　　　〈HI・YT〉
ISBN 978-4-498-01356-8　　　　Printed in Japan

JCOPY　＜(社)出版者著作権管理機構 委託出版物＞

本書の無断複写は著作権法上での例外を除き禁じられています．複写される場合は，そのつど事前に，(社)出版者著作権管理機構（電話 03-3513-6969, FAX 03-3513-6979, e-mail: info@jcopy.or.jp）の許諾を得てください．

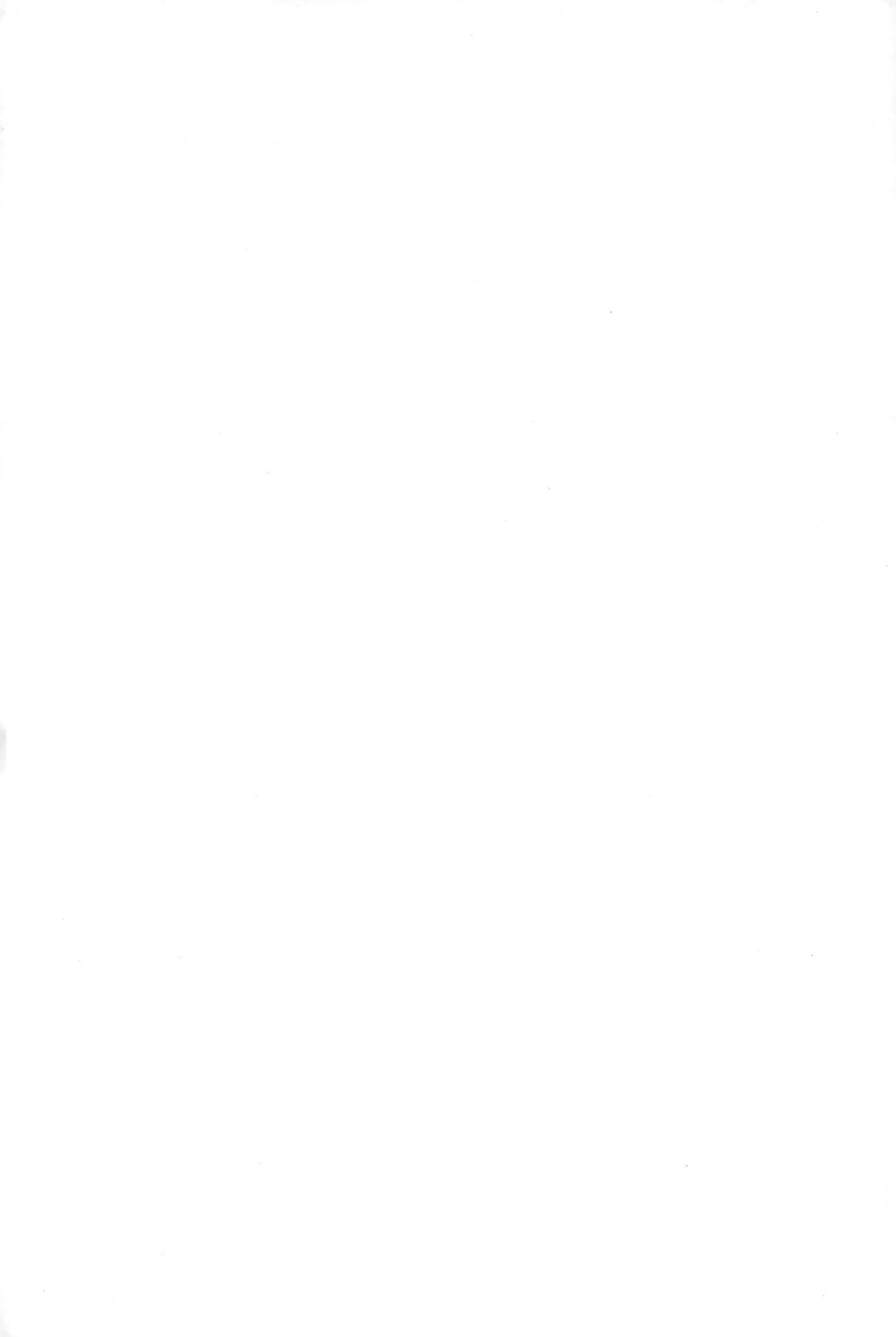